Ulrich Welte

Das Periodensystem
in der Homöopathie

Die Silberserie

Ulrich Welte
Das Periodensystem in der Homöopathie
Die Silberserie
Eine praktische Einführung mit
Fallbeispielen

1. deutsche Ausgabe 2009

ISBN 978-3-939931-90-4

Coverabbildung © Getty Images,
Stockbyte: Silver orbs in pyramid design

Herausgeber:
Narayana Verlag, Blumenplatz 2, 79400 Kandern
Tel.: +49 7626 9749700
E-Mail: info@narayana-verlag.de
www.narayana-verlag.de

© 2009 Narayana Verlag GmbH

Ulrich Welte

Das Periodensystem
in der Homöopathie

Die Silberserie

**Eine praktische Einführung mit
Fallbeispielen**

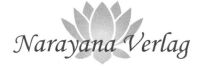

Narayana Verlag

Inhalt

Vorwort von Jan Scholten. vii

Einleitung viii

Serien und Stadien xii

Die Silberserie xiv

**A. Fallteil: Aufstieg und Fall der Silberserie
mit Beispielen aus der Praxis** 1

    1. Rubidium 2

    2. Strontium 9

    3. Yttrium 23

    4. Zirconium. 30

    5. Niobium 42

    6. Molybdaenum 58

    7. Technetium 70

    8. Ruthenium 77

    9. Rhodium. 84

    10. Palladium 98

    11. Argentum 112

    12. Cadmium 123

    13. Indium. 138

    14. Stannum 149

    15. Antimonium 160

    16. Tellurium 180

    17. Iodum 198

    18. Xenon. 209

B. Differentialdiagnose der Stadien. 219

    Bestimmung des Stadiums 221

    Übergreifende Themen der Stadien 222

    Rudimentäre oder volle Entfaltung der Stadien 223

Stadium 1:   Spontaner Beginn – impulsiver Start 225

Stadium 2:   Schüchtern und angepasst –
                Standortbestimmung.....................226

Stadium 3:   Suchen, zweifeln, unverbindlich bleiben –
                die ersten Schritte 228

Stadium 4:   Hat sich festgelegt und tritt über
                die Schwelle – es geht aufwärts.............230

Stadium 5:   Immer neue Anläufe und Rückfälle –
                schwankender Fortschritt.................232

Stadium 6:   Herausforderung: den Beweis antreten –
                die Hälfte ist geschafft....................234

Stadium 7:   Lernen und Lehren, Lob und Tadel –
                jetzt läuft es gut.........................237

Stadium 8:   Unter schwerem Druck durchhalten –
                weit fortgeschritten 239

Stadium 9:   Praktisch vollendet, nur noch einen
                Schritt – fast am Ziel 241

Stadium 10:   Glänzender Sieg – auf dem Zenit..........242

Stadium 11:   Bewahren und mehren – den Zenit
                überschritten 244

Stadium 12:   Übertriebene Wiederholung alter
                Erfolgsmuster – es geht bergab.............245

Stadium 13:   Reduziert, nostalgische Beschränkung –
                halb abgestiegen 247

Stadium 14:   Fern, formal und distanziert – der
                größte Teil ist vorbei 249

Stadium 15:   Verlust und Niederlage, Opfer und
                Vergebung – der Untergang................251

Stadium 16:   Verfall und versöhnliche Erinnerung –
                es war einmal 252

Stadium 17:   Das letzte Kapitel, die Steigerung im
                Finale – der Schlussakt 255

Stadium 18:   Die Ruhepause, die Transformation –
                Ende, Pause 257

C. Differentialdiagnose der Serien 259

Serie 1: Wasserstoffserie 260

Serie 2: Kohlenstoffserie 261

Serie 3: Siliziumserie 263

Serie 4: Eisenserie. 266

Serie 5: Silberserie 268

Serie 6a: Lanthanide (DD Silberserie) 271

Serie 6: Goldserie 276

Serie 7: Uranserie 280

D. Anhang: Das Periodensystem der Elemente 283

1. Das Periodensystem in der Chemie, Physik,
   Philosophie und Homöopathie. 284

2. Mendelejews: „Die periodische Gesetzmäßigkeit
   der Elemente". 287

3. Die homöopathisch relevante Form des
   Periodensystems 290

4. Die atomphysikalische Begründung des
   Periodensystems. 291

   4.1 Periodensystem und Atomtheorie 293

   4.2 Die sieben Serien sind die sieben
       Energieniveaus für Elektronen 295

   4.3 Die Stadien und ihre Beziehung zur
       Elektronegativität. 297

5. Die allgemeine Gültigkeit des Periodensystems. 298

6. Die homöopathische Interpretation des
   Periodensystems. 299

7. Theorie der Elemente und klassische
   Homöopathie 304

Literaturverzeichnis 307

Die Stadien im Überblick 308

Vorwort

von Jan Scholten

Mit Freuden schreibe ich ein Vorwort zu diesem Buch, weil es uns die Grundlagen der Theorie der Elemente so schön und so elegant darlegt. Es zeigt, wie genau man nach den Serien und Stadien des Periodensystems verschreiben kann. Ferner belegt es die Gültigkeit der Theorie in praktisch allen Aspekten.

Doch das Buch hat noch viel mehr zu bieten. Ulrich Welte hat die Theorie der Elemente nicht nur in sich aufgenommen, sondern sie weiter entwickelt und sie in eigener Praxis zu vollem Leben erweckt. Die Fallschilderungen zeigen, dass er das Wesen der Mittel voll erfasst hat und auch die Probleme kennt, die ihre Unterscheidung bereitet. Besonders die späteren Kapitel über die Differenzierung der Stadien zeigen deutlich, in welcher Tiefe das Thema hier verstanden wurde. Man kann dieses Buch allen empfehlen, die einen praktischen Einstieg in die Theorie der Elemente suchen und ihre lebendigen Nuancen näher kennen lernen wollen.

Dieses Buch zeigt auch, zu welch hohem Grad die Elementetheorie sich bis heute entwickelt hat. So sind die Arzneimittelbilder reifer und voller geworden, sie haben inzwischen weit mehr Farbe bekommen und sind detailreicher geworden. Die Fälle zeigen uns die Mittel präzise aus verschiedenen Blickwinkeln wie Bilder mit hoher Auflösung. Ich meine sagen zu können, dass die Theorie inzwischen zu voller Blüte gekommen ist. Sie hat sich in mehr als zehn Jahren weltweit in der homöopathischen Literatur bestätigt und wird von Therapeuten in aller Welt erfolgreich eingesetzt. Sie hat ihre Schlüssigkeit gezeigt und führt zuverlässig zu guten Verschreibungen. Und sie hat uns als Spiegel der Probleme unserer Patienten zu einem tieferen Verständnis der Mittel geführt.

Ich kann dieses Buch jedem praktisch tätigen Homöopathen empfehlen.

Einleitung

Die Entdeckung des Periodensystems der Elemente war eine der genialsten Entdeckungen überhaupt. Diese natürliche Ordnung definiert den Charakter und das Zusammenwirken der einzelnen Elemente, und es hat sich gezeigt, dass sie auch für die tiefere Struktur und Ordnung der homöopathischen Arzneimittel gültig ist. Diese Gesetze auf die homöopathischen Mittelbilder zu übertragen, ist eine der faszinierendsten Pionierleistungen der modernen Medizin.

Im Periodensystem unterscheiden wir für homöopathische Zwecke sieben Serien (die Reihen oder Perioden) und 18 Stadien (die Spalten). Mit diesen Koordinaten lässt sich die Position jedes Elements bestimmen, und man kann mit ihrer Hilfe auch neue therapeutische Eigenschaften der Elemente voraussagen.

Die Silberserie, die wir hier exemplarisch unter die Lupe nehmen wollen, ist die fünfte Serie des Periodensystems von Element 37–54 (Rubidium bis Xenon), und sie hat 18 Stadien:

	St.1	St.2	3	4	5	6	7	8	9	10	11	12	13	14	15	16	17	18
Wasserstoffserie	1 H																	2 He
Kohlenstoffserie	3 Li	4 Be	5 B							6 C					7 N	8 O	9 F	10 Ne
Siliziumserie	11 Na	12 Mg	13 Al							14 Si					15 P	16 S	17 Cl	18 Ar
Eisenserie	19 K	20 Ca	21 Sc	22 Ti	23 V	24 Cr	25 Mn	26 Fe	27 Co	28 Ni	29 Cu	30 Zn	31 Ga	32 Ge	33 As	34 Se	35 Br	36 Kr
Silberserie	37 Rb	38 Sr	39 Y	40 Zr	41 Nb	42 Mo	43 Tc	44 Ru	45 Rh	46 Pd	47 Ag	48 Cd	49 In	50 Sn	51 Sb	52 Te	53 I	54 Xe
Goldserie	55 Cs	56 Ba	57 La	58 Ce	59 Pr	60 Nd	61 Pm	62 Sm	63 Eu	64 Gd	65 Tb	66 Dy	67 Ho	68 Er	69 Tm	70 Yb	71 Lu	
				72 Hf	73 Ta	74 W	75 Re	76 Os	77 Ir	78 Pt	79 Au	80 Hg	81 Tl	82 Pb	83 Bi	84 Po	85 At	86 Rn
Uranserie	87 Fr	88 Ra	89 Ac	90 Th	91 Pa	92 U	93 Np	94 Pu	95 Am	96 Cm	97 Bk	98 Cf	99 Es	100 Fm	101 Md	102 No	103 Lw	

Die Silberserie ist in der Homöopathie die Serie der Künste und der Wissenschaften. Kunst und Wissenschaft gehen vielfach ineinander über und können sich ideal ergänzen wie zwei gut aufeinander eingespielte Geschwister. Wo die eine lieber spielerisch vorgeht, betont die andere die Systematik. Wer Wissenschaft wie eine Kunst betreibt und wer Kunst mit systematischer Logik und wissenschaftlicher Akribie kombinieren kann, wird wirklich gut in seiner Fähigkeit. So ist in der indischen und griechischen Mythologie auch nicht von ungefähr nur eine einzige Göttin für beide Sparten zuständig. In Indien heißt sie Saraswati und bei den Griechen Pallas Athene, die auch dem Silberserienelement Palladium ihren Namen geliehen hat.

Man könnte die Silberserie mit einer silbernen Querflöte vergleichen. Ihre Klappen sind wie die Stadien des Periodensystems, und jede Klappe entspricht einer Gruppe von Elementen. So spielen wir als Homöopathen auf der Flöte der elementaren Mittel eine Musik der praktischen Heilkunst, die wissenschaftlich begründet ist. Ihre Technik kann jeder lernen, doch die Kunst ihres Spiels ist mehr als Technik. Nur wer dieser Flöte in täglicher Praxis seinen eigenen Atem einhaucht, wird sie wirklich zum Leben erwecken und mit ihrer Musik seine Patienten so berühren, dass sie geheilt werden. Diese Heilkunst setzt eine gute Kenntnis der Techniken zwar voraus, doch sie will mit Leben erfüllt werden. Nur wer sie liebt und achtet, wird ihre wahre Tiefe erkennen.

So soll auch in diesem Werk die Praxis im Mittelpunkt stehen. Mit 64 Patientengeschichten aus der Silberserie wird die Theorie der Elemente so geschildert, wie wir sie als menschliche Begegnung in der ärztlichen Praxis erleben. Um die Anamnesen aus der Sicht von Serie und Stadium sehen zu lernen – denn das ist die Technik, um die es geht –, müssen wir einen Sinn dafür entwickeln. So werden zuerst die Themen der Silberserie geschildert. Dann folgen die Themen der Stadien. Diese Themen kann man wie flexible Module kombinieren und damit die Essenzen der Elemente ableiten. Hier ist durchaus künstlerisches Feingefühl hilfreich. Dann haben die Patienten das Wort, die mit dem jeweiligen Element erfolgreich behandelt wurden. Sie sind der lebendige Beweis dafür, dass dieses modulare Prinzip eine höchst praktische Methode ist, mit der man gute Heilmittel finden kann. Jeder Patient zeigt beispielhaft, in welcher Form das heilende Element zum Ausdruck kommt.

Die Anamnesen sind soweit als möglich mit den Worten der Patienten und damit in der Umgangssprache wiedergegeben. Ich habe mich auf die zum Mittelverständnis wichtigen Teile der Anamnese, also auf die Themen von Serie und Stadium und auf einige weitere Schlüsselsymptome, beschränkt. Wenn man die Fallschilderungen aus dieser Sichtweise aufmerksam liest und seine Vorstellungskraft zu Hilfe nimmt, wird man die Methode leicht begreifen. Dann hört und sieht man, wie das betreffende Element durch die Patienten spricht, denn im Verhalten und in den Worten der Patienten kommen die beiden Koordinaten von Serie und Stadium, die dieses Element definieren, quasi live zum Ausdruck.

In diesem Buch wird exemplarisch die Silberserie geschildert, doch die Stadien lassen sich problemlos auf die anderen Serien übertragen. Wenn man z.B. bei einem Patienten die Themen der Goldserie oder der Lanthanide als Problemkreis erkennt, so muss man nur die Themen der Goldserie bzw. der Lanthanide mit der Reaktionsweise des Stadiums kombinieren. Zu jedem Stadium finden wir zwei bis vier Fallbeispiele.

Im Anschluss an den Fallteil folgt die Differentialdiagnose der Stadien. Dieser Teil vertieft die Kenntnisse, die wir uns in den Fallschilderungen erarbeitet haben. Dann werden alle Serien geschildert und gegeneinander differenziert. Nun können wir die Serien und Stadien plastisch differenzieren und damit die Elemente des ganzen Periodensystems in der Anamnese erkennen. Im Idealfall werden sie im Verhalten und in der Sprache der Patienten wie aus einem versteckten 3D-Bild als Struktur des Falles (das Element verkörpernd) hervortreten. Damit hat man alles, was man braucht, um die Theorie der Elemente in die Praxis umzusetzen.

Wer am historischen, wissenschaftlichen und philosophischen Hintergrund des Periodensystems Interesse hat, wird im Anhang fündig. Dieses Kapitel ist jedoch zur praktischen Umsetzung der Methode nicht unbedingt erforderlich.

Bei der Durcharbeitung der Fälle wird dem Leser auffallen, dass oft die Farbvorlieben und Handschriften der Patienten als zusätzliche Symptome zur Mittelwahl herangezogen werden. Wir haben diese äußerst lohnenswerte Erweiterung der Homöopathie durch H.V. Müller kennengelernt und weiter entwickelt, und man kann an den Fällen erkennen, wie wir sie anwenden. Überhaupt war gerade der Fallteil eine gute Gelegenheit, unsere persönliche Art und Weise der homöopathischen Praxis zu schildern. Jeder wird im Laufe der Jahre seinen eigenen Stil entwickeln, und vielleicht findet mancher Leser die eine oder andere Anregung, die er oder sie gerne aufnimmt.

Es ist in erster Linie das Verdienst Jan Scholtens, die natürliche Ordnung des Periodensystems mit den homöopathischen Mittelbildern systematisch verstanden, sie 1996 in seinem epochalen Werk „Homöopathie und die Elemente" formuliert und als Erster auch in vollem Umfang mit mehr als 100 Fallbeispielen praktisch verifiziert zu haben. Seine Theorie der Elemente gibt uns den homöopathischen Schlüssel zum Periodensystem. Sie hat sich seit 13 Jahren weltweit bewährt. Bisher sind diese Bestätigungen jedoch meist nur verstreut in Fachzeitschriften veröffentlicht worden. Da wir in unserer Gemeinschaftspraxis in Kandern nach zwei Jahrzehnten klassischer Homöopathie seit 1996 dieses neue System in unsere Arbeitsweise integriert haben, wollen wir nun unsere zahlreichen Erfahrungen am Beispiel der Silberserie erstmals der homöopathischen Öffentlichkeit vorlegen.

An dieser Stelle möchte ich meinen Praxiskollegen Herbert Sigwart und Markus Kuntosch danken für die Entlastung in der Praxis, für wertvolle Hilfe und Anregung und für ihre Inspiration in der Entwicklung des vorliegenden Buches. Ferner freue ich mich darüber, als Teil des Narayana Teams meine berufliche medizinische Erfahrung einbringen zu können. Und zum Schluss auch Dir, lieber Jan, vielen Dank für alles. Möge das Buch mithelfen, dass diese wunderbare Erweiterung der Homöopathie ihren Siegeszug fortsetzt, dass sie möglichst viele leidende Menschen heilt und damit auch ihre Therapeuten beglückt!

Kandern, im April 2009

Serien und Stadien im Überblick

Die Serien gliedern sich in maximal 18 Stadien. Die Stadien sind die Stufen des Aufstiegs und Falls jeder Serie. Man kann es mit einem Schauspieler vergleichen, der in verschiedenen Dramen auftritt. Die Serien sind die Dramen, und die Stadien sind die Akte der Dramen. Der Held der Geschichte beginnt das Drama als blutiger Anfänger, entwickelt sich durch Schwierigkeiten, erreicht den Gipfel und muss dann lernen, das erreichte Ziel wieder abzugeben, sich von seinem Erfolg innerlich zu lösen, um schließlich am Ende der Serie ganz frei zu werden für die nächste Ebene.

Die sieben Serien

Die erste Serie, die *Wasserstoffserie*, ist mit zwei Elementen noch undifferenziert und könnte als Prolog bezeichnet werden.

Die zweite Serie, die *Kohlenstoffserie*, ist mit ihren acht Stadien relativ einfach strukturiert, und man kann sie mit einem Märchen in acht Kapiteln vergleichen.

Die dritte Serie, also die *Siliziumserie* mit ihren ebenfalls acht Stadien, könnte man mit einem Familiendrama oder einer Seifenoper im Fernsehen vergleichen, deren Spektrum eigentlich auch mit acht Folgen erschöpfend ausgelotet wäre.

Die *Eisenserie* als vierte Serie ist mit ihren 18 Stadien erstmals voll differenziert. Sie könnte mit dem Eintritt ins Berufsleben mit all seinen Aufgaben und Pflichten verglichen werden und umfasst die Lehre, Gesellenzeit und Meisterprüfung, weiter auch die Intrigen am Arbeitsplatz bis zur Entlassung und Berentung.

Auch die fünfte Serie, die *Silberserie*, ist in 18 Stadien unterteilt. Man könnte sie mit den Biografien vieler Künstler vergleichen, doch in unserem Buch wollen wir sie lieber in Form von Patientengeschichten für sich selbst sprechen lassen.

Die sechste Serie, die *Goldserie*, wäre vergleichbar mit einer von Shakespeares Machttragödien wie Macbeth, die in 18 Stadien seinen Aufstieg und Fall als König von Schottland beschreibt.

Anfangs möchte Macbeth die politische Macht am liebsten vermeiden (St.2) und wird nur von seiner Frau dazu gedrängt, doch nachdem er diesen Weg offiziell eingeschlagen hat (St.4) und sein Ziel, die Königswürde, tatsächlich erreicht (St.10), wird er bald zum Tyrannen (St.12), und sein Fall beginnt (St.13) bis zum bitteren Ende (St.17–18).

Innerhalb der Goldserie kommt ab dem Stadium 3 noch die parallel laufende, ergänzende Sequenz der *Lanthanide* hinzu, die der Entwicklung innerer Macht und Autonomie entspricht.

Die siebte Serie, die *Uranserie*, ist unvollkommen ausgebildet und endet quasi im Nichts, weil ihre Elemente durch die zunehmende Radioaktivität immer kurzlebiger und instabiler werden. Sie entspricht einer Altersweisheit, die um die Brüchigkeit aller Existenz weiß und einen siebten Sinn für übernatürliche Dinge entwickelt.

Die 18 Stadien

Man kann die Stadien auch als das Prinzip von Schöpfung, Erhaltung und Zerstörung auffassen. Alle Dinge durchlaufen diesen Zyklus in Zeit und Raum. Jedes Ding entsteht und wächst (St.1–6), hat seine Blütezeit (St.7–12), wird älter, verfällt und stirbt (St.13–18). Man kann dieses zyklische Geschehen durch den Bau und Verfall eines Hauses veranschaulichen. Die Idee, Grundstücksbesichtigung und Bauplanung wären Stadium 1–3. Dann folgen Grundstückskauf, Aushub und Grundsteinlegung (St.4–6). Anschließend folgt der eigentliche Aufbau mit Rohbau, Richtfest und Innenausbau bis zur Bezugsfertigkeit (St.7–9). Nun zieht man ein (St.10), bewohnt das Haus und hält es instand (St.11), und so langsam beginnen die ersten Streitigkeiten mit den Nachbarn (St.12). Im Laufe der Jahre wechseln die Besitzer, ein neuer Putz wäre längst fällig, die Heizung leckt und die Elektrik müsste komplett erneuert werden. Doch das Geld fehlt, das Dach hat Löcher bekommen und nach einem heftigen Sturm wird es schwer beschädigt (St.13–15). Langsam verfällt das Haus. Als Ruine wird es schließlich vollends abgerissen, und später weiß keiner mehr davon (St.16–18). Also summa summarum der Lauf der Dinge.

Die Silberserie

1	2	3	4	5	6	7	8	9	10	11	12	13	14	15	16	17	18
37	38	39	40	41	42	43	44	45	46	47	48	49	50	51	52	53	54
Rubi	Stron	Yttr	Zirc	Niob	Moly	Tech	Ruth	Rhod	Pall	Arg	Cadm	Ind	Stann	Antim	Tell	Iod	Xen

Ideen formen die Welt

Die Silberserie entdeckt die Macht der Gedanken. Sie vermittelt Ideen, belehrt und kann durch öffentliche Auftritte oder Publikationen weithin berühmt werden. Man tritt mit originellen Gedanken und kreativen Werken an die Öffentlichkeit und erlebt, welche Fernwirkungen das auslösen kann. Die Motivation wird durch diese Publicity und durch den Beifall größerer Menschengruppen noch gesteigert, was zu intellektueller oder künstlerischer Arroganz führen kann. Diese typische Schattenseite des Ruhms tritt zwar dezenter auf als die arrogante Gewaltbereitschaft eines symbolischen Königs; doch mit ihrer geschliffenen Eleganz trifft sie auf ihre Art vielleicht noch genauer ins Schwarze. Gepaart mit Ästhetik und Zurückhaltung ist die Silberserie vergleichbar mit einer Königin oder einer repräsentativen First Lady, die mit ihrem Wissen und ihrem Charme großen Einfluss hat. Das verfeinerte Ehrgefühl der Silberserie hat einen subtilen femininen Aspekt und ist sehr sensibel. Mit ihren kreativen und intellektuellen Fähigkeiten können diese Menschen besonders auf dem Gebiet der Wissenschaft und der Kunst Großes leisten. Die ganze menschliche Kultur ist vorwiegend den Leistungen der Silberserie zu verdanken, doch sie braucht die Protektion der Macht, um gedeihen zu können.

Schlüsselbegriffe: Ideen vermitteln. Die Macht der Gedanken. Veröffentlichen. Darstellen. Show. Ruhm. Publicity. Wissenschaft. Kunst. Kultur. Kreativität. Originalität. Ästhetik. Eleganz. Empfindliches Ehrgefühl. Subtile Arroganz. First Lady.

Ideen formen die Welt

In der Silberserie wird man sich bewusst, welch weitreichende Wirkungen man durch die Verbreitung von Ideen und Gedanken erzielen kann. Der eigene Wirkungskreis kann dadurch ungeheuer erweitert werden im Vergleich zur beschränkten Reichweite der eigenen Körperkraft wie in der Kohlenstoffserie oder dem physischen Einfluss der Technik wie in der Eisenserie. Während die Eisenserie unter dem Wahlspruch „Arbeit und Wille formen die Welt" antritt, lautet das Motto der Silberserie: „Ideen formen die Welt." Die Silberserie entdeckt, wie man weithin Menschen psychisch erreichen und beeinflussen kann, ohne ihnen jemals persönlich begegnen zu müssen. Die Entdeckung dieser subtilen elektrisierenden Kraft kann verführerisch sein, und der Ruhm eines großen Namens kann wie eine Droge wirken. Der eigene Name wird zum Stellvertreter einer Idee, einer besonderen Fähigkeit, die sich an den eigenen Körper knüpft: er wird zum Nimbus. Als Star findet man überall Gehör. Mit Hilfe der Medien dringt die eigene Stimme bis in den letzten Winkel und transportiert unsere Gedanken überall hin. Die Stimme und die Sprache sind wichtige vermittelnde Instrumente der Silberserie. Das Sprichwort „Reden ist Silber, Schweigen ist Gold" dürfte zwar ein Vertreter der Goldserie geschaffen haben, doch es trifft trotzdem ein Wesensmerkmal der Silberserie. Auch der Begriff der Silberzunge, die durch Wortgewandtheit nach Belieben alles erklären oder widerlegen kann, wirft ein Licht auf diese Schattenseite der Silberserie.

In der Silberserie erwacht das Interesse an geistigen Bildern und an subtiler Ästhetik. Man ist fasziniert von neuen Ideen und kreativen Gedankengebäuden. Die Einfälle sprudeln nur so und wollen analysiert werden, damit man sie gezielt einsetzen und zeigen kann. Man will mit feinem Stil glänzen und zeigen, dass man anders ist als der Durchschnitt. In kühler Vornehmheit grenzt man sich dezent vom gemeinen Volk ab, vielleicht ahnend, doch noch nicht so weit von ihm entfernt zu sein wie man denkt. Die Routine der Eisenserie wird als langweilig empfunden. Man begibt sich lieber auf geistige Höhenflüge. In der Jugend werden bekannte Künstler und Wissenschaftler zu Vorbildern. Man will selbst ein Star werden, ein bekannter Musiker, Sportler, Staranwalt oder Professor, der mit seinem großen Auftritt alle Welt in seinen Bann schlägt. Die Welt ist weit, und die Kleinstadt wird zu eng, um solchen Lebensinhalten zu genügen. Nur die Bühne der Großstadt bietet all das, was man nun unter Kultur versteht. Zu den handwerklichen Fähigkeiten der Eisenserie kommt ein subtilerer Touch, der z.B. aus einem einfachen Instrumentenbauer einen wahren Künstler auf seinem Gebiet macht und der mit sensibler Ästhetik Instrumente erschafft, die man sonst kaum finden wird. Als Musiker liebt man besonders die geniale Improvisation eines Live-Auftritts, die nicht wiederholbare Kunst des Augenblicks, die ganz der Inspiration folgt und auch dem Zuhörer heilige Schauer über den Rücken jagt. Ein Akustiker verfeinert vielleicht sein Gehör, bis er die letzten räumlichen Nuancen von Musikanlagen so gut beurteilen kann wie kaum ein anderer und sich damit einen Namen macht. Als Weinkenner oder Gourmetkoch erfindet er neue Varianten des Geschmacks und zelebriert seine Kreationen vielleicht als Fünf-Sterne-Koch im Fernsehen. Als Anwalt verteidigt man seinen Mandanten mit originellen, geschliffen vorgetragenen Argumenten oder setzt den Kontrahenten schachmatt, indem man mit feinem psychologischem Geschick seine Glaubwürdigkeit ruiniert. Die angesagtesten Lokale, teure modische Accessoires, schnittige Sportwagen oder leistungsstarke Oldtimer üben einen magischen Reiz aus. Man trifft sich bei den Rotariern oder wird Freimaurer und macht Geschäfte durch Insiderwissen. Wer genügend Geld hat, lebt in einer Großstadt in bester Lage in einer schicken Wohnung mit Designermöbeln oder antiken Kostbarkeiten, mit modernster Elektronik und raffinierter Soundanlage, natürlich alles state-of-the-art. Vielleicht besitzt man eine eigene Kunstsammlung oder wird gleich selbst Mäzen, wenn man im Überfluss lebt. Freude an geistigem Austausch und an der Weitergabe von Wissen sind die Triebfedern für Berufe, die Menschen der Silberserie gerne ausüben. Ruhmsucht ist ihre Kehrseite.

Die Kreativität der Silberserie ist wie der milde Glanz des Mondlichts. Während die Sommersonne heiß herabbrennt und alles trocknet, gibt der Mond den Dichtern neue Gedanken ein und befeuchtet die Pflanzenwelt mit köstlichem Tau. Doch wie die schönsten Ideen nur auf dem Hintergrund des formlosen Lichts reinen Bewusstseins möglich sind, ist auch das Licht des Mondes nur ein Abglanz des mächtigen Sonnenlichts. So gedeihen auch die kreativen Gedanken und kulturellen Ideen der Silberserie am besten im wohlwollenden Schutz der Macht der Goldserie.

Typische Berufe, Tätigkeiten und Interessen

Der Erwerb und die Weitergabe von Wissen und die Vermittlung von Ideen sind die Domäne der Silberserie. Forschung und Lehre an Universitäten sind ein typischer Ausdruck davon. Information als Mitteilung von Gedanken ist ein Hauptcharakteristikum dieser Serie. Die Religion der Silberserie ist von geschliffener Philosophie geprägt. Hier findet man Philosophen, belesene Priester, Missionare und Religionstheoretiker, die mit ihren originellen Einfällen selbst in den vertracktesten Schwierigkeiten einen Ausweg finden und gegnerische Ideen kenntnisreich ad absurdum führen. Auch Bücherwürmer sind darunter, wortgewandte Ideologen und Rhetoriker, die sich gerne scharfzüngige Wortgefechte liefern. Man findet Schriftsteller, Journalisten, Designer, Personalleiter und das mittlere Management großer Betriebe, Fernsehpfarrer oder Moderatoren, Modeärzte, deren Praxis mit neuester Technik glänzt, oder Stararchitekten und Künstler, die manchmal bei ihren Vernissagen das Blaue vom Himmel herunterreden. Die Silberserie versucht Probleme meist durch Nachdenken oder durch Gespräche zu lösen, während die Goldserie eher zu autoritärem Verhalten oder direkt zur Gewalt neigt. Nachdem sich die Gelehrten lange stritten, wie der Gordische Knoten zu lösen sei, zog Alexander das Schwert und schlug ihn einfach durch.

Aufstieg, Erfolg und Niedergang der Silberserie in 18 Stadien

Die frühen Stadien bis zum Stadium 9 wissen noch nicht genug und lernen eifrig, während Stadium 10–12 das erworbene Wissen bewahren und verteidigen will. Ab Stadium 13 wird die Zerstörung von Ideen oder durch Ideen zum Problem. Der Verlust und das Vergessen geistiger Inhalte ist das Thema der Stadien 15–18.

Symbole

Einige Symbole der Silberserie sind der Mond, die Königin oder die First Lady, die Perle und das Silber.

Organbezug und Krankheiten

Wichtige Organe und damit häufige Krankheitsbereiche der Silberserie sind die Stimme und das Gehör, die elektrische Impulsvermittlung der Nerven, die Augen, der Hals, die Lunge und die Genitalien.

Altersgruppe

Die häufigste Altersgruppe der Silberserie sind Menschen im mittleren Alter, was sich auch an der Mehrzahl unserer Praxisfälle erkennen lässt.

Man wird in den folgenden Fallschilderungen die Themen dieser Serie in der einen oder anderen Form immer wieder finden können, und es lohnt sich, sie sich gut einzuprägen. Sie sind die Basis jeder Verschreibung, und die 18 Stadien modulieren sie auf ihre jeweils eigene Art. Die Silberserie gibt sozusagen das Rohmaterial des Hauptgerichts und die Zutaten vor der Zubereitung, und die Stadien kochen, braten, dämpfen und würzen es auf 18 verschiedene Arten. Es schmeckt jedesmal anders.

A. Aufstieg und Fall der Silberserie mit Beispielen aus der Praxis

1. Rubidium

1	2	3	4	5	6	7	8	9	10	11	12	13	14	15	16	17	18
37 **Rubi**	38 Stron	39 Yttr	40 Zirc	41 Niob	42 Moly	43 Tech	44 Ruth	45 Rhod	46 Pall	47 Arg	48 Cadm	49 Ind	50 Stann	51 Ant	52 Tell	53 Iod	54 Xen

Stadium 1: Spontaner Beginn

Ein impulsiver Beginn. Spontan und völlig naiv stürzen sie sich in etwas hinein. Sie tun es einfach so und ohne viel zu überlegen. Weil sie alles total sehen und sich begeistert mit Haut und Haaren in eine Sache einbringen, können sie auch andere begeistern und mit ihrem bedingungslosen Schwung anstecken und mitreißen. Dieses instinktive Verhalten kann aber auch kindisch oder gar närrisch wirken, weil es allzu simpel und unüberlegt ist. Durch die Unfähigkeit, die Dinge ausgewogen zu sehen, können sie einseitig und stur werden. Wegen dieser Einseitigkeit werden sie oft zu Einzelgängern und fühlen sich dann einsam, allein und verlassen, obwohl sie durch ihre Unbekümmertheit leicht Kontakte schließen könnten. Sie können unberechenbar sein, denn je nach Stimmung kann die eine oder die andere Laune sie voll in Besitz nehmen und zu manischen oder zyklothymen Störungen führen. Nach einer manischen Phase der Begeisterung können sie plötzlich in ein tiefes depressives Loch fallen. Es ist immer ein Entweder-Oder, ein Ja oder Nein.

Schlüsselbegriffe: Beginn. Spontan. Einfach. Naiv. Instinktiv. Impulsiv. Unüberlegt. Simpel. Närrisch. Einseitig. Einsam. Allein. Verlassen. Total. Bedingungslos. Manisch. Unberechenbar. Alles oder nichts. Ja oder nein. Eins.

Stadium 1 der Silberserie: Rubidium

Stadium 1: Beginn. Spontan. Einfach. Naiv. Instinktiv. Impulsiv. Unüberlegt. Simpel. Närrisch. Einseitig. Einsam. Allein. Verlassen. Total. Bedingungslos. Manisch. Unberechenbar. Alles oder nichts. Ja oder nein. Eins.	*Silberserie:* Ideen vermitteln. Die Macht der Gedanken. Veröffentlichen. Darstellen. Show. Ruhm. Publicity. Wissenschaft. Kunst. Kultur. Kreativität. Originalität. Ästhetik. Eleganz. Empfindliches Ehrgefühl. Subtile Arroganz. First Lady.

Einige Themen von Rubidium (durch die Kombination von obigen Schlüsselbegriffen abgeleitet)

- Der impulsive Beginn einer Künstlerkarriere
- Spontane Kunst mit einfachen Mitteln: Happening
- Ein impulsives Genie oder ein naiver Wissenschaftler
- Manisches Anhäufen von Wissen, z.B. die Kompilation eines neuen Repertoriums oder einer gigantischen Enzyklopädie
- Ein genialer aber einseitiger Schriftsteller, den man für närrisch hält, etc.

Rubidium, Substanzkenntnis

Rubidium ist ein wachsweiches Metall und ähnelt sehr dem Kalium, ist aber noch weicher und noch reaktionsfähiger als dieses. Die chemische Abkürzung ist Rb. Es wurde 1861 zusammen mit Caesium von Bunsen und Kirchhoff entdeckt. Auch konnten sie Rubidiumchlorid aus Dürkheimer Quellwasser isolieren.

Rot wie Rubidium: Der Name Rubidium kommt vom Lateinischen *rubidus,* was dunkelrot oder tiefrot bedeutet. In seiner Spektralanalyse weist das Element zwei charakteristische rote Linien auf. Rubidiumverbindungen färben Flammen rot. In den folgenden Fallschilderungen gaben beide Patienten rot oder dunkelrot als Farbvorliebe an.

Reagiert sofort: Rubidium ist ein sehr starkes Reduktionsmittel. Es reagiert mit allen Nichtmetallen, mit reinem Sauerstoff erfolgt sofortige Zündung. Mit Wasser reagiert es unter Wasserstoffbildung zu Rubidiumhydroxid. Aus Sicherheitsgründen ist es daher in einer Inertgasatmosphäre aufzubewahren. Auch die homöopathische Verreibung des Metalls ergibt wegen der hohen Reaktionsbereitschaft in Luft eher eine Verreibung des Hydroxids, wenn man nicht in der künstlichen Atmosphäre eines inerten Gases unter Sauerstoffabschluss arbeitet.

Reichert sich in Hirntumoren an: Der größte Anteil an metallischem Rubidium wird in der Forschung verwendet. Es wird als Markierungselement in der Positronen-Emissions-Tomografie (PET) für Durchblutungsstudien des Herzmuskels und in der Diagnostik von Gehirntumoren eingesetzt, weil es sich dort anreichert. In Rubidiumuhren dient es als Zeitnormale (wie Caesium in der Atomuhr; Caesium ist ebenfalls Stadium 1 in der Goldserie).

Wirkt auf die Nerven: Rubidium wirkt im zentralen Nervensystem und beeinflusst dort die Konzentration von Neurotransmittern. Rubidiumsalze werden in der Medizin als Schmerz- oder Beruhigungsmittel eingesetzt. Auch wird ein Einsatz als antidepressiver Wirkstoff diskutiert. Ein Rubidiummangel kann bei Dialysepatienten vorliegen. Bei Tieren scheint Rubidium ein essentielles Spurenelement zu sein und ist für den normalen Verlauf der Trächtigkeit notwendig. Tee und Kaffee liefern Erwachsenen im Mittel 40% der verzehrten Rubidiummenge.

Rubidium in der Praxis

1.1 Rubidium metallicum und Rubidium sulfuricum

Spontane, alleinstehende Modedesignerin mit Bluthochdruck

Eine etwas über 60 Jahre alte Patientin kommt wegen Engegefühl in der Herzgegend und schmerzhaftem Druck auf der Brust in die Praxis. Außerdem sei seit zwei Monaten das Knie angeschwollen. Sie ist beunruhigt und wollte deshalb bei der Sprechstundenhilfe sofort einen Termin haben. Sie musste schon vor drei Monaten im Krankenhaus notfallmäßig behandelt werden, damals wegen einer generalisierten Urtikaria, die man auf eine allergische Reaktion auf Salami geschoben hatte. Nun hat sie Angst, dass auch diesmal etwas Schlimmeres vorliegen könnte. Sie hat schon lange Bluthochdruck, der am Tag unseres Gesprächs bei 180/120 liegt. Vom Hausarzt nimmt sie einen niedrig dosierten Betablocker und einen Lipidsenker. Das EKG ist normal. Das rechte Knie ist deutlich ödematös verdickt, ohne Rötung oder Überwärmung und ohne Fieber in der Anamnese. Seit ihrer Kindheit hat sie eine Sehschwäche auf dem linken Auge.

Sie ist Designerin in der Modebranche und immer noch rege tätig und kreativ. Sie ist schlank und dezent elegant gekleidet, ganz in schwarz in einem fließenden langen Kleid von weichem Stoff, das von einer silbernen Brosche an der linken Schulter gehalten wird. Sie wirkt jung, sanft und warmherzig, und sie ist spontan. Sie hat etwas Aristokratisches und dabei doch auch etwas Kindliches an sich. Sie lebt allein und führt auch ihr Atelier ganz allein. Sie schneidert teure Modellkleider, die sie an renommierte Geschäfte im In- und Ausland verkauft. Als junge Frau war sie vor vielen Jahren spontan und auf eigene Faust aus der kleinstädtischen Provinz, aus der sie stammt, nach Paris gegangen, um in der großen Stadt der Künste und der Mode eine kreative Laufbahn zu beginnen. „Mit Zwanzig bin ich damals ab nach Paris. Ich konnte kein Wort Französisch, dachte mir aber, da komm ich schon irgendwie durch, ich werd's eben dort lernen." So kam es auch, und irgendwie setzte sie sich im Lauf der Jahre trotz sehr vieler Schwierigkeiten und Enttäuschungen durch. Sie schreibt: „Ich ging ohne Französischkenntnisse nach Paris, mit 20 Jahren. Das war ein schwerer Anfang, aber ich hielt durch bis ich es geschafft hatte und blieb 35 Jahre dort." Später kam sie wieder zurück nach Deutschland und machte sich als Designerin selbständig. Seither lebt sie allein. Schon vor Jahren wollte sie sich eigentlich aus der Arbeitswelt zurückziehen, doch das Schneidern ist ihr Leben, und sie bekommt immer noch zahlreiche Aufträge aus aller Welt. Sie fühlt sich unruhig und getrieben. „Ich hetze die ganze Zeit, habe viele Aufträge, aber ich kann mir die Zeit nicht gut einteilen. Ich bin kreativ, aber chaotisch." Dabei lächelt sie spitzbübisch.

Analyse, Mittelgabe und Verlauf

Ihre künstlerische Ader und ihre Tätigkeit als Modedesignerin aus Berufung sprechen für ein Element der Silberserie. Kunst, Design und internationale Modeschneiderei sind ihr Lebensinhalt, den sie nie nur als Job bezeichnen würde. Auch ihr dezent eleganter Auftritt und ihr aristokratisches Wesen sprechen dafür. Ihre spontane, etwas naive Art ist typisch für Stadium 1. Auch dass sie vieles im Alleingang erledigt, passt zu Stadium 1. Die eigene Einschätzung „ich bin kreativ, aber chaotisch" könnte direkt auf Rubidium hinweisen. Die körperlichen Beschwerden der Herzenge und Sehschwäche findet man ebenfalls bei Rubidium[1]. Aufgrund dieser Überlegungen wird *Rubidium metallicum 1000* gegeben[2]. Innerhalb von Tagen sind der Druck, der Schmerz und das thorakale Engegefühl weg. Der Blutdruck sinkt auf 160/80. Die innere Unruhe hat nachts etwas zugenommen. Diese Reaktion klingt nach wenigen Tagen ohne weitere Mittelgabe ab. Nach zwei Wochen sagt sie, dass auch ihre Hitzewallungen deutlich besser seien. Die hat sie zwar schon seit dem Klimakterium, doch das sei ihr so normal vorgekommen, dass sie es bisher gar nicht erwähnt hat. Die Kniegelenkschwellung? Ja, die ist auch weg. Sie sagt auch, dass sie die Dinge etwas mehr laufen lässt. Die unruhig-ängstliche Getriebenheit, die sie sonst immer an sich hatte, ist nicht mehr wahrnehmbar. Wegen der Zweifel über die Metallicum-Identität des Mittels (es dürfte sich wegen der hohen Reaktivität des Metalls um Rubidiumhydroxid handeln; siehe im Kapitel Substanzkenntnis) wird von einem anderen Hersteller (Helios) *Rubidium sulfuricum C30* gegeben, was eigentlich unnötig war. Doch der Verlauf blieb günstig. Später hat sich sogar die Sehkraft des linken Auges, die ja seit der Kindheit eingeschränkt war, innerhalb von weiteren vier Monaten verbessert. Ihre Farbvorliebe ist 8C, ein sattes Rot[3].

---

1   Homöopathie und die Elemente, Scholten 1997, S. 533–34
2   Es war ein Mittel von Schmidt-Nagel. Die Bezeichnung ist fragwürdig. Es dürfte sich eher um Rubidiumhydroxid handeln (siehe in der physikalisch-chemischen Beschreibung von Rubidium).
3   Farben in der Homöopathie, 3. Aufl., Welte 2009, Narayana Verlag

1.2 Rubidium sulfuricum

Impulsiver Künstler mit Ekzem

Ein Patient, im besten Alter so um die 50, kommt wegen eines seit vielen Jahren bestehenden breitflächigen Analekzems und Hämorrhoidalbeschwerden. Das Ekzem juckt sehr und es wird schlimmer durch Waschen mit kaltem Wasser. Nach wenigen Minuten sind wir bereits bei ganz anderen Themen und mitten in einem anregenden Gespräch. Er ist ein unkomplizierter und herzlicher Mensch, den man sofort gern hat. Am Kinn trägt er ein kleines Ziegenbärtchen. Er hat lebhafte verschmitzte Augen, die jederzeit zu einem Schabernack bereit sind, und erst beim zweiten Hinsehen fällt auf, dass das rechte Auge durch eine extrem große Pupille geheimnisvoll tief wirkt. Das hat seinen Grund: er war früher freischaffender Künstler und hat durch einen Berufsunfall sein Sehvermögen auf diesem Auge fast eingebüßt. Das hat sein Leben verändert. Nachdem er die Behinderung innerlich völlig akzeptiert hatte, ist er Werkstattleiter in einer Einrichtung für Behinderte geworden und glücklich damit. Einen neuen Eingriff am Auge hat er abgelehnt: „Das ist nun mal wie es ist." Als Kind konnte er cholerisch aufbrausen. Später hat er eine pazifistische Phase durchlebt, doch die Lebenserfahrung hat so manches relativiert. Er sei direkt zu seinen Mitmenschen, was nicht immer leicht sei. Ohne böse Absicht kann diese Direktheit den anderen manchmal betroffen machen, weil er impulsiv sagt, was er denkt und nicht gleich merkt, was er damit manchmal anrichtet. Sein Bruder war homöopathischer Arzt und ist leider früh verstorben. Er hatte ihm immer helfen können, besonders mit Sulfur, und deshalb sucht er auch jetzt einen homöopathischen Arzt auf. Seine Farbvorliebe ist 8D, ein tiefes und sattes warmes Rot.

Analyse, Mittelgabe und Verlauf

Man könnte in der Serie zwischen der Silberserie und der Goldserie schwanken. Sein Lebensentwurf als Künstler und Betreuer für behinderte Mitmenschen spricht eher für die Silberserie. Die Ebene der Beschwerden ist für keine dieser Serien typisch, doch die Modalität < Waschen mit kaltem Wasser ist ein Hinweis auf Sulfur, was ihm ja tatsächlich früher geholfen hat. Doch das Ekzem war damit nicht weggegangen. Vieles spricht für Stadium 1: die spontane Kontaktaufnahme; seine direkte Art und das impulsive Verhalten, bei dem er nicht einkalkuliert, was er damit auslöst; vielleicht auch sein früher aufbrausendes Wesen, das mit einer pazifistischen Phase eine Zeit lang kompensatorisch ins Gegenteil umschlug, bis er gelernt hat, beides zu relativieren. Dieses Entweder-Oder Verhalten von Stadium 1 sieht man auch in seiner kompromisslosen Entscheidung bei der Augenverletzung, als er jeden weiteren Eingriff ablehnt. Auch die Farbvorliebe könnte für *Rubidium* sprechen; aus Mangel an weiteren Fallbeispielen ist diese jedoch noch nicht genügend gesichert.

Es wurde *Rubidium sulfuricum* C30 gegeben. Nach zwei Wochen kam ein Anruf: „Das Mittel hat angeschlagen. Die Hämorrhoiden sind besser, und das Ekzem hat sich zurückgezogen." Das Mittel wurde nach sechs Wochen wiederholt. Weitere vier Monate später war das vorher breitflächig verteilte Ekzem abgeheilt.

2. Strontium

1	2	3	4	5	6	7	8	9	10	11	12	13	14	15	16	17	18
37	38	39	40	41	42	43	44	45	46	47	48	49	50	51	52	53	54
Rubi	Stron	Yttr	Zirc	Niob	Moly	Tech	Ruth	Rhod	Pall	Arg	Cadm	Ind	Stann	Ant	Tell	Iod	Xen

Stadium 2: Schüchterne Kritik

Er sucht seinen Platz und hat noch keine Ahnung, wo er steht und wo es lang geht. Wo bin ich hier? Was soll ich hier? Schüchtern blickt er als Neuling um sich und will sehen, ob man ihn überhaupt bemerkt. Er vergleicht und schätzt die Lage ab, kann sich aber nicht entscheiden. Aus Unsicherheit überlässt er die Entscheidungen anderen und versteckt sich hinter einer Leitfigur, die Sicherheit verspricht und der er sich ganz anpasst. Sobald ein anderer die Initiative ergreift, gibt er nach, denn er kann nicht nein sagen. Als Jasager reagiert er ängstlich, wenn ihn jemand einschüchtert und wird fassungslos bei Kritik. Schwierige Aufgaben decken ihn förmlich zu. Er ist hoffnungslos überfordert. Man möchte ihm Schutz geben, ihm Halt und Unterstützung gewähren und ihn vor weiteren Schwierigkeiten abschirmen. Er beobachtet und wird beobachtet; so richtet er das eigene Verhalten nach anderen aus. Er sieht es genau, wenn die anderen die Konventionen nicht einhalten. Dann kritisiert er sie aus sicherer Deckung und verhärtet sich in seiner angepassten Meinung. Wie eine weiche Muschel, die in ihrer harten schützenden Schale bleibt, sich nur einen Spalt öffnet und herausblinzelt. Der Klügere gibt nach und schwimmt mit dem Strom. Der Halt der Gemeinschaft gibt die Festigkeit, um zu bestehen.

Schlüsselbegriffe: Schüchtern. Schutz suchen. Standort bestimmen. Wo bin ich hier? Nachgeben. Zudecken. Überfordert. Beobachtet. Kritisiert. Angepasst. Entscheidungsschwach. Unterstützen. Halt geben. Verhärten. Zwei.

Stadium 2 der Silberserie: Strontium

Stadium 2: Schüchtern. Schutz suchen. Standort bestimmen. Wo bin ich hier? Nachgeben. Zudecken. Überfordert. Beobachtet. Kritisiert. Angepasst. Entscheidungsschwach. Unterstützen. Halt geben. Verhärten. Zwei.	*Silberserie:* Ideen vermitteln. Die Macht der Gedanken. Veröffentlichen. Darstellen. Show. Ruhm. Publicity. Wissenschaft. Kunst. Kultur. Kreativität. Originalität. Ästhetik. Eleganz. Empfindliches Ehrgefühl. Subtile Arroganz. First Lady.

Einige Themen von Strontium

- Eine schüchterne First Lady kritisiert die Medien
- Ein Schriftsteller traut sich nicht, seine lyrischen Gedichte zu veröffentlichen, weil er nicht weiß, ob sie der Kritik des Publikums standhalten
- Ein schutzbedürftiger Musiklehrer schützt seine Schüler vor Kritik
- Bewertet die ästhetische und intellektuelle Leistung anderer: Kunstkritiker
- Keine eigenen Ideen äußern und schweigen aus Furcht vor Kritik
- Studiert die Ideen anderer in kreativer Anpassung: Der Klügere gibt nach

Strontium, Substanzkenntnis

Das Element wurde 1795 von einem schottischen Arzt in Edinburgh entdeckt, als er das Mineral Strontianit untersuchte, das in den Bleiminen des Ortes Strontian gefunden wurde. So wurde das Element Strontium genannt.

Strontium ist ein relativ weiches Leichtmetall, das an der Luft gelbgrau anläuft. Es verbrennt beim Erhitzen an der Luft mit hellem Licht unter Funkensprühen und lässt sich auch durch Reibung entzünden. In Pulverform verbrennt es sogar spontan. Es wird unter Paraffinöl aufbewahrt, da es an der Luft rasch gelbgrau anläuft. Es färbt Flammen rot, was bei der Herstellung von Feuerwerk ausgenutzt wird. Die roten Leuchtkugeln enthalten Strontiumnitrat. Strontiumaluminat dotiert mit Europium leuchtet in der Dunkelheit nach und wird für Zeiger und Zifferblätter von Uhren, Notausgangsbeschilderungen etc. verwendet. Das radioaktive Isotop Sr-90 ist ein vielfach verwendeter Betastrahler, es strahlt also Elektronen aus und wird in der Nuklearmedizin zur Strahlentherapie eingesetzt. Es wird auch als Markierungssubstanz verwendet.

Da der menschliche Organismus Strontium und Calcium praktisch nicht unterscheidet, verdrängt Strontium das Calcium im Knochen, wenn es in größeren Mengen angeboten wird. Mit diesem Trick wird Strontiumranelat zur Behandlung von Osteoporose verwendet: Strontium wird mit Hilfe der Ranelicsäure als Transportvehikel in den Knochen eingeschleust. So wird es auch als das „gemeine zweite Ich des Calciums" bezeichnet. Die Frakturhäufigkeit sinkt mit dieser Behandlung, doch wurden seit der Einführung in der EU 16 Fälle von schweren allergischen Reaktionen gemeldet, davon 13 Fälle in Frankreich. Strontiumbromid wird als Beruhigungsmittel verwendet.

Strontium in der Praxis

2.1 Strontium phosphoricum und Strontium nitricum

Posttraumatische Dystrophie im Sprunggelenk bei einer Schriftstellerin, die sich nicht traut, ihre Werke zu publizieren

Sie ist von Beruf Psychotherapeutin, doch schon als Kind und Jugendliche war es ihr heimlicher Traum, Schriftstellerin zu werden. Sie hat diesen Traum nur schüchtern gelebt, indem sie Tagebücher schrieb, und zwar schon damals mit Bedacht und in wohl gewählten Worten. Sie wollte passend ausdrücken, was sie sah und fühlte. Im Stil kommt sie immer wieder auf lyrische Prosa und Gedichte zurück. Den Gedanken einer Veröffentlichung hat sie innerlich weit von sich geschoben, weil sie fürchtet, dass sie einer Kritik nicht standhalten würde. Vor einem Jahr waren auf Drängen von Freunden dann doch drei Gedichtbände herausgekommen, die ihr diese Freunde unentgeltlich in eigener Initiative produzierten, doch ihre Unsicherheit bleibt. Ein Roman liegt in Rohfassung in der Schublade. Sie traut sich einfach nicht. In ihrer psychotherapeutischen Tätigkeit besteht das gleiche Problem. Bei einem Vortrag in Berlin werden ihre Ideen von Kollegen kritisiert. Sie ist verunsichert und verstummt. Sie zieht sich zurück, weil sie meint, dass ihre Ideen der Kritik nicht standhalten können und sie in diesem Rahmen noch nichts zu sagen hat. Im Alter von 14 Jahren hatte sie einen Morbus Scheuermann. Man hatte ihr damals das Gipsbett angedroht, und sie stellte sich vor, dass sie dann nicht mehr schreiben könnte. Diese Vorstellung war so unerträglich, dass sie lieber die Schmerzen aushielt und schwieg. Dabei versteifte sie sich immer mehr: eines Tags klappte sie in einer kataleptischen Starre zusammen. Sie bekam alles mit, konnte aber nicht reagieren und war wie stumm.

Ihre Hauptbeschwerde ist eine Unsicherheit mit Versteifung im linken oberen Sprunggelenk, die nach einem Autounfall im Alter von 48 Jahren immer schlimmer wurde. Sie kann nur unsicher gehen und den Fuß nicht abrollen, weil er sich so steif anfühlt. Die Unsicherheit im Fuß war schon vor dem Unfall zu einem gewissen Grad vorhanden, und sie hatte das Gelenk oft übertreten. Dieser Unfall war ein tiefer Einschnitt in ihrem Leben. Sie hatte ihn vorausgeahnt. Der Unterschenkel-Trümmerbruch war so kompliziert, dass anfangs eine Amputation des linken Fußes erwogen wurde. Es entwickelte sich im Anschluss eine posttraumatische Dystrophie (Sudeck-Syndrom). Sie träumte damals, dass sie von einem Panzer überrollt wurde. Die verzögerte Heilung warf sie lange auf sich selbst zurück. In dieser Zeit fragte sie sich immer wieder, ob sie nicht doch ihre Manuskripte veröffentlichen sollte. Ihr früherer homöopathischer Arzt hatte ihr damals zuerst *Phosphor* gegeben, was gegen die Erschöpfung gut getan hatte. Dann bekam sie von ihm *Calcium phosphoricum 1000*. Die direkte Erstwirkung von damals sei „wie besoffen" gewesen, sie hatte wieder gute Laune und begann sehr viel zu schreiben, doch sie publizierte nichts.

Ihre Farbvorliebe ist ein zartes fliederfarbenes Lila 14B.

Analyse, Mittelgabe und Verlauf

Die Themen der Silberserie sind in ihrem Leben deutlich zu sehen: Psychologie und Schriftstellerei bestimmen ihre äußere und ihre innere Welt. Ihre psychotherapeutische Arbeit und die psychologische Deutung körperlicher Phänomene ist eine Art geistige Übersetzertätigkeit und damit sehr charakteristisch für die Silberserie. Sie lebt ständig in dem Versuch, Ideen in das geschriebene Wort umzusetzen, doch sie traut sich nicht, ihre Werke zu publizieren. Das ist bereits Strontium. Auch die verstummte Reaktion auf dem Kongress ist direkt Strontium. Die Themen von Stadium 2 sind ebenfalls kaum zu übersehen: die Angst, der Kritik nicht standhalten zu können. Auch die Versteifung in ängstlicher Verweigerungshaltung, als sie in der Jugend zusammenklappte, wirkt wie das Zuklappen einer Muschel, die ihren weichen Körper schützt, indem sie ihr Haus mit Calciumcarbonat versteift. Die Muschel ist ein Symbol für Stadium 2: innen weich und sehr verletzlich, außen ein harter und steifer Panzer. Bei Gefahr wird einfach zugeklappt, und ansonsten wartet man passiv auf das, was die Außenwelt einem so zuträgt. Das nächste und sehr ähnliche Stadium 3 entspricht eher der Schnecke, die sich bei Gefahr ebenfalls in ihr Haus zurückzieht, doch sie streckt ihre Fühler in die Umgebung aus und läuft auch schon selbst los, wenn auch sprichwörtlich langsam. Stadium 3 der Silberserie, also Yttrium, würde ab und zu mal einen Leserbrief als Versuchsballon starten oder andere unverbindliche Wege der Veröffentlichung ausprobieren, doch unsere verhinderte Schriftstellerin versucht es erst gar nicht und kommt nicht aus ihrer Deckung, was eher der Muschel entspricht. *Calc-p* hat gut geholfen, ebenfalls ein Mittel aus Stadium 2, aber Eisenserie. Da auch *Phosphor* nützlich war, liegt die Wahl von *Strontium phosphoricum* nahe. Ihre Farbvorliebe bestätigt das Mittel ziemlich genau und grenzt es auch von *Calc-p* ab, das Rot bevorzugt.

Die Gabe von *Strontium phosphoricum 1000* wirkt unmittelbar, und die Erstwirkung ist ganz ähnlich wie damals vor 11 Jahren bei *Calc-p*. Eine halbe Stunde lang sei sie „wie besoffen" gewesen. Doch dann wird sie gelassener. Im Laufe der nächsten Tage wird sie gleichgültig gegen ihre Arbeit, und je gleichgültiger sie sich fühlt, um so mehr lässt die Spannung im Sprunggelenk nach. Innerhalb von einer Woche wird sie beweglicher und kommt rascher in die Gänge. Sie stolpert oft. Mittags muss sie sich schlafen legen, was sie sonst nie tut, und sie schläft tief und fest. Jeden Tag beginnt eine andere Stelle weh zu tun, und besonders die Brustwirbelsäule schmerzt an den gleichen Stellen wie damals bei der Scheuermann'schen Krankheit. Es fällt ihr auf, dass sie sich durch die guten Ratschläge anderer plötzlich irritiert fühlt. Sie will selbst entscheiden und kann sich auch besser dazu aufraffen. Im Laufe der nächsten Wochen hat sie oft die Idee, wie schön es wäre, eine Tarnkappe zu besitzen, um unerkannt zu erleben, wie die anderen wirklich denken. Sie meditiert sogar darauf, diese Fähigkeit zu entwickeln. „Die Tarnkappe möchte ich nicht nur tragen, damit ich weiß, was andere über mich denken, sondern auch, um unbemerkt zu sehen, wie die anderen wirklich sind, ohne mir was vorzumachen, das Echte, Authentische will ich sehen". Als Stadium 2 sucht sie Deckung und will sehen, wie die anderen über sie denken. Dass dies nicht kleinkindlich unsicher geschieht wie bei Beryllium (St.2, Kohlenstoffserie), kindlich-jugendlich wie bei Magnesium (St.2, Siliziumserie) oder schulkindlich unsicher wie bei Calcium (St.2, Eisenserie), sondern sich auf der unsichtbaren Ebene des Verstehens und der Gedanken abspielt und sogar ein meditativer Lernprozess in diese Richtung abläuft, ist diese Art von scheuer Unsichtbarkeit ein Ausdruck der Silberserie: Die Tarnkappe als Kunstgriff, um die Gedanken anderer zu erkunden, und zwar was andere über sie denken, ist ein Symbol für Strontium. Sie sagt, die beste Wirkung des Mittels sei, dass ihr Selbstbewusstsein gestärkt wird. Die Zweifel an sich und anderen hören auf, und zum ersten Mal verschwindet auch die Antriebshemmung. Sie weiß und spürt, dass sie nun etwas zu sagen hat und sie tut dies auch. Bei einem Kongress im Ausland ergreift sie die Initiative und vertritt ihren eigenen Standpunkt so gut, dass die Kollegen Beifall spenden. Ihre Niederlage vom letztjährigen Berliner Vortrag kehrt sich ins Gegenteil um. Wo sie vorher nur Kritik sah, stehen nun plötzlich viele Kollegen hinter ihr, und dieses positive Feedback gibt ihr ein ganz neues Lebensgefühl.

Der Fuß wird immer besser und war noch nie so gut gewesen. Sie nimmt das Mittel noch zweimal ein, und jedes Mal ist die entspannende Wirkung deutlich spürbar. Der Zustand stabilisiert sich. Nun hätte man so weitermachen können, doch es war reizvoll, wegen einer frappierenden Ähnlichkeit ihrer Handschrift mit der einer Patientin von H.V. Müller, die er sehr erfolgreich mit *Stront-n* behandelt hatte, hier ebenfalls *Stront-n* zu versuchen[4]. Ich hatte die Erstanamnese nicht lange ausgedehnt, weil *Stront-p* schon bald so deutlich hervortrat, dass ich keine Zweifel an der Mittelwahl hatte. So waren in den Aufzeichnungen keine klaren Hinweise auf eine Nitricumverbindung zu sehen außer der Schrift. Immerhin beginnt sie erst nach *Strontium nitricum 1000* richtig zu publizieren. Sie nimmt das Mittel zwei Monate nach der ersten Gabe von *Stront-p*, und man mag die entscheidende Veränderung in ihrem Leben durchaus noch mit *Stront-p* in Verbindung bringen. In kurzer Folge erscheinen nun verschiedene Gedichtbände und dann ein großes Werk, und zwar nicht mehr durch die Initiative von Freunden, sondern auf eigene Veranlassung und in einem kommerziellen Verlag, der auch die Kosten übernimmt. Dieses Buch ist erfolgreich. Nach einem Monat wird eine Neuauflage nötig, weil die ersten 250 Exemplare schon verkauft sind. Sie hat den Eindruck, dass auch ihr steifer Fuß mit *Stront-n* noch beweglicher wird. Bei der ersten Einnahme tritt ebenfalls eine Reaktivierung alter Schmerzpunkte auf. Nach ihrer eigenen Einschätzung hat *Stront-p* die eigentliche Wende gebracht, und *Stront-n* hat dazu verholfen, dass sie nun ihre biografischen Erlebnisse der Ereignisse vom 17. Juni schriftstellerisch umsetzt. Sie war damals dabei, als in Berlin die sowjetischen Panzer rollten. Selbst fast noch ein Kind, rettete sie andere Kinder und brachte sie nach Hause. Diese Erlebnisse verarbeitet sie nun schriftstellerisch, was ihr ein Gefühl vermehrter Authentizität gibt.

Ein Jahr später hat sie eine Schreibhemmung. Weil nicht ganz klar ist, ob die Dämme der schriftstellerischen Schüchternheit nicht doch schon durch *Stront-p* aufgeweicht waren und *Stront-n* nur das

---

4 Handschrift und Homöopathie, Welte, Narayana Verlag, S. 304

i-Tüpfelchen draufsetzte, wird nun erneut *Stront-p* versucht, und es hilft prompt.

Inzwischen sind fünf Jahre vergangen, und es geht ihr relativ gut. Die Beschwerden im Fuß sind nicht ganz verschwunden, doch sie kann recht gut gehen und sogar rennen, was früher nicht möglich war. Später hilft ihr auch noch *Stannum*, doch nicht in dieser Tiefe. Die Wende in ihrem Leben kam nach *Stront-p*, als sie im Alter von 60 Jahren ihren Kindheits- und Jugendtraum endlich in die Tat umgesetzt hat und damit auch ihre körperliche Hauptbeschwerde besser wurde. Inzwischen ist die Zahl ihrer Publikationen so groß, dass ich den Überblick verloren habe, doch sie bringt mir immer noch ein Exemplar oder zeigt es mir, wenn wieder etwas Neues von ihr herauskommt. Auch der große Roman ist inzwischen Wirklichkeit geworden.

2.2 Strontium carbonicum

Polyarthritis bei einer künstlerischen Patientin mit carbonischem Habitus, die an ihrer Kreativität zweifelt und Schutz sucht

Eine 35-jährige Patientin hat häufig Rheumaschübe in den Handgelenken, Fingern, Knien und Sprunggelenken. Die ziehenden Schmerzen treten seit 12 Jahren vor allem bei feuchtkalter Witterung auf, aber auch sonst tut fast immer irgendein Gelenk weh. Wenn sie einen Schub hat, dann seien ihre Knochen so weich wie Matsch. Oder sie hat ein Gefühl, als ob die Gelenke glühen und kochen oder die Knochen gespalten würden.

Sie wirkt verfeinert und hat viele Ideen, fast meint man, sie stünde unter Strom. Dennoch wirkt sie unsicher, als ob sie Schutz suchen würde. Dann sagt sie selbst, dass sie vor kurzem total verunsichert war, weil sie plötzlich auf der Arbeitsstelle eine ungewöhnliche Verantwortung bekam (sie musste die Betriebskasse verwalten). Sie dachte, dass das nie klappen würde. Außerdem hat sie ein Vorstellungsgespräch gehabt, wo sie aus Unsicherheit in Gedanken verschiedene Fluchtversuche durchgespielt hat, falls was schief geht. Sie sagt, dass sie oft an ihrer eigenen Kreativität zweifelt, obwohl sie vor lauter Ideen sprüht. Ihr Körperbau ist klein, aber kräftig und ihr Gesicht etwas rundlich geformt. Ihre Augen sind tief und ausdrucksvoll. Ihre Hände sind weich, fast schwammig, etwas an *Calcium carbonicum* erinnernd, doch die Daumen sind weit nach hinten überstreckbar, wie man es manchmal bei anpassungsfähigen Künstlern sieht.

Ihre Farbvorliebe ist ein zartes lila 14B.

Die Blutsenkung ist bei 75 mm/h und der Rheumafaktor ist stark erhöht. Immunserologisch (ANA) besteht kein signifikanter Befund.

Analyse, Mittelgabe und Verlauf

Der schutzsuchende Eindruck und ihre Unsicherheit, die sofort nach Fluchtwegen sucht und ihre Zweifel, ob sie einer neuen Verantwortung gewachsen ist, sprechen für Stadium 2. Da sie in ihrer Farbwahl eindeutig auf lila geht und rot nicht in Betracht zieht, kann man auch auf diesem Weg ein Calciumsalz ausschließen, denn Calcium bevorzugt Rot. Es gibt auch deutliche Hinweise auf die Silberserie: die geistige Verfeinerung und vor allem die Bemerkung, dass sie an ihrer Kreativität (Silberserie) zweifelt (St.2–5), obwohl sie vor lauter Ideen sprüht. Diese Aussage ist typisch für Strontium. Ein Carbonat wird wegen des rundlichen carbonischen Gesichtstyps mit pastösen Händen gewählt.

In der ersten Nacht nach der Einnahme von *Strontium carbonicum 1000* hat sie irrsinnige Schmerzen in den Fingergelenken, was aber in den nächsten Tagen rasch nachlässt. Dann setzt eine Besserung ein. Da sie sehr unregelmäßig Nachricht gibt und Beschwerden eher überspielt, hört man kaum etwas vom Verlauf. Doch nach vier Monaten ist sie nahezu beschwerdefrei, und besonders fällt ihr die Schmerzfreiheit bei nasskaltem Wetter auf, weil sie da sonst immer Schmerzen hatte. Auch hätte sie keine Darmbeschwerden mehr, die sie anfangs nur einmal kurz erwähnt hat. Von sich aus sagt sie, dass sie nicht mehr so kritikempfindlich sei. Die Senkung ist auf 18 zurückgegangen.

Nach über vier Jahren kommt sie wieder in die Praxis, wegen einer Urtikaria. Und das Rheuma? Ach ja, das ist vorbei. Stimmt, das hatte ich ja auch mal. Nein, nie wieder gehabt. Sie ist nach außen sehr selbstsicher geworden und hat in einem Friseurbetrieb eine verantwortliche Stelle bekommen, in der sie die Lehrlinge einteilt und deren Fähigkeiten fördert. Der Chef freut sich, dass sie so mitdenkt und die Lehrlinge psychologisch so gut einschätzen kann. Die Lehrlinge sind zufrieden und freuen sich über die Unterstützung, die sie von ihr bekommen. Sie ist inzwischen bekannt für ihre anpackende Art und ihre Kreativität. Auch die Farbtöne bei der Färbung der Haare erkennt keiner so gut wie sie, keine Nuance entgeht ihr. Andere halten sie für stark, doch sie meint, man sieht nur die Schwächen nicht mehr. Ihre Farbvorliebe hat sich etwas geändert, seit das Rheuma weg ist. Nun mag sie ein zartes Hellblau 15A, das zwar sehr nahe an ihrer alten Farbe 14A liegt, aber sich doch gerade vom Lila zum reinen Blau entfernt. Hier ist eine Zäsur im Farbkreis, wo ein kleiner Unterschied mehr ausmacht als bei vielen anderen nahe beieinander liegenden Farbgruppen.

Interessant ist, dass ihre Schwester und ihre Tochter früher auf *Beryllium carbonicum* gut ansprachen, Stadium 2 der Kohlenstoffserie.

2.3 Strontium muriaticum

Ulcus cruris bei einer kritikempfindlichen Patientin mit rotem Gesicht, die sich von der Tochter bevormunden lässt

Ein Kurzfall: Die 73-jährige Patientin kommt mit ihrer Tochter in die Praxis wegen eines Ulcus cruris am linken Außenknöchel. Sie trägt eine große Brille mit glitzernden Verzierungen. Das offene Bein hat sie schon seit 30 Jahren. Es sei ein Erbstück, schon ihre Mutter hatte es. Die beiden streiten sich schon nach wenigen Minuten heftig während der Anamnese. Sie wollte nicht herkommen und die Tochter hat über ihren Kopf hinweg entschieden, dass sie doch mit muss. Sie fühlt sich bevormundet und hat als Mutter offenbar nichts zu sagen. Sie ärgert sich heftig darüber und bekommt einen knallroten Kopf. Die Schmerzen im Geschwür sind bohrend, als ob man ein Messer darin herumdreht, sobald sie zu Bett geht, und das stört den Schlaf sehr. Vor 14 Jahren hat sie die Venen operieren lassen, es war jahrelang gut, dann kam das Geschwür wieder.

Analyse, Mittelgabe und Verlauf

In der Karteikarte steht als Begründung für die Mittelwahl: unsicher und starrsinnig wie Magnesium oder Calcium, Patientin fühlt sich aber schwerer an (also Stadium 2 einer schwereren Serie als der Silizium- oder Eisenserie: entweder Barium aus der Goldserie oder Strontium aus der Silberserie); roter Kopf bei Ärger, weil sie sich anpassen muss (St.2); wählt Farbe lila 13B; Lokalisation Knöchel (Strontium hat eine lokale Beziehung zum Knöchel und oberen Sprunggelenk). All das zusammen ist Strontium und kein anderes Mittel. Dass sie als Mutter (mur) nichts zu sagen hat (stront), kann man etwas salopp auch direkt mit *Strontium muriaticum* übersetzen. Die Dynamik mit der Tochter und die Vererbung des Leidens von ihrer eigenen Mutter weisen ebenfalls auf muriaticum hin. Die jähzornige Art mit rotem Gesicht ist von Strontium aus Prüfungen bekannt. Mit dieser einfachen Überlegung wird *Strontium muriaticum 200* gegeben, und die ganze laute Anamnese hat nur eine Viertelstunde gedauert. Schon nach zwei Tagen sind die Schmerzen besser und sie kann besser ein- und durchschlafen. Nun nimmt sie täglich *Stront-m D6*. Im Laufe einer Woche lässt die Eiterung nach, es juckt um die Wunde herum und sie sagt, es heilt von innen heraus. Ihre Tochter sagt sie sei ruhiger und ärgert sich nicht mehr so leicht. Ihre letzte Monatsblutung hatte sie vor über 20 Jahren, doch nun kommt plötzlich eine kurze Schmierblutung, die von selbst wieder aufhört. Nach einem Monat ist das Ulcus um 80% kleiner und ihr Blutdruck sinkt, sie hat vorher Hochdruck gehabt (wurde anfangs nicht erwähnt). Sie sagt, sie sei nun doch froh, dass sie mitgegangen sei. Nach weiteren zwei Monaten ist das Unterschenkelgeschwür abgeheilt und es geht ihr sehr gut.

Die Patientin war nur dieses eine Mal bei uns und kauft sich das Mittel ab und zu wenn sie es braucht. Das ist nun zehn Jahre her, und sie hat schon so manche ältere Frau aus ihrem Dorf zu uns geschickt, alle wegen Ulcus cruris!

2.4 Strontium bromatum und Strontium muriaticum

Überforderter EDV-Planer mit Burnout-Syndrom fühlt sich beobachtet

Der Patient ist 44 Jahre alt und wirkt umgänglich. Er trägt ein hellblau kariertes Hemd und eine einfarbig beige Windjacke. Er kommt, weil er sich leer fühlt, ausgebrannt, ausgepowert und keinen Antrieb mehr hat. Seine berufliche Tätigkeit ist ihm seit über einem Jahr schon zu viel, er schafft gerade noch sein Pensum und hat dann abends keine Kraft mehr, weder für die Familie noch für Freunde. Er ist in der Planung und Steuerung der EDV eines Maschinenbaubetriebs tätig und vermittelt zwischen der Geschäftsleitung und den Angestellten. Vor kurzem wurde der Betrieb auf eine neue EDV-Anlage mit neuer Software umgestellt. Er meint, dass es die alte auch noch gut getan hätte, und nun stürzt alles über ihn herein. Er fühlt sich hoffnungslos überfordert und zittert stark mit den Händen, besonders wenn er aufgeregt ist und wenn er beobachtet wird. Bei der Schriftprobe zittert er so stark, dass er nach wenigen Zeilen das Blatt weglegt und zuhause in Ruhe eine andere Schriftprobe anfertigen will, wo ihn keiner sieht.

Er ist leidenschaftlicher Musikliebhaber. Früher hat er Gesangsunterricht genommen und singt seit langem in einem ambitionierten Chor, mit dem er auch auf Tournee geht. Schon die Mutter war Musikerin und stammte aus einer angesehenen Künstlerfamilie, der Vater war Fußballer. Als Kind wollte er entweder Musiker oder Fußballstar werden. Er fühlte sich jedoch oft überfordert und traute sich eine Profikarriere nicht zu. Dafür sei er einfach nicht gut genug.

Er hat häufig Herpes an der Oberlippe. Besonders gut geht es ihm an der Nordsee. Seine Farbvorliebe ist lila 12–13 CD, Betonung auf 12C, und ockergelb 3–4C.

Analyse, Mittelgabe und Verlauf

Die Themen der Silberserie sind leicht zu erkennen. Schon als Kind wollte er Musiker oder Fußballstar werden. Als Tenorsänger in einem renommierten Chor hat er diesen Traum teilweise verwirklicht. Auch sein Beruf in der Datenverarbeitung als Mittler zwischen Geschäftsleitung und Angestellten spricht dafür. Das Zittern kann man als neurologische Störung ebenfalls der Silberserie zurechnen. Dass es vor allem dann auftritt, wenn man ihn beobachtet, ist eine typische Reaktionsweise von Stadium 2. Auch das Gefühl, hoffnungslos überfordert zu sein, ist nicht nur die aktuelle Reaktion auf die Umstellung in der EDV, sondern sie war schon als Kind zu beobachten, wenn ihm eine neue Anforderung zu groß vorkam. Er traute sich eine Karriere als Musiker oder Sportler nicht zu, weil er meinte, dass er nicht gut genug dafür ist. Das mag eine weise Selbsteinschätzung gewesen sein, es kann aber auch typisch für die Unsicherheit von Stadium 2 sein, das keine eigene Initiative ergreift und lieber in Deckung geht. Stadium 2 der Silberserie ist Strontium. Auch die Farbvorliebe spricht für dieses Mittel. Wegen des Zitterns wird an das Bromsalz des Strontiums gedacht, eine etwas dürftige Begründung. Doch es hilft: Nach *Strontium bromatum 1000* wird das Zittern innerhalb von vier Wochen besser. Er fühlt sich insgesamt lockerer und geht auch seine Arbeit gelassener an. Wo vorher alles ausweglos schien, sieht er nun wieder Hoffnung und hat mehr Kraft. Er ist verwundert, dass er den Berufsstress mit der neuen Software so gelassen hinnimmt. Auch seiner Frau fällt es auf. Bei erneuter Durchsicht der Erstanamnese fällt auf, dass Hinweise auf Chlor (muriaticum) übersehen wurden: Besserung am Meer kann muriaticum oder bromatum sein, doch der Lippenherpes ist typisch für muriaticum. Der Herpes hat sich mit dem Bromat nicht gebessert. Er sagt auf Nachfragen, dass er Chlorwasser gar nicht gut verträgt und im Freibad rasch trockene Haut und rote Augen bekommt. Also wird *Strontium muriaticum 200* gegeben. Er sagt, dieses Mittel sei noch besser als das erste, vor allem sein Allgemeinzustand hätte sich nochmals sehr verbessert. Die berufliche Anspannung wird nach drei Monaten erneut heftiger, und nun nimmt er bei Bedarf *Stront-m LM6* ein. Damit kann er in Phasen intensivster Belastung sogar 10–12 Stunden am Tag arbeiten, ohne erschöpft zu sein. Ein Zustand, an den er vorher nicht zu denken wagte. Das ist nun über drei Jahre her.

Kommentar

Wir sehen, dass in allen genannten Strontiumfällen die Farbvorliebe ungefähr gleich ist, und zwar lila zwischen 12–14CB. Die Patienten mit den tiefsten Mittelwirkungen mögen einen ganz spezifischen Ton von Lila, ein blasses Lila 13B. Die besten der hier genannten Fälle stimmen also auch in ihrer Farbvorliebe sehr genau überein. Diese Farbe gibt die Grundstimmung der Strontiumpatienten wieder. Die spektralen Farben sind als Wellenphänomen mit einer Frequenz beschreibbar, und diese Schwingung tritt mit der emotionalen Grundschwingung in Resonanz und wird als solche wiedererkannt. Diese Ebene der Ähnlichkeit ist tiefer als Worte, denn Farben können ohne Worte beschreiben, wie wir uns eigentlich fühlen. Das Farbsymptom ist ein hochwertiges Allgemeinsymptom, das sich in unserer Praxis sehr oft bewährt hat.

Wenn wir nach einer Anamnese nicht wissen, welches Heilmittel dem Fall wirklich ähnlich ist, werden wir ein Repertorium bemühen. Es hat sich gezeigt, dass wir durch eine erste Konsultation des Farbrepertoriums oft einen Mittelvorschlag bekommen, der dem Wesen des Falles entspricht. Man mag den Fall während der Anamnese nicht verstanden haben, doch wenn uns eine Rubrik verschiedene Mittel vorschlägt, sehen wir vielleicht plötzlich eines darunter, das alle Elemente des Falles enthält. Wir haben nur nicht daran gedacht. Das ist der eigentliche Sinn eines Repertoriums.

3. Yttrium

1	2	3	4	5	6	7	8	9	10	11	12	13	14	15	16	17	18
37	38	**39**	40	41	42	43	44	45	46	47	48	49	50	51	52	53	54
Rubi	Stron	**Yttr**	Zirc	Niob	Moly	Tech	Ruth	Rhod	Pall	Arg	Cadm	Ind	Stann	Ant	Tell	Iod	Xen

---

Stadium 3: Tastendes Suchen

Langsam kommt man etwas aus der Deckung und beginnt nach einem eigenen Weg zu suchen. Die ersten Schritte sind noch zögernd. Man schnuppert nur, untersucht und probiert verschiedenste Dinge aus. Hier mal ein Häppchen, da ein bisschen. Ungebunden interessiert man sich neugierig für alles. Doch allzu leicht zweifelt man an seiner Wahl und ändert seine Meinung wieder. Diese wankelmütige Suche wird von anderen noch nicht ganz ernst genommen, weil keine echte Entscheidung getroffen wird und man allzu oft dieses ‚Ja – aber' von ihnen hört. Sie wollen sich auf keinen Fall festlegen. Sie packen deshalb auch selten richtig an und können durch ihre fragenden Zweifel richtig sperrig werden. Sie unterschätzen Schwierigkeiten und kommen zu keinem rechten Ergebnis. Manchmal treten sie auch dilettantisch auf. Ernsthafte Widerstände verwirren sie. Dann geben sie auf und probieren das Nächste. Durch ihr unschlüssiges Zaudern werden sie übergangen. Man traut ihnen keine verantwortlichen Aufgaben zu. So werden sie häufig ein Opfer der Umstände. Ihre fragende Verwirrung kann bis zur sperrigen Handlungsunfähigkeit gehen. Wenn man sie machen lässt, beruhigen sie sich wieder.

Schlüsselbegriffe: Suchen. Abtasten. Prüfen. Probieren. Entdecken. Unverbindlich. Ungebunden. Ein bisschen. Wankelmütig. Ja – aber. Unterschätzt Schwierigkeiten. Zögernd. Dilettant. Sperrig. Verwirrt. Drei.

Stadium 3 der Silberserie: Yttrium

Stadium 3: Suchen. Abtasten. Prüfen. Probieren. Entdecken. Unverbindlich. Ungebunden. Ein bisschen. Wankelmütig. Ja – aber. Unterschätzt Schwierigkeiten. Zögernd. Dilettantisch. Sperrig. Verwirrt. Drei.	*Silberserie:* Ideen vermitteln. Die Macht der Gedanken. Veröffentlichen. Darstellen. Show. Ruhm. Publicity. Wissenschaft. Kunst. Kultur. Kreativität. Originalität. Ästhetik. Eleganz. Empfindliches Ehrgefühl. Subtile Arroganz. First Lady.

Einige Themen von Yttrium

- Viele Probeaufnahmen, aber kein Filmvertrag: Filmsternchen
- Auf dem Priesterseminar unsicher geworden, zweifelt an seiner Berufung
- Unterschätzt die Schwierigkeiten bei der Publikation seiner Ideen
- Ein wankelmütiger Geisteswissenschaftler findet keine feste Anstellung
- Ein Multitalent, das verschiedene Instrumente nur mittelmäßig beherrscht
- Unverbindliche Information wird nicht gehört: Sprecher findet kein Gehör
- Ideen werden nicht ernst genommen und meist übergangen

Yttrium, Substanzkenntnis

Yttrium ist ein schiefergraues, gut verformbares Leichtmetall. Es ist ein relativ häufiges Element und ein Hauptbestandteil der sogenannten Yttererden, die auch zahlreiche Elemente der „Seltenen Erden" enthalten.

Yttrium wurde 1794 als Yttriumoxid von dem finnischen Chemiker Gadolin entdeckt. Er extrahierte aus dem Mineral Ytterbit eine Seltene Erde, die er „Yttererde" nannte. Das darin vermutete Element nannte er Yttrium. Der Name stammt vom Fundort Ytterby bei Stockholm („ytter" = außen, am Rand gelegen, „by" = Dorf; nach diesem Ortsnamen wurden später noch mehrere Lanthanide benannt, die in der Yttererde enthalten waren: Ytterbium, Terbium und Erbium). Reines Yttrium konnte jedoch erst im Jahre 1935 hergestellt werden. In dieser ergiebigen Yttererde wurden später noch weitere Lanthanide entdeckt: Holmium, Thulium, Dysprosium, Gadolinium und Lutetium. Auch Scandium, das ebenfalls zu den Seltenen Erden gerechnet wird, ist darin enthalten. All diese Elemente besitzen ein Grundthema von Stadium 3: sie sind auf der Suche. Die Lanthanide suchen nach sich selbst, Yttrium (Silberserie) sucht nach seiner künstlerischen Berufung, Scandium (Eisenserie) sucht nach einem Job.

Yttrium ist ein Legierungsbestandteil von Heizdrähten. In Zündkerzen für Ottomotoren erhöht es die Lebensdauer der Kerzen. Yttrium-Cobalt-Legierungen dienen zur Herstellung von Dauermagneten. Yttriumverbindungen, z.B. das Yttriumvanadat, dient zusammen mit Europium in Bildschirmröhren von Farbfernsehern und in Leuchtstoffröhren als Aktivator für rotes Licht. Eine künstlich hergestellte Verbindung mit dem Namen „YAG" (Yttrium-Aluminium-Granat) wird in der Lasertechnik und als künstlicher Diamant bei der Schmuckherstellung verwendet. Die Verbindung „YIG" (Yttrium-Iron-Garnet = Yttrium-Eisen-Granat) wird in der Elektronik zur Herstellung von Speicherchips und in der Mikrowellentechnik eingesetzt.

Yttrium in der Praxis

3.1 Yttrium metallicum

Unschlüssiger Student prüft verschiedene intellektuelle Studiengänge und gibt zu rasch auf; Trigeminusneuralgie

Die Anamnese des folgenden Patienten wurde von einem ärztlichen Kollegen aufgenommen, der ohne klassisch-homöopathische Vorbildung ein Jahr lang in unserer Praxis gearbeitet hat. Die

Theorie der Elemente hat ihm sofort eingeleuchtet, und innerhalb von 3–4 Wochen hat er sie theoretisch schon recht gut beherrschen gelernt. Im Verlauf von wenigen Monaten konnte er sie auch praktisch erfolgreich umsetzen. So war ihm in diesem Fall die Wahl des Mittels leicht gefallen, während ein klassisch ausgebildeter Arzt vermutlich lange gesucht hätte und doch nicht auf Yttrium gekommen wäre, weil dieses Mittel weder in den alten noch in den neueren Arzneimittellehren auftaucht. Der Fall ist nach den wörtlichen Aufzeichnungen des Gesprächs formuliert worden.

Der 26-jährige Student kommt wegen einer seit drei Jahren immer häufiger auftretenden Trigeminusneuralgie im Oberkiefer. Wenn es schlimm ist, schmerzt auch der Unterkieferast. Schon im Schulsport hat ihm bei Wettkämpfen das Gesicht links oft wehgetan. Ferner hat er Knieschmerzen links. Sie treten seit einer großen Radtour vor vier Monaten inzwischen bei jeder größeren körperlichen Anstrengung auf. Die Untersuchung ergibt den Verdacht eines medialen Meniskusschadens links (Steinmann II pos.). Er wacht jeden Morgen um fünf Uhr auf, weil er bald Prüfungen hat. Wenn er sich beobachtet fühlt, wird er rasch unsicher. Dann beginnt er zu zittern und zu schwitzen. Zum Beispiel hat er zurzeit ein Projekt zu betreuen, und wenn er nach einer Besprechung Sekt einschenkt, ist ihm das Zittern peinlich, denn dann sieht jeder, wie unsicher er eigentlich ist.

Er wollte schon früh studieren, doch das hatte man ihm nicht zugetraut. Der Vater hatte ihn auf der Hauptschule belassen, während die Schwester aufs Gymnasium kam. Das hat ihn aber nicht zufrieden gestellt, und so ging er doch auf ein Wirtschaftsgymnasium, um Politik studieren zu können. Er wollte verstehen, nach welchen Mechanismen die Gesellschaft funktioniert. Er las früher gern Platon, weil er wissen wollte, was Wahrheit ist, doch bald dachte er, dass es „Wahrheit" nur in der Form gibt, dass man sie sich selbst erarbeiten muss, und so gab er diese Suche wieder auf. Da ihm ein Politikstudium zu schwierig erschien, wählte er Volkswirtschaft. Das schien ihm sicherer für die Zukunft. Doch diesen Studiengang hat er bald abgebrochen und ist zur Verwaltungswissenschaft übergewechselt. Vielleicht konnte man so herausfinden, wie die Gesellschaft funktioniert und später doch einen sicheren Job bekommen. Er hat nur noch ein Semester vor sich bis zur Abschlussprüfung. Was dann kommt und was er dann machen soll, weiß er noch nicht. Irgendwie findet er alles interessant, und er ist sich überhaupt nicht sicher, für was er sich beruflich entscheiden wird. Als Hobby betreibt er verschiedene Sportarten, doch aus dem Wettkampfsport hat er sich zurückgezogen. Das ist ihm einfach zu aufreibend. Er erinnert sich an einen Traum, in dem er mit seinem Vater im Auto herumfuhr. Sie hatten einen Hund dabei, der ihnen jede Arbeit abnahm und alle Geschäfte für sie erledigte. Es war recht bequem. Sie hockten nur im Auto rum und pfiffen nach dem Hund, was er tun sollte. Der rannte dann los und erledigte alles für sie. In diesem Traum kam er sich seinem Vater ebenbürtig vor.

Analyse, Mittelgabe und Verlauf

Der Gesamteindruck war der eines unsicheren Studenten, der sich auf seiner Suche (St.3) nach einer intellektuellen Laufbahn (Silberserie) nicht entscheiden kann (St.2–3), welchen Beruf er ergreifen soll. Das ist der Zustand von Yttrium. Er macht einen Schritt nach vorn und zögert dann bei Schwierigkeiten und beginnt aus Unsicherheit zu zittern. Er tastet sich vor und unternimmt erste eigene Schritte, gibt aber rasch auf. Das ist Stadium 3. Dieser Zustand zeigt sich in seiner ganzen Lebensgeschichte. Stadium 2 ist zwar auch unsicher, wenn es beobachtet wird, doch es hätte keine eigenen Wege ausprobiert und wäre passiv geblieben. Stadium 4 hätte sich auf einen Beruf festgelegt und wüsste nicht, wie es dann weitergehen soll. Dass es sich um die Silberserie handelt, zeigt sich in seiner Suche nach Wahrheit, in seiner Suche nach einem intellektuellen Beruf, in seiner Suche nach dem Verstehen der gesellschaftlichen Mechanismen. Dass er dieses Verständnis mechanistisch sucht, könnte man als mineralische Eigenschaft sehen, die primär nach Strukturen und Mechanismen sucht. Auch seine Kleidung und sein Äußeres sprechen für ein mineralisches Mittel: ein weißes Hemd, grau kariert wie ein Rechenheft, einfarbige schmucklose

Brille. Die Silberserie zeigt sich ferner in seinen neurologischen Hauptbeschwerden, der Neuralgie und dem Zittern.

Geleitet von diesen Überlegungen gibt der Kollege *Yttrium metallicum 1000*. Zwei Monate später berichtet der Patient, dass die Neuralgie nach drei Wochen aufgehört hat. Das Zittern vor anderen Personen und überhaupt die ganze innere Unsicherheit seien viel besser geworden. *Yttrium 1000* wird wiederholt. Weitere zwei Monate später berichtet er, dass die Trigeminusneuralgie seit Beginn der Behandlung nicht mehr aufgetreten ist. Auch der Knieschmerz sei weg, selbst wenn er belastet. Das Steinmann-Zeichen ist bei der erneuten Untersuchung nicht mehr nachweisbar. Das Zittern und das Schwitzen seien besser, aber nicht weg. Auch die Zukunftsängste seien weniger. Insgesamt ist er sehr zufrieden mit dem Ergebnis der Behandlung. Inzwischen sind sechs Jahre vergangen, und wir haben nichts mehr von ihm gehört.

Kommentar

Dass das Zittern nicht ganz aufgehört hat und die Zukunftsängste auch nicht völlig schwanden, spricht für eine Teilwirkung des Mittels. Rückblickend wäre *Yttrium carbonicum* ein gutes Folgemittel gewesen, denn der Vater ist die zentrale Figur in seiner Unsicherheit. Auch sein Traum drückt dies aus: endlich dem Vater ebenbürtig sein, der ihm nicht viel zugetraut hat und ihn auf der Hauptschule beließ, obwohl er studieren wollte. Ein Thema von *Yttr-c* ist die Unsicherheit, welche intellektuelle Laufbahn man einschlagen soll, um dem Vater ebenbürtig zu sein.

3.2 Yttrium metallicum

Rasch verzagt, will aber was Besonderes darstellen

Sie ist ein hübsches Mädchen und mitten in der Pubertät. Sie ist hoch aufgeschossen, schlank, hat aber schon eine gute Figur. Ihr Gesicht ist ausdrucksvoll und gut durchgestaltet, der Mund voll und sinnlich. Ihre Hände sind lang und schmal wie die einer sensiblen Künstlerin. Sie will sich piercen lassen. Sie lässt sich nicht gern fotografieren. Sie will auf jeden Fall was Besonderes werden, vielleicht Reporterin oder Visagistin, es könnte aber auch was anderes sein. Hauptsache was ganz Besonderes, auf keinen Fall so was wie `ne Putzfrau. Die Mutter sagt, sie sei so unentschlossen, sie will am besten alles gleichzeitig. Und dann sei sie neuerdings immer so schnell verzagt, sie meint, dass sie es ja doch nicht kann.

Analyse, Mittelgabe und Verlauf

Der Zustand ist charakteristisch für Yttrium: sie probiert mal kurz, reißt vieles an und macht nichts fertig, sie hat kein richtiges Selbstvertrauen und traut sich wenig zu. Das ist Stadium 3, ein Stadium, das in der Pubertät häufig ist. Für die Silberserie spricht, dass es etwas Besonderes sein muss, z.B. Reporterin, und auf keinen Fall etwas Gewöhnliches wie eine Putzfrau (aus der Eisenserie). Auch lässt sie sich nicht gern fotografieren, was oft ein Hinweis auf ein Element der Silberserie ist, besonders auf ein frühes Stadium. Auf eine Gabe *Yttrium metallicum 1000* spricht sie rasch an. Die Mutter, die ebenfalls verfeinert ist und gut beobachtet, bemerkt den Umschwung sofort. Vor allem die Unsicherheit lässt nach, und sie traut sich wieder was zu. Sie wird zielstrebiger. Diese Wirkung lässt nach zwei Wochen etwas nach. Das Mittel wird wiederholt, und nun hat sie vier Monate lang eine gute Phase. Ein Jahr später wird *Yttrium phosphoricum 200* in einer akuten Durchfallerkrankung versucht, die Phosphormodalitäten aufweist. Das Mittel spricht recht gut an, doch dann tritt sie in eine neue Phase ein, und weitere Gaben haben keine Wirkung mehr.

Kommentar

Hier ist Yttrium nur das Mittel für einen vorübergehenden Zustand und berührt den Kern der Persönlichkeitsstruktur nur am Rande. Dennoch tut es das, was man von ihm erwartet: die oberflächliche Yttriumphase wird ausgeglichen, so lange dieser aktuelle Zustand anhält. Wenn dieser Zustand jedoch wie beim vorigen Patienten das ganze Leben überschattet, dann ist Yttrium für ihn ein tieferes Mittel.

4. Zirconium

1	2	3	4	5	6	7	8	9	10	11	12	13	14	15	16	17	18
37	38	39	**40**	41	42	43	44	45	46	47	48	49	50	51	52	53	54
Rubi	Stron	Yttr	**Zirc**	Niob	Moly	Tech	Ruth	Rhod	Pall	Arg	Cadm	Ind	Stann	Ant	Tell	Iod	Xen

Stadium 4: Über die Schwelle

Nun wird es ernst. Man hat sich offiziell festgelegt und findet einen Durchgang. Mit einem ersten definitiven Schritt überquert man die Schwelle in eine ungewisse Zukunft. Mitten auf der Schwelle hält man inne. Ob das wohl gut gehen wird? Alles ist so neu. So viele unbekannte Faktoren lassen das Risiko hoch erscheinen. Man hat den Schlüssel noch in der Hand und ist gerade durch das Tor geschritten, doch was nun? Ein großes Hindernis steht wie eine Blockade im Weg, und was dahinter kommt ist vage, nicht greifbar, wie in einem milchigen Dunst, doch man will wissen, was sich dahinter verbirgt. Auf halbem Weg steht man wie im Nebel mitten auf der Brücke, das andere Ufer ist nur schemenhaft zu erkennen. Wer sich durch die vielen unbekannten Faktoren verunsichern lässt, der scheitert mitten im offiziellen Beginn. Doch wer sich aufrafft, sich einen Ruck gibt und handelt, selbst wenn die Zukunft ungewiss ist, für den wird plötzlich alles einfacher als man denkt, und es klappt. Es geht aufwärts. Ein ungläubiges Staunen kommt auf: Kann das wirklich so einfach sein? Es ist wie ein Sprung ins kalte Wasser. Man betritt Neuland.

Schlüsselbegriffe: Schwelle. Festlegen. Bestätigen. Definitiv. Gründung. Offiziell. Durchlass. Übergang. Brücke. Schlüssel. Tor. Halb hüben, halb drüben. Zweifel, ob es glückt. Nebliges Ziel. Ungewisse Zukunft. Alles ist neu. Staunen.

Stadium 4 der Silberserie: Zirconium

Stadium 4: Schwelle. Festlegen. Bestätigen. Definitiv. Gründung. Offiziell. Durchlass. Übergang. Brücke. Schlüssel zum Tor. Halb hüben, halb drüben. Zweifel, ob es glückt. Nebliges Ziel. Ungewisse Zukunft. Alles ist neu. Staunen.	*Silberserie:* Ideen vermitteln. Die Macht der Gedanken. Veröffentlichen. Darstellen. Show. Ruhm. Publicity. Wissenschaft. Kunst. Kultur. Kreativität. Originalität. Ästhetik. Eleganz. Empfindliches Ehrgefühl. Subtile Arroganz. First Lady.

Einige Themen von Zirconium

- Zweifel, ob die neue Idee bei der ersten Präsentation den Durchbruch schafft
- Die zündende Idee findet ersten öffentlichen Anklang
- Die erste Vernissage eines vielversprechenden unbekannten Künstlers
- Den Schlüssel zum Verständnis erhalten: Initiation
- Künstler schließt einen Vertrag mit seinem Produzenten: Plattenvertrag
- Der Werbevertrag mit einem Star soll die Firma bekannt machen: Sponsoring
- Das wissenschaftliche Experiment scheitert bei der ersten offiziellen Präsentation
- Die Glocke ist gegossen, die künftig die Gläubigen zum Gebet rufen soll, und nun wird sie eingeweiht: hoffentlich klingt sie gut

Zirconium, Substanzkenntnis

Das wichtigste zirconiumhaltige Mineral ist ein Silikat und wird Zirkon ($ZrSiO_4$) genannt. Es ist als Schmuckstein bereits seit der Antike bekannt. Das Element wurde 1789 von Klaproth entdeckt, als er eine Probe des aus Ceylon stammenden Minerals untersuchte, dessen Name entweder vom arabischen *zarqun*, Zinnober, oder vom persischen *zargun*, goldfarben, stammt. Verändert finden sich diese Worte in *Jargon* wieder: mit diesem Begriff werden helle Zirkone bezeichnet.

Zirkon ist mit einer Entstehung vor bis zu 4,4 Milliarden Jahren das älteste bekannte Mineral der Erde und des Mondes und eines der am häufigsten vorkommenden Minerale in der Erdkruste. In hochreiner Form ist es ein stahlgrau glänzendes Metall, das relativ weich und dehnbar ist, doch schon geringste Verunreinigungen erhöhen die Härte erheblich. Besonders Hafnium (Stadium 4 der Goldserie), mit dem es häufig vergesellschaftet ist, lässt sich nur sehr schwer von Zirconium trennen. Deshalb enthält auch hochreines Zirconium immer noch Spuren von Hafnium.

Der zündende Funke startet den Brand: Bei Erwärmung über 100°C entzündet sich pulverförmiges Zirconium. Brennt es einmal, lässt es sich mit Wasser nicht mehr löschen, denn sonst kommt es ähnlich wie bei brennendem Magnesium zu einer Explosion. Der Brand kann dann nur noch mit Sand oder Salz erstickt werden. In reinem Sauerstoff verbrennt fein pulverisiertes Zirconium mit der höchsten für Metallbrände erreichbaren Temperatur von 4660°C. Da es mit einer sehr hellen Flamme verbrennt, wird es für Feuerwerkskörper und Signallichter eingesetzt. Rauchloses Blitzlichtpulver enthält heute nicht mehr Magnesium, sondern Zirconium zur Erzeugung eines sehr hellen Lichts. Zirconium erzeugt beim Aufprall auf Metalloberflächen einen Funkenschwall. Die Filmindustrie hat sich diesen Effekt zunutze gemacht, um den Kugelhagel in Actionfilmen sichtbar zu machen. Militärisch wurde Zirconium als Brandsatzbestandteil der verheerenden Streubomben im Irakkrieg eingesetzt. Jede kleine Bombe, die aus dem großen Gefechtskopf einer Streubombe freigesetzt wurde, enthielt außer der Splittermunition einen Zirconiumring als Brandsatz.

Stabile Brücken in der modernen Zahntechnik: Wegen ihrer Härte dienen Zirconiumoxidsplitter auch zur Herstellung von Schleifscheiben (Zirkonkorund). Yttrium-Zirconium-Keramiken besitzen eine extrem hohe Bruchzähigkeit. Als hochstabiles Kronen- und

Brückengerüst lösen sie in der Zahntechnik die Goldkronen zunehmend ab. Metallisches Zirconium ist sehr korrosionsbeständig. Es wird zum Bau von chemischen Anlagen eingesetzt. Zirconiumlegierungen werden für chirurgische Instrumente verwendet. Zirconiumdioxid-Kristalle brechen das Licht sehr stark. Darum werden sie oft im Diamantschliff bearbeitet und als künstliche Edelsteine unter dem Namen Zirkonia gehandelt.

Zirconium kommt nur in geringen Mengen (4 mg/kg) im menschlichen Organismus vor und ist nicht toxisch.

Zirconium in der Praxis

4.1 Zirconium metallicum und die Perle

Wegen Schwellenangst wie blockiert vor dem Soloauftritt

Die 16-jährige Patientin kommt, weil sie seit sieben Monaten sehr oft Kopfschmerzen hat und immer schwächer wird. Der Kopf drückt, als ob sie einen zu engen Helm trägt. Die Periode bleibt manchmal bis zu acht Wochen aus. Sie hat eine Zyste im linken Ovar. Der Gynäkologe wollte ihr die Pille verschreiben, doch sie hat abgelehnt. Beim Gesangsunterricht wird sie heiser und bekommt Halsschmerzen. Sie zieht sich oft zurück und will allein sein. - Was war da vor einem halben Jahr, als die Schwäche und die Kopfschmerzen begannen? „Da war mein erster großer Gesangsauftritt, auf den ich mich lange vorbereitet hatte." Sie sang einen Solopart in einer Operette. Kurz vor dem Auftritt wurde sie krank und heiser und bekam einen Stopp in der Stimme. Den Auftritt wollte sie aber auf keinen Fall absagen. Sie zog ihn irgendwie durch und staunte, dass trotz des Stimmproblems alles gut ging. Es war ein großer Erfolg. Doch danach wurde sie richtig krank, und seitdem hat sie Angst vor jedem neuen Auftritt. Seither geht es ihr nicht gut. Der HNO-Arzt hat gesagt, dass es sich um eine entzündliche Veränderung der Stimmbänder mit Stimmbandpolypen handelt.

Sie ist seit ihrer Kindheit künstlerisch interessiert und aktiv. Als sie mit 11 Jahren zum ersten Mal wegen einer einfachen Grippe in der Praxis war, wollte sie allein kommen und die Mutter sollte im Wartezimmer bleiben. Sie wirkte sanft, verschlossen, vorsichtig selbstbewusst und etwas bange. Es war, als ob hinter ihren sanften Augen eine tiefe innere Welt noch wie im Schlummer träumt. Ihr großer Mund ist etwas besonderes. Er ist schüchtern verschlossen und doch ausdrucksvoll, als ob er ein Geheimnis hütete und etwas bang die Unterlippe zurücknimmt. Er lächelt auf eine stille Weise, als ob er vieles zurückhält, was erst später zum Ausdruck kommen soll. Vier Jahre lang war sie im Ballett, und sie tanzt besonders gern zu „ruhiger Musik von Sinéad O'Connor". Sie spielt Geige. Sie kann kochen, macht ihr Zimmer selbst und hält alles in Ordnung. Immer wieder hat sie Phasen, in denen ihr Selbstbewusstsein schwach wird. Dann zieht sie sich zurück und macht die Sache mit sich selbst aus. Keiner darf dann rein, sie will ihr Zimmer als Rückzugsort ganz für sich. Mit 12 Jahren traute sie sich auf einmal nicht mehr vorzuspielen, obwohl sie gut Geige spielt. Sie will sich nicht öffnen, kapselt sich von der Familie ab und schreibt Tagebuch. Ihre Hausaufgaben erledigt sie allein und gibt sich keine Blöße. Ein weiteres Jahr später denkt sie, dass sie Fotografin werden will; auf jeden Fall soll es ein kreativer Beruf sein. Sie singt in einem Chor. Als Solosängerin hat sie noch Bedenken, weil sie dann bei Auftritten so im Vordergrund steht. Sie probt den Sologesang seit einigen Monaten und singt Karaoke. Mit 14 Jahren nimmt sie Gesangsunterricht und singt Sopran, z.B. bei Schulfesten. Inzwischen ist sie 16 Jahre alt und voller entwickelt. Äußerlich selbstbewusster auftretend, ist doch immer noch die innere Scheu, die vorsichtig-bange Zurückhaltung wahrnehmbar.

Analyse, Mittelgabe und Verlauf
Rhodium 200, das Hauptmittel für Künstler mit Lampenfieber (Silberserie Stadium 9), hilft nicht wirklich. Es verschlimmert kurz und bessert dann etwas, doch die Stimme ist weiterhin heiser. Eine genauere Analyse könnte das Mittel sofort zeigen, wenn man die Anamnese mit Verstand betrachtet, doch manchmal ist man blockiert (besonders im Stadium 4!) und nimmt dann meist das Repertorium zur Hilfe, um die Blockade durch die „Sicherheit"

von Symptomen zu überwinden. In diesem Fall ist Reference Works die Quelle der Inspiration. Mit dem Begriff „helmet", kombiniert im selben Satz mit „as if" (diese Empfindung eines engen Helms charakterisiert die Hauptbeschwerde, also die Kopfschmerzen) fällt unter 14 genannten Mitteln sofort *Zirconium*[5] auf, weil es ein Mittel der Silberserie ist. Vieles spricht für ein Mittel der Silberserie: die Erkrankung der Stimme, die künstlerische Laufbahn als Sängerin, die geistige Verfeinerung, die schon früh einen ausgeprägten Sinn für musische Dinge hat. Und dann passt plötzlich vieles zusammen, und man sieht, wie das Hindernis überwunden werden kann. Die Situation der scheuen, noch unsicheren Künstlerin, die ihren ersten großen Soloauftritt hat und dann krank wird, ist typisch für das vierte Stadium der Silberserie, Zirconium. Im Stadium 4 hat sie das Hemmnis in der akuten Situation überwunden, sie hat die Schwelle überquert; dazu ist sie selbstbewusst genug, doch die innere Unsicherheit holt sie wieder ein und nagt mit Zweifeln. Sie hat den Auftritt durchgestanden, sie hat die Heiserkeit für den Moment überwunden, doch seither hat sie sich nicht wieder erholt. Stadium 4 ist wie ein fortgeschritteneres Stadium 2, das sich zwar auch noch gern zurückzieht, doch die Unsicherheit ist geringer als bei 2 und die eigene Initiative groß genug, um definitiv eine eigene Entscheidung zu treffen; allerdings holt sie dann doch die Unsicherheit wieder ein. Sie ist fest genug, um den Auftritt erfolgreich durchzustehen und die Anfangsschwierigkeit zu überwinden, doch dann wird sie krank.

Sie bekommt *Zirconium metallicum LM6*, einmal täglich. Nach sechs Wochen kommt sie wieder und erzählt: Die Schwäche ist nach wenigen Tagen besser geworden und nach einer Woche fühlt sie sich wieder kräftig und gesund. Auch das Kopfweh ist weg. Aber das Halsweh ist unverändert, und so war sie nochmals bei

---

5 Das Symptom des zu engen Helms stammt aus einer Prüfung von Jan Scholten: „headache in the evening, it felt as if I was wearing a tight helmet". Diese Empfindung ist nicht ganz die gleiche wie die des bekannten Scheitelkäppchens, das man in der alten Literatur unter „skull-cap" findet.

ihrem HNO-Arzt: der laryngoskopische Befund sei etwas besser, aber nicht ganz normal. Sie sagt: „Die Stimme ist nicht frei, es ist da was drin, als ob was darin steckt. Es ist nur beim Schlucken spürbar, als ob man beim Schlucken über was drübergleitet. Es ist wie eine kleine Kugel, rund und weich. Es ist wie eine weiße weiche Kugel, etwas kleiner als eine Haselnuss. Weich ist diese Kugel nur außen, innen ist sie hart". Da die sechswöchige Einnahme von *Zirconium* bei diesem Symptom keine Besserung gebracht hat, kann ich der Versuchung nicht widerstehen: die Empfindung der Kugel erinnert mich zu sehr an eine Perle. Auf der Oberfläche weiß und weich gleitend, innen hart, das ist doch eine gute Beschreibung der Perle, dieses mondgleich schimmernden Juwels der Silberserie. Und ist sie nicht selbst wie eine Perle, die noch in der Muschel liegt? Warum keinen Versuch machen? Also bekommt sie *Perle 1000*. Nach 2–3 Tagen ist die Kugel nicht mehr zu spüren, und die Heiserkeit verschwindet. Es geht ihr seit einem Jahr sehr gut. Auch der Zyklus ist wieder normal. Sie ist inzwischen als Austauschschülerin in Paris gewesen. Wir erinnern uns an die erste Rubidiumpatientin, die es auch in diese „silberne" Stadt der Künste gezogen hatte.

Kommentar

Das ist kein vollständiger Zirconiumfall, doch die Kopfschmerzen, die als Prüfungssymptom genau abgebildet sind, verschwinden, und auch das Allgemeinbefinden bessert sich, die Schwäche verschwindet, die seit ihrer Zirconium-Situation immer schlimmer wurde. Nur die Stimmbandpolypen weichen erst auf die Gabe der Perle. Hier waren zwei Mittel nötig.

4.2 Zirconium metallicum

Zu viele neue Aufgaben im mittleren Management stürmen auf ihn ein: ein Fall von Glomerulonephritis

Der Patient hat eine Position im mittleren Management. Er hat vor kurzem eine schwierige berufliche Aufgabe übernommen und lädt sich sehr viel auf. Vieles ist neu für ihn, und er hofft, dass er das alles schafft. Nachts liegt er im Bett und wälzt sich herum, und immer wieder setzt sich eine Zahl im Kopf fest, die er nicht mehr los wird; immer sind es ganze Zahlen wie vier, sieben oder null. Im Verlauf von zwei Wochen bekommt er pulsierende Schmerzen im Hinterkopf, Fiebergefühl ohne Fieber stellt sich ein. Er fühlt sich richtig krank, alles tut weh wie Muskelkater und er liegt den ganzen Tag im Bett. Der Zustand wird bedenklich. Bei einem Hausbesuch zeigt sich eine Klopfschmerzhaftigkeit beider Nierenlager und Eiweiß im Urin. Inzwischen hat er 38,6 Grad Fieber. Alarmierend ist auch der hohe Blutdruck, den er sonst nicht hat, 200/120. Der Verdacht auf eine akute Glomerulonephritis wird im Krankenhaus bestätigt. Als er nach zwei Wochen mit zwei Hochdruckmitteln und Penicillin wieder entlassen wird, geht es ihm zwar etwas besser, doch der Blutdruck liegt diastolisch immer noch um 100. Auch hat er nachts immer noch Kopfweh und sieht diese lästigen Zahlen und kann nicht recht schlafen. Es wird besser, wenn er sich im Bett aufsetzt.

Analyse, Mittelgabe und Verlauf

Mit *Argentum nitricum* hört zwar der Zählzwang auf, die Eiweißausscheidung wird unter *Kali chloricum* besser und der Blutdruck ist zumindest nachts normal, tags aber noch erhöht. Der Allgemeinzustand ist drei Monate nach dem Krankenhausaufenthalt immer noch nicht in Ordnung. Er arbeitet zwar wieder, hat sich aber von der Krankheit nicht richtig erholt. Eine neue Analyse des Krankheitsgeschehens nach der Theorie der Elemente, die damals gerade erscheint (wir schreiben das Jahr 1996), ergibt folgendes: Er ist im mittleren Management und muss zwischen verschiedenen Ideen vermitteln, und auf dieser Ebene spielt sich sein Konflikt ab. Das spricht für die Silberserie. Er wird kurz danach krank, als er die neue schwierige Aufgabe übernimmt, die wie ein Hindernis vor ihm liegt, das es zu überwinden gilt. Er weiß nicht, wie er das am besten anpacken soll. Es sind so viele neue Ideen zu verarbeiten. Das ist Stadium 4 in der Silberserie, Zirconium.

Nach *Zirconium metallicum 1000* fühlt er sich sehr rasch besser. Er ist schon nach neun Tagen wieder ganz der Alte und hat nach all den schweren Monaten zum ersten Mal seine alte Energie wieder.

Seine Frau sagt, dass er sich nicht mehr so viel auflädt und seine Grenzen besser kennt. Er kommt mit der neuen Lage auf einmal besser klar. Fünf Monate später hat er auch die Blutdruckmittel weggelassen, er braucht sie nicht mehr. Die Penicillinprophylaxe gegen Streptokokken hat er auch nicht mehr für nötig erachtet. Nun hat er eine Ischialgie rechts, die sich im Sitzen verschlimmert. Gleichzeitig sind auch die rechten Fingerkuppen wie taub (stann). Probeweise wird *Zirconium* wiederholt, doch hier hilft es wenig. *Stannum* und *Kalium phosphoricum* bringen Beschwerdefreiheit. Seit nunmehr 12 Jahren sind keine Nierenbeschwerden mehr aufgetreten, und der Blutdruck ist normal.

Kommentar

Dieser Fall ist mit Fall 3.2 vergleichbar, weil das Mittel ebenfalls nur die aktuelle Situation widerspiegelt, doch er zeigt, wie wertvoll die Fallanalyse nach der Theorie der Elemente sein kann. Es war einer der ersten Fälle, die in unserer Praxis nach der neuen Methode gelöst wurden, und er trug viel dazu bei, häufiger nach solchen Gesichtspunkten zu verschreiben und sich vom Zwang, jeden Fall nach üblicher Methode repertorisieren zu müssen, zu befreien.

4.3 Zirconium metallicum

In ihrer Angst vor Soloauftritten sucht sie Trost bei Orpheus

Die 34-jährige Patientin hat immer wieder Ängste vor Auftritten, wenn sie Geige spielt. Sie hat einfach kein richtiges Selbstvertrauen. Obwohl sie sich durchaus was zutraut, wird ihr bang, wenn sie in der Kirche die Orgel spielt. Sie liebt Barockmusik und Mendelssohn. Sie liest gern Rilke. Besonders fasziniert ist sie von seiner poetischen Version der Sage von Orpheus und Eurydike. Der magische Sänger und Lautenspieler Orpheus schaffte es, die Schwelle zum Hades zu überqueren, um seine verstorbene Geliebte Eurydike wieder zum Leben zu erwecken. Er sang und spielte so bezaubernd, dass ihm sein Wunsch gewährt wurde unter der Bedingung, dass er auf dem Weg hinauf zu den Lebenden keinen

Blick zurückwenden durfte, bevor er das Tor durchschritt. Leider schaute er doch zurück, und sie verschwand für immer im Reich der Schatten.

Sie ist neugierig, und sie hat das Gefühl, dass sie noch ganz andere Qualitäten hat, die sie nur nicht zeigen kann. Sie lernt gern. Sie ist unzufrieden, wenn sie die Dinge nicht fest in der Hand hat. Sie mag edle Kleidung, die unauffällig und doch pfiffig sein soll. Sie nimmt sich zu viel vor und hat dann ein Schuldgefühl, den hohen Erwartungen der anderen nicht nachkommen zu können. Sie bereitet alles vor und schwankt dann in der Durchführung zwischen Konzept und Spontaneität. Sie träumt oft, dass sie in eine tiefe Schlucht fällt. Seit ihrem Abitur träumt sie immer wieder, dass ihre Punktzahl nicht ausreicht und sie die Prüfung nicht schafft. Als Kind hatte sie heftige Angst bei Gewitter. Bei jedem Blitz und Donner war es ihr wie beim jüngsten Gericht.

Analyse, Mittelgabe und Verlauf

Diese Anamnese war aus dem Jahr 1995, kurz vor der Entdeckung der Theorie der Elemente. Sie bekam das bekannte Prüfungsmittel für Künstler, *Argentum nitricum*. Sie sagte, dass es recht gut half, doch die Aufregung bei Auftritten sei immer noch da. Außerdem sei die Stimme oft belegt. Da inzwischen Scholtens Ideen von Serien und Stadien bekannt wurden, erfolgt die Analyse nach diesen Gesichtspunkten. Die ausgeprägte künstlerische Ader ist offensichtlich. Ihre Ängste spielen sich auf dieser Ebene, der Silberserie, und auch die belegte Stimme passt dazu. Fallträume können wie Höhenangst ein Ausdruck der Silber- oder Goldserie sein. Das Bedürfnis, ihre verborgenen Qualitäten zu zeigen und zum Ausdruck zu bringen, kann auf die Silberserie hinweisen, ebenso wie ihre Kleidungsvorlieben (edel, unauffällig und doch pfiffig). Hinweise auf das Stadium geben ihre Schwellenängste: Stadium 4. Das kommt besonders schön in ihrer Lieblingsgeschichte zum Ausdruck. Orpheus darf sich auf der Schwelle nicht umdrehen. Das ist eine typische Situation von Stadium 4. Ihr Mangel an Selbstvertrauen deutet auf ein frühes Stadium links der Mitte hin, ca. 2-5. Sie ist jedoch nicht so passiv wie Stadium 2 und nicht so unentschlossen wie Stadium 3. Sie ist gut vorbereitet, doch dann schwankt sie in der Durchführung zwischen Konzept und Spontaneität: auf der Schwelle (4) will sie am liebsten kreativ sein (Silberserie) und hält dann doch an sicheren Konzepten fest (halb hüben, halb drüben, 4): Zirconium. Die Neugier, die nicht zurückblicken will und lieber interessiert nach vorn schaut, auch wenn alles noch neu ist, ist ebenfalls ein Ausdruck von Stadium 4.

Sie nimmt *Zirconium metallicum 200* und *1000* im Abstand von einem Tag. Schon an diesem ersten Tag hat sie „eine Mordsenergie, ich bin wie aufgedreht". Ein heißes Gefühl im Hals stellt sich ein. Fünf Monate später sagt sie, es geht ihr seither sehr gut. Die ganze Stimmung ist besser. Vor allem die Nervosität vor Aufführungen sei zum ersten Mal wirklich weg. Sie spielt Orgel vor Publikum ohne jede Nervosität und mit Selbstvertrauen, es fällt ihr leicht. Nach einem Jahr klagt sie über zunehmende Antriebslosigkeit und depressive Stimmung. *Zirconium 1000* wird wiederholt. Am ersten Tag tritt eine Verschlimmerung ein. Am zweiten Tag kommt der Umschwung, und am dritten Tag geht es wieder gut, „es hat wieder ganz toll geholfen". Die Bedenken vor und während der Auftritte sind nicht wiedergekommen, sie ist sicherer geworden. Eine chronische Sinusitis ist durch das Mittel allerdings nicht beeinflusst worden.

Kommentar

Auch in diesem Fall ist *Zirconium* für sie kein Konstitutionsmittel. Die chronische Sinusitis ist nicht geheilt worden. Dennoch ist das typische Wirkungsspektrum des Mittels auch hier klar zu erkennen: die Schwellenängste bei künstlerischen Auftritten. Diese blieben seit 12 Jahren aus und ihr Selbstvertrauen ist stabil. Auch hier hat das Mittel der älteren Keynote-Methode, *Arg-n*, nur teilweise geholfen. Die Serie war zwar richtig, doch das Stadium war falsch. Das ähnlichere Mittel war *Zirconium* und hat sofort und deutlich angesprochen und auch bei der Wiederholung nach einem Jahr das gleiche getan. Probeweise wurde *Zirconium* sieben Jahre später nochmals gegeben, und sie hat nichts mehr davon gemerkt:

das frühere zircontypische Problem bestand nicht mehr. Vielleicht hätte *Zirconium phosphoricum* noch umfassender gewirkt, denn zahlreiche Elemente des Falles sind phosphorisch: die massive frühere Angst bei Gewitter, die Neugier, das Lernbedürfnis. *Phosphor* half ihr etwas bei Ohrgeräuschen, konnte jedoch nicht voll überzeugen. *Zirc-p* wurde nie gegeben, weil es erst seit kurzem von Robert Müntz (remedia) hergestellt wurde und damals noch nicht verfügbar war.

5. Niobium

1	2	3	4	5	6	7	8	9	10	11	12	13	14	15	16	17	18
37	38	39	40	**41**	42	43	44	45	46	47	48	49	50	51	52	53	54
Rubi	Stron	Yttr	Zirc	**Niob**	Moly	Tech	Ruth	Rhod	Pall	Arg	Cadm	Ind	Stann	Ant	Tell	Iod	Xen

Stadium 5: Vorbereitungen zum Erfolg

Das erste große Hindernis ist überwunden: Optimismus kommt auf. Man macht Fortschritte. Die Richtung stimmt, doch nun tun sich sehr viele Optionen auf. Wie soll es weitergehen? Die nötigen Vorbereitungen werden getroffen, damit der Aufstieg gelingt. Hochfliegende Pläne werden geschmiedet. Doch das Vorhaben erscheint bald zu groß, nachdem die ersten Anläufe scheitern. Man steht wie vor einem hohen unbezwingbaren Berg, bei dem man das Ziel in weiter Ferne schon erkennt. Immer wieder setzt man an, doch nach vielen quälenden Rückschlägen siegt die alte Skepsis: das Ziel ist zu weit weg und erscheint immer unrealistischer. Dann fehlt dem erneuten Anlauf der Biss, weil man schon zu oft gescheitert ist. Man hat sich übernommen. Man bereitet nur noch vor und vermeidet echte Anstrengung, man schiebt die Dinge vor sich her. Es scheint, als ob sich alles gegen einen verschworen hat, ein tragisches Schicksal hat einen zum Scheitern verurteilt. Es ist wie bei dem Fuchs, dem die Trauben zu sauer sind, weil er nicht an sie herankommt.

Schlüsselbegriffe: Vorbereitungen. Fortschritte. Wie soll es weitergehen? Pläne. Vorschläge. Optionen. Steiler Anstieg. Schwierigkeiten türmen sich. Schiebt Dinge vor sich her. Vermeiden. Immer neue Anläufe. Auf und Ab. Quälend. Unrealistisch. Tragisch.

Stadium 5 der Silberserie: Niobium

Stadium 5: Vorbereitungen. Fortschritte. Wie geht es weiter? Pläne. Vorschläge. Optionen. Steiler Anstieg. Schwierigkeiten türmen sich. Schiebt Dinge vor sich her. Vermeiden. Immer neue Anläufe. Auf und Ab. Quälend. Unrealistisch. Tragisch.	*Silberserie:* Ideen vermitteln. Die Macht der Gedanken. Veröffentlichen. Darstellen. Show. Ruhm. Publicity. Wissenschaft. Kunst. Kultur. Kreativität. Originalität. Ästhetik. Eleganz. Empfindliches Ehrgefühl. Subtile Arroganz. First Lady.

Einige Themen von Niobium

- Hochfliegende Ideen und unrealistische wissenschaftliche Vorschläge lösen Zweifel an der Durchführbarkeit aus: Luftschlösser
- Quälende Rückschläge auf dem Weg zum Ruhm: Provinzschauspieler schafft den nationalen Durchbruch nicht
- Unsicherer Journalist, dessen kreativen Interviews der letzte Biss fehlt
- Talentierter Sportler kommt über erste Achtungserfolge nicht hinaus: Lokalmatador
- Viele Ideen, doch nur kleinere Aufträge: vorsichtiger Erfinder
- Programmierer steigt ins mittlere Management auf, übernimmt sich aber: eine Nummer zu groß
- Kunstmaler verkauft zuerst einige Bilder, wird dann aber von seinem Mäzen fallen gelassen
- Enttäuschter Intellektueller: dem Fuchs sind die Trauben zu sauer

Niobium, Substanzkenntnis

Niob ist ein seltenes Schwermetall. Es kommt in der Natur nie gediegen vor und wird meist aus Coltan gewonnen (*Co*lumbit-*Ta*ntalit, zur Zeit einer der begehrtesten Rohstoffe der Welt).

Ein ewiges Hin und Her um den richtigen Namen: Nioboxid wurde 1801 in Columbit-Erz aus Kolumbien entdeckt und deshalb zuerst Columbium genannt. Dieser Name setzte sich nur teilweise durch. Das Erz enthält Niob (alias Columbium) und Tantal (beide Stadium 5), und beide treten immer nur zusammen auf. So war es bis Mitte des 19. Jahrhunderts ungeklärt, ob es sich bei Niob und Tantal nicht doch um das gleiche Element handelt. Schließlich konnte Rose 1844 zeigen, dass Niob- und Tantalsäure doch unterschiedliche Stoffe sind. Er nannte das Element Niob nach der Tochter des Tantalus, die Niobe hieß; die beiden hatten in der griechischen Mythologie ein unzertrennliches schweres Schicksal. Erst nach mehr als 100 Jahren an Kontroversen um den Namen legte die International Union of Pure and Applied Chemistry (IUPAC) 1950 „Niob" als offizielle Bezeichnung fest. Trotzdem wird im angelsächsischen Sprachraum immer noch häufig „Columbium" und das Kurzzeichen Cb verwandt, während sich „Niobium" im offiziellen Sprachgebrauch weitgehend durchgesetzt hat.

Quälende Rückschläge durch Arroganz bei Tantalus und Niobe; verheerende Kriege um Tantal und Niob: In der griechischen Mythologie gab es viel Streit und Tragik um Tantalus und seine Tochter Niobe. Tantalus ist bekannt geworden für die Qualen, die er wegen der Schmähung der Götter erdulden musste, als er sie mit einem üblen kannibalischen Trick hinters Licht führen wollte. Sie kamen ihm natürlich auf die Schliche und verfluchten ihn über mehrere Generationen. Eine seiner Qualen war, hungernd süße Früchte vor sich zu sehen, die sich immer dann zurückzogen, sobald er nach ihnen griff, typisch für Stadium 5. Seine Tochter Niobe, die Königin von Theben, wurde wegen ihrer außerordentlichen Fruchtbarkeit arrogant und legte sich, ganz der Vater, ebenfalls mit den Göttern an. Sie machte sich über die göttliche Mutter von Artemis und Apollo lustig, die nur diese zwei Kinder hatte. Als Rache wurden alle ihre Kinder umgebracht und sie selbst wurde in Stein verwandelt, der nicht aufhörte, weiter Tränen zu vergießen.

Im wirklichen Leben besitzt Niob(V)-oxid eine hohe Spannungsfestigkeit und wird wie das bekanntere Tantal in Kondensatoren mit hoher Kapazität z.B. in Handys und Laptops eingesetzt. Beide Elemente werden aus Coltan, also aus Columbit-Tantalit, gewonnen. Da die zahllosen Handys weltweit den größten Verbrauch von Tantal und Niob ausmachen, hat das zum Raubbau in den Abbauregionen wie z.B. im Kongo geführt. Der Handel mit Coltan wird mit den verheerenden Kriegen in Zentralafrika in Verbindung gebracht (Besatzungsländer wie Ruanda und Uganda finanzieren mit der Ausbeutung von Coltan ihre Plünderungsfeldzüge). Das US-Repräsentantenhaus verabschiedete im September 2001 eine Resolution, die alle Coltan-Käufe aus Kongo, Uganda und Ruanda aussetzte.

Hochfliegende Erwartungen: Eine bemerkenswerte Eigenschaft von Niob ist seine Fähigkeit, leicht Gase aufzunehmen. Bei Raumtemperatur kann ein Gramm Niob 100 cm^3 Wasserstoff festhalten. Dadurch erscheint es für die CO_2-emissionsfreie Energiespeicherung der Zukunft hervorragend geeignet. Es wird aktuell als größter Hoffnungsträger für die Lösung des schwierigen Problems der Wasserstoffspeicherung für Brennstoffzellen gesehen. Diese Forschungsergebnisse erregten 2008 internationales Interesse. Man kann gespannt sein, wie weit sich die hohen Erwartungen erfüllen werden.

Niob gilt zwar als nicht toxisch, jedoch irritiert metallischer Niobstaub Augen und Haut.

Niobium in der Praxis

5.1 Niobium metallicum

Drohendes Fiasko auf dem steilen Weg zu akademischen Würden

Die 20-jährige Patientin geht noch zur Schule, schließt aber bald ab, um „International Business Management" zu studieren. Sie wiederholt zur Zeit das letzte Schuljahr freiwillig, weil sie seit über einem Jahr mit Konzentrationsstörungen und Lustlosigkeit zu kämpfen hat und die Noten vor der Versetzung entsprechend schlecht waren. Sie will selbstbewusst erscheinen und tritt mit etwas aufgesetzter, milder Arroganz auf, doch gerade mit dem

Selbstbewusstsein hapert es. Schon früher hatte sie weiche Knie, wenn sie in der Theater-AG auftrat oder ein Gedicht aufsagen sollte. Sie war zuvor schon in der Praxis gewesen, um die Wiederholung der Klasse vielleicht noch zu umgehen. Sie wirkte auch damals etwas besserwisserisch und dennoch unsicher, was sie aber durch eine gewisse Verschlossenheit kaschierte. Sie sagte, dass sie kein rechtes Vertrauen in die eigene Leistung hat und sich selbst blockiert. Sie möchte aus ihrem einfachen Milieu hochkommen und studieren, und sie ist gewillt, dafür auch ein Jahr zu wiederholen, wenn die Noten nur besser würden. Mit einem Fachabitur würde es schon klappen, und den nötigen Ehrgeiz dazu meint sie zu besitzen. Wenn sie dieses Abi erst einmal in der Tasche hätte, würde sie auch gern in ferne Länder reisen und fremde Kulturen kennenlernen. Sie hat vor der Wiederholung der Klasse *Natrium muriaticum* bekommen, leider mit wenig Erfolg: nur ein chronischer Lippenherpes wurde besser. Die Unsicherheit steht ihr während des Wiederholungsjahres immer noch im Weg. Im Unterricht bekommt sie nicht alles mit, weil sie sehr oft gedanklich abschweift. So droht ein Fiasko, weil die Noten trotz der Wiederholung der Klasse nicht viel besser geworden sind. Sie wird zunehmend lustloser, weil sie keine Erfolgserlebnisse hat, und die Motivation sinkt weiter. Sie arbeitet nebenher noch im Kleinbetrieb der Eltern mit. Sie schiebt die Aufgaben der Schule immer mehr vor sich her. Sie weiß nicht, ob sie das alles schaffen wird, und innerlich hat sie manchmal schon aufgegeben. Doch dann packt sie wieder an und meint, dass es doch noch klappen wird. Die Mutter hat früher eine ähnliche Problematik erlebt. Auch sie wollte durch ein Studium akademische Würden erlangen, gab den Plan aber zugunsten ihres Mannes auf und eröffnete mit ihm ein kleines, aber feines Spezialitätengeschäft.

Analyse, Mittelgabe und Verlauf

Es gibt viele Hinweise auf Stadium 5: die vielen Rückschläge auf dem Weg nach oben, das mangelnde Selbstbewusstsein bei eher halbherzigem Entschluss, es doch packen zu wollen, die hochgesteckten Erwartungen, die immer wieder einen Dämpfer bekommen, die zunehmende Lustlosigkeit bei ausbleibenden Erfolgserlebnissen, das intermittierende Anpacken und Aufgeben, weil ihr das ferne Ziel doch zu hochgesteckt erscheint. Um welche Serie handelt es sich? Sie will raus aus der Enge der Kleinstadt und hoch hinaus ins internationale Management. Das kann für ein Mittel der Gold- oder Silberserie sprechen. Für die Silberserie spricht, dass sie ihre Hauptprobleme mit dem Lernen hat, und sie lernt, um aus ihren einfachen Verhältnissen in höhere Sphären zu kommen. Sie wirkt dabei nicht wie ein typischer Machtmensch, sondern eher wie eine verfeinerte Intellektuelle. Früher war sie in einer Theater-AG. Auch will sie fremde Kulturen kennenlernen. Das Stadium 5 der Silberserie ist Niob. Da schon ihre Mutter eine ähnliche Problematik hatte und *Nat-m* ihr zuvor gegen Herpes half, lag *Niobium muriaticum* nahe. Dieses Salz gab es aber damals noch nicht. So bekam sie *Niobium metallicum* C30 und am nächsten Tag C200.

Direkt nach der Mittelgabe konnte sie sich eine Woche lang sehr gut konzentrieren. Die Verbesserung hielt auch die nächste Woche an, ließ aber im Lauf der dritten Woche langsam nach. *Niobium 200* wird als Tropfenlösung mitgegeben und bei Bedarf wiederholt. Die Wirkung ist erneut sehr zufriedenstellend. Auch die Mutter ist erfreut und sagt vier Monate später, dass die Tochter seit Beginn der Einnahme eindeutig motivierter sei, sie packt an und schiebt die Dinge nicht mehr vor sich her, sie ist konzentrierter bei der Sache, und die Noten sind entsprechend besser geworden. Sie ist zufrieden, sie geht wieder gern zur Schule, lernt mit Erfolg und ist sich sicher, dass sie das baldige Abi schaffen wird. Auch ihre Akne ist besser geworden. Der Gesichtsausdruck ist offener, die Hoffnungslosigkeit ist vorbei. Wenig später besteht sie das Fachabitur mit guter Note.

Kommentar

Man sieht an diesem Fall, dass bei rein funktionellen Störungen ohne körperliche Veränderungen auch eine angenäherte Ähnlichkeit des Mittels für eine gute Wirkung ausreicht. Sehr wahrscheinlich ist *Niob-m* dem Gesamtbild noch ähnlicher, doch auch mit *Niob-met* ist die Wirkung zufriedenstellend. Bei schwereren

Krankheitsbildern mit körperlichen Veränderungen ist diese angenäherte Ähnlichkeit jedoch nicht ausreichend.

5.2 Niobium metallicum

Schlafstörungen und Tinnitus eines werdenden Geisteswissenschaftlers

Er ist 30 Jahre alt und ein feinsinniger nachdenklicher Mensch, präsent und dennoch scheu, spricht ruhig und konzentriert. Er wirkt mild und macht einen etwas gequälten Eindruck.

Seit 12 Jahren schläft er schlecht und nimmt häufig Halcion, um einem immer gleich bleibenden Mechanismus auszuweichen: er ist müde, will einschlafen, und im Moment des Übergangs zum Schlaf macht es „klick" am Scheitel. Dann ist er wieder hellwach, und an dieser Stelle setzt ein Kribbeln ein, wie ein Brennen von Ameisen. Es breitet sich aus und fühlt sich heiß an wie eine Herdplatte an der oberen Schädeldecke. Auch bei Berührung fühlt sich die Stelle heiß an. Dann ist es aus mit dem Schlaf. Das Kribbeln breitet sich vom Schädeldach langsam nach unten über den ganzen Körper aus. Es juckt dann überall, mit abnehmender Intensität von oben nach unten. Besserung findet er durch Arbeitsstress, während ihn Entspannung verschlimmert.

Sein Leidensweg begann nach dem Abitur, als er Physik studierte. Damals fingen die Schlafstörungen an. Er brach daraufhin das Studium ab, lernte ein Handwerk als Elektriker und arbeitete eine Zeitlang in diesem Beruf. Der Wunsch nach einem intellektuellen Beruf ließ ihn aber nicht los, und so begann er Philosophie zu studieren. Die Schlafstörungen mehrten sich. Nach einem Unfall mit Trommelfellriss bekam er dazu noch einen Tinnitus, brach das Studium nach zwei Jahren ab und kehrte wieder in seinen Beruf als Elektriker zurück.

Es fiel ihm in der Jugend schwer, auf Menschen zuzugehen, er bastelte lieber allein im stillen Kämmerchen. Er hat sich nicht viel zugetraut. Sein Vater war ein jähzorniger Handwerker, der

Leistung von ihm verlangte. Man musste immer sehr aufpassen, dass er nicht explodierte. Er erwartete von seinem Sohn, dass einmal etwas Besseres aus ihm werden sollte als er es selbst erreicht hatte. Doch als der Sohn dann mit Studienwünschen in Richtung Geisteswissenschaften kam, wurde er ihm suspekt. Das war dann doch zu hoch gegriffen.

Seine Hobbies sind Astronomie, Technik und Naturwissenschaften. Auch klettert er gern, muss aber nicht unbedingt der Erste sein. Sein Ehrgeiz hält sich in Grenzen. Manchmal macht er geistige Exerzitien, doch nicht konsequent. Er würde das gern öfter tun, aber es kommt immer wieder was dazwischen. Schlimm ist für ihn jeder Kontrollverlust wie z.B. bei einer Narkose oder im volltrunkenen Zustand. Dann ist man so hilflos und verloren. Mit 12 Jahren hatte er einen schlimmen Traum, den er nie vergisst. Eine sich drehende Spirale hat ihn eingesaugt, und er fühlte sich in dieser Drehbewegung völlig hilflos und ausgeliefert, wie bei einem Fall in unendliche Tiefen, in denen kein Ende zu sehen ist. Er wachte schreiend auf.

Er hat einen Ekel vor Honig, schon der Geruch ist ihm zuwider, und nach dem Genuss von Honig kann er Durchfall bekommen.

Analyse, Mittelgabe und Verlauf

Am deutlichsten sind die zahlreichen Hinweise auf ein frühes Stadium weit links der Mitte: Er traute sich schon früher nicht so viel zu und zog sich lieber zurück. Das entspricht den Stadien 2–5. Die Stadien 2 und 3 haben noch keine definitive Richtung gefunden, während 4 und 5 wissen, was sie wollen und ihre Schwierigkeiten nur in der Umsetzung haben. Hinweise auf Stadium 5 sind: die abgebrochenen Studienversuche, die jedes Mal ein geisteswissenschaftliches Ziel verfolgten; die etwas unrealistische Einschätzung; die Unschlüssigkeit, wie es weitergehen soll; das abwartend aufschiebende Verhalten; die quälenden Anfälle von Schlaflosigkeit, die dann wieder abflauen; die hohen Erwartungen, die in ihn gesetzt werden, die aber doch nicht allzu hoch hinaus gehen sollen. Um welche Serie handelt es sich? Für die Silberserie spricht die nervöse Schlaflosigkeit, die mit dem Physikstudium begann und sich erneut beim Studium der Philosophie verschlimmerte. Er sucht sich die geisteswissenschaftlichen Fächer aus, und auch seine Hobbies deuten in die gleiche Richtung: Astronomie und Naturwissenschaften. Die Hauptbeschwerden, also die nervöse Erregung und Schlaflosigkeit wie auch der frühere Tinnitus, können ein Ausdruck der Silberserie sein. Zum damaligen Zeitpunkt, 1999, waren die Lanthanide (siehe Kommentar) für die Homöopathie noch nicht entdeckt, und so wurde die Silberserie zur Wahl des Mittels herangezogen.

Er erhält *Niobium 30/200*. Schon in der ersten Woche ändert sich manches: er ist abends nicht mehr so müde und hat von Stund an keine Probleme mehr mit dem Einschlafen. Das Halcion hat er weggelassen. Sein Schlaf ist tiefer und erfrischender. Träume sind nicht erinnerlich. Nach einem Monat hat sich der Zustand weiter verbessert, der Schlaf ist problemlos ruhig, er erwacht frischer denn je. Er sei irgendwie lockerer geworden und führt es darauf zurück, dass er keine Zukunftsängste mehr hat, weil sein Selbstvertrauen besser wird. Er hat in diesen vier Wochen nur noch ein einziges Mal den Klick am Scheitel gespürt, doch es hat sich nur angefühlt wie ein schwaches Abbild des früheren Symptoms, das keine Kraft mehr hat. Es hat noch kurz am Scheitel gebrannt, doch schwächer und ohne die sonst folgende Ausbreitung, und er ist dabei eingeschlafen. Er bekommt noch eine Dosis *Niob 200* mit nach Hause, die er bei Bedarf nehmen kann, doch er hat sie nie gebraucht. Einen weiteren Monat später geht es ihm gut, und er hat das *Niob* noch zu Hause liegen, falls er es einmal brauchen sollte. Das Halcion ist Vergangenheit. Inzwischen sind neun Jahre vergangen.

Kommentar

Inzwischen würde man bei verschiedenen Hinweisen dieses Falles an die Lanthanide denken: die Angst vor dem Verlust der Selbstkontrolle und der damit zusammenhängende Traum der sich drehenden Spirale, die ihn ins Unendliche saugt, und vor allem das Bedürfnis nach Verinnerlichung durch geistige Exerzitien, das der eher nach außen gehenden Tendenz der Silberserie widerspricht. Auch die Beschäftigung mit den Geisteswissenschaften kann auf die Lanthanide hinweisen, wenn es dabei eher um Selbstsuche als um ein repräsentatives Auftreten und um große Namen geht. Ein anderes Symptom ist so stark ausgeprägt, dass man es berücksichtigen sollte: der Ekel vor Honig. Diese Rubrik nennt nur wenige Mittel, von denen zwei Natriumsalze und *Silicea* von besonderem Interesse für den Fall sind. Wenn man diese Gesichtspunkte hinzunimmt, wäre *Praseodym* als Lanthanid im Stadium 5 eine interessante Option, und besonders *Praseodymium silicatum* wäre ein Folgemittel erster Wahl. Doch das ist Spekulation. Fakt ist die zufriedenstellende Wirkung von *Niob*, die nahelegt, dass die Gründe für die Verordnung richtig waren.

5.3 Niobium sulfuricum (Staphisagria, Zirconium)

Akademikerin mit Stimmungsschwankungen wegen Eheproblemen würde gern einen Krimi schreiben, sie kommt aber nie dazu

Die Patientin kommt wegen eines Gerstenkorns am rechten Unterlid. Sie hat oft gerötete Augen, und es juckt sie besonders an den Lidrändern, wenn sie Schnupfen hat. Ihre Haut ist allgemein empfindlich, und besonders nach einer heißen Dusche juckt alles. Sie klagt auch über Unausgeglichenheit und Stimmungsschwankungen. Sie kann die Stimmungen anderer, besonders die ihres Ehemannes, sofort spüren, sie nimmt die Schwingungen anderer sehr fein wahr. Sie möchte gern eigenständiger sein und meint, dass sie sich zu sehr zurücknimmt, sie mag keine Konfrontation. Wenn sie sich ungerecht behandelt fühlt, zieht sie sich empört zurück und kann dann aufgebrachte Selbstgespräche führen. Wenn sie einmal nicht weiter weiß, denkt sie an die griechische Göttin Hekate und fragt sie in innerer Zwiesprache um Rat. Sie ist akademisch gebildet, malt und schreibt gern. Sie hat Archäologie und Journalismus studiert, zur Zeit ist sie vor allem pädagogisch tätig. Sie würde auch mal gern einen Krimi schreiben. Den Anfangssatz kennt sie schon: „Zuerst starb der Hund". Doch weiter ist sie bisher noch nicht gekommen.

Analyse, Mittelgabe und Verlauf

Ein Hauptmittel bei Gerstenkörnern ist *Staphisagria*, und da sie bei Beleidigungen schweigt und lieber empörte Selbstgespräche führt, ist dieses Mittel erste Wahl. Da ihre zweite Farbvorliebe zinnoberrot 7C ist und auch dieses Symptom für *Staph* spricht, erhält sie *Staphisagria LM6* und nimmt es täglich. Das Gerstenkorn und das Augenjucken verschwinden nach wenigen Tagen. Als sie das Mittel absetzt, kommt der Juckreiz wieder. Nach erneuter Einnahme verschwindet er ebenso rasch. Nun merkt sie auch, dass sie mehr Power hat und weniger Schlaf braucht. Doch die labile Stimmung, die Unausgeglichenheit bleibt. Sie nimmt *Staphisagria* noch eine Zeit weiter und setzt es dann ab. Die Beschwerden mit den Augen kamen nicht wieder. Eine spätere Einnahme bringt keine weitere Verbesserung.

Nach drei Jahren kommt sie wieder wegen einer fieberhaften Bronchitis. Sie hat vor vier Monaten eine eigene Praxis gegründet, ist aber auch noch zur Hälfte in der Werbeagentur ihres Mannes beschäftigt, in der sie Teilhaberin ist. Sie fühlt sich hin- und hergerissen, wie in einem dauernden Spagat. Startschwierigkeiten nach der Gründung einer eigenen therapeutischen Praxis kann situativ auf Zirconium hinweisen, auf jeden Fall aber auf Stadium 4. Auch der Spagat – halb hüben, halb drüben – ist ein Ausdruck von Stadium 4. Die Serie, in der sich das alles abspielt, dürfte die Silberserie sein (feinfühlig, geisteswissenschaftlich akademisch gebildet, journalistisch und therapeutisch tätig). Eine interessante Nuance des Stadiums könnte auch die Göttin Hekate beitragen: Hekate war die Göttin der Schwellen und Übergänge und Wächterin der Tore zwischen den Welten. Ihr wurden Opfergaben an Kreuzwegen und Hauseingängen (Türschwellen) dargebracht. Das entspricht Stadium 4, wie wir inzwischen gesehen habe. Auch der geplante Krimi blieb im ersten Satz stecken, ebenfalls Stadium 4.

So erhält sie *Zirconium 1000*. Leider gibt es nach dem Mittel kein direktes Feedback, und erst nach zwei Monaten kommt sie wieder, weil sie seit *Zirconium* immer wieder Herzrasen und -stolpern hat. Das EKG zeigt keine Auffälligkeiten. Sie hat das Gefühl, nicht durchatmen zu können, und ihr ist oft schwindlig. Nach der Einnahme von *Zircon* erinnert sie keine direkte Wirkung. Die akute Bronchitis sei aber bald vorbei gewesen und der Husten auch, doch das Herzrasen macht ihr seither Sorgen. Genauer nach ihrer Situation befragt, sagt sie, dass sie immer noch hin- und hergerissen sei und nicht wisse, wie sie mit der Doppelbelastung umgehen soll. Sie überlegt, ob sie ihre Anteile an der Firma ihres Mannes abgeben soll (das sei wie Ballast abzuwerfen), um sich ganz ihrer Praxis widmen zu können. Da die Wirkung von *Zircon* trotz aller scheinbar guten Gründe nicht zufriedenstellend war, wird ein Experiment gemacht. Sie ist selbst kinesiologisch tätig, und so lassen wir sie zwischen verschiedenen Stadien selbst testen. Das Ergebnis war deutlich Stadium 5, weniger auch Stadium 7, Stadium 4 reagierte nicht. Eine genauere Befragung nach der eigenen Wahrnehmung ihrer Lage zeigt auch, dass sie durchaus gewillt ist, ihre Praxis auszubauen und die einmal eingeschlagene Richtung fortzusetzen, sie weiß nur nicht genau, wie sie weitermachen soll. Stadium 5 schwankt nach einer definitiven Entscheidung, weil es nicht klar unterscheiden kann, welche der verschiedenen Optionen es wählen soll, wie es weitergehen soll. Auch ihre schwankenden Stimmungen, über die sie in erster Linie klagt, sind eher der Ausdruck eines ungeraden Stadiums. Stadium 4 schwankt nicht. Es ist eher verblüfft über die neue Lage, in die es durch seine definitive Entscheidung geraten ist, und dann handelt es ohne das Zögern, das für Stadium 5 so typisch ist. Gerade in diesem Fall sieht man, wie schwierig die Differenzierung der Stadien manchmal sein kann.

So fiel die Wahl auf *Niob.* Da ein Großteil ihrer Unschlüssigkeit die Beziehung zu ihrem Ehemann betrifft und ihre Haut nach einer warmen Dusche juckt, gibt es auch deutliche Hinweise auf *Sulfur*, was im Übrigen auch ihrer Tochter konstitutionell ausgezeichnet geholfen hat. Sie erhält *Niobium sulfuricum C30*. Die Wirkung ist eindrücklich. In der dritten Nacht erwacht sie völlig nassgeschwitzt. Sie hat geträumt, wie sie in den Büroräumen ihres Mannes mit einer Pistole um sich schießt. Es ist für sie wie ein

Befreiungsschlag. Einen Tag später hat sie morgens noch einmal heftiges Herzrasen, doch seither bleibt diese Rhythmusstörung aus. Sie fühlt sich hervorragend, und bald darauf gibt sie ihre Anteile an der Firma des Mannes ab. Ihre Praxis läuft seither ausgezeichnet. Die Stimmungsschwankungen haben aufgehört. Erst drei Jahre später kommt sie wieder in die Praxis, wieder wegen einer Bronchitis. Das Herzrasen ist seit *Niob-s* nur noch ganz selten aufgetreten, sie bekommt es durch Entspannungsübungen selbst in den Griff. Eine erneute Dosis *Niobium sulfuricum C30* hilft innerhalb einer Stunde, die Nase wird frei, der Husten hört auf und sie ist seit über einem Jahr völlig beschwerdefrei, auch das Herzrasen hat aufgehört.

Kommentar
Rückblickend fällt auf, dass die Unschlüssigkeit in der Differenzierung der Stadien gerade bei einem Fall von Stadium 5 auftrat. Vielleicht reflektiert die Fallschilderung den Zustand des Stadiums.

5.4 Niobium metallicum

Parkinsonpatientin schiebt dringende Aussprache auf und gibt nach vielen Therapieversuchen auf

In diesem Fall hat *Niob* bei Morbus Parkinson palliativ gewirkt. Es handelt sich um eine feine, umgängliche und immer sehr korrekte Patientin. Sie kommt immer dezent modisch gekleidet in die Sprechstunde. Sie hat früher ein Modegeschäft geleitet, was ihr krankheitsbedingt aber nicht mehr möglich ist. Anfangs sprach sie noch auf Nacom (Levodopa + Carbidopa) sehr gut an, doch im Laufe der Zeit musste sie immer mehr Medikamente einnehmen, um einigermaßen beweglich zu bleiben. Sie spricht verwaschen und stoßweise, besonders wenn sie unter Spannung steht. Sie zeigt das krankheitstypische Bild der maskenartig fehlenden Mimik, die ständigen unwillkürlichen Bewegungen der Arme und den steifen Gang. Gleichzeitig ist sie geistig ausgesprochen wach, was man durch die fehlende Mimik nicht ohne weiteres bemerkt. Die schwere neurologische Krankheit, die einerseits lähmt und andererseits unwillkürliche Schüttelbewegungen erzeugt, lässt es offenbar nicht mehr zu, wirksame Medikamente abzusetzen. Anfangs hat sie noch genau beobachtet, wie die einzelnen Mittel wirken. Zum Beispiel wurde sie bei Pravidel (Bromocriptin) skeptisch und setzte es proweise selbst ab, was tatsächlich Besserung brachte. Zusätzlich gegebenes Parkotil (Pergolid), ein vom Mutterkorn abgeleiteter Dopaminagonist, half ihr gegen Krämpfe. Später wurde es durch Cabergolin, einem nahen Substanzverwandten, ersetzt. Doch dann wurden ihr von verschiedenen Neurologen so viele weitere Mittel vorgeschlagen, dass sie in diesem Dschungel der modernen Antiparkinsontherapie nicht mehr wusste, was sie tun sollte. Nach vielen Versuchen und Umstellungen hat sie im Laufe der Zeit so gut wie aufgegeben. Sie will nun keinen Versuch mehr wagen, denn früher haben schon geringe Abweichungen der Einnahme zu vermehrter Starre geführt.

Sie hat oft Angst, etwas nicht mehr zu schaffen. Früher war sie eine optimistische und unternehmungslustige Frau, die ein eigenes Geschäft geführt hat, doch seit der Krankheit verliert sie immer mehr die Hoffnung, dass es je wieder besser werden könnte. Das erscheint ihr bei dem schweren Krankheitsgeschehen einfach unrealistisch, und jeder Neurologe würde ihr in dieser Hinsicht Recht geben. Eine Episode verdient besondere Erwähnung: Sie hat mit ihrem Mann eine Tochter adoptiert, die vor einigen Jahren heiraten wollte, doch die Eltern hatten ihr die Adoption über all die Jahre verschwiegen. Die Mutter wusste immer, dass sie es ihr sagen musste, doch sie schob die Stunde der Wahrheit so lange vor sich her, bis die nahende Hochzeit ihr keine Wahl mehr ließ. Sie brachte es aber selbst dann nicht übers Herz, es ihr direkt zu sagen und schrieb ihr schließlich einen Brief. Die Tochter zerriss den Brief und schrieb zurück, dass sie lieber nichts davon gewusst hätte.

Analyse, Mittelgabe und Verlauf
Erst diese Episode dauernden Aufschiebens löste den Gedanken an Stadium 5 aus, obwohl das Stadium eigentlich schon früher erkennbar war. Das Verhaltensmuster, unangenehme Dinge vor

sich her zu schieben, ist überdeutlich. Auch der anfängliche Optimismus einer intelligenten Frau, die nach vielen Versuchen und Rückschlägen schließlich aufgibt, hätte daran denken lassen sollen. Die moderne Parkinsontherapie eröffnet ihr einen wahren Dschungel an therapeutischen Optionen, der sie eher verwirrt. Nach anfänglicher Besserung und den folgenden Rückschlägen weiß sie schließlich nicht mehr, wie sie weitermachen soll. Auch das ist Stadium 5. Da es sich um eine neurologische Störung handelt, wurde die Silberserie gewählt. Auch ihre berufliche Tätigkeit als Besitzerin eines Modegeschäfts könnte zur Silberserie passen. Die Zuordnung zu dieser Serie erscheint inzwischen zwar fraglich, denn eine degenerative Erkrankung des ZNS lässt eher an die Gold- oder Uranserie denken. Doch damals waren das die Gründe, die mich auf *Niob* brachten. Auch findet sich in Scholtens „Elemente" unter *Niob* „Stottern, < Anspannung".

Sie erhielt *Niobium metallicum* C30/200. In den ersten drei Tagen merkte sie nichts und schrieb das Mittel schon ab. Am vierten Tag ging es ihr "ganz mies", und am fünften und sechsten Tag „ganz einmalig", also eine Berg- und Talfahrt, die durchaus zu dem Charakter eines Stadium-5-Mittels passt. Sie nahm nun *Niob 200* zweimal pro Woche. Im Laufe von vier Wochen wurde sie zunehmend hektischer und die unwillkürlichen Bewegungen nahmen zu, sodass *Niob* nur einmal pro Woche gegeben wurde. Erst im Laufe von Monaten zeigte sich ein klares Bild: die vorigen starken Schwankungen ließen nach, der Verlauf glättete sich, sie brauchte weniger Allopathika und fühlte sich insgesamt etwas besser. Sobald sie das *Niob* weglieβ, stellte sich der alte Zustand wieder ein. Das hatte sie mehrmals probiert und die Wirkung bei erneuter Einnahme immer wieder festgestellt. Diese relative Besserung hielt über Jahre an, doch langsam wurde der Zustand schlechter, und schließlich gab sie die homöopathische Zusatzbehandlung auf. Nach sechs Jahren versuchte sie es erneut, doch der Zustand war weiter fortgeschritten. Da der körperliche und nervliche Verfall nun schon im Vordergrund stand, wurde an ein Actinid der Uranserie gedacht. Protactinium, das Stadium-5-Actinid, war noch nicht als potenziertes Mittel hergestellt worden, und so wurde der Stadium-4-Nachbar *Thorium* gewählt. Innerhalb von zwei Monaten glättete das Mittel den Verlauf und hob das Allgemeinbefinden. Sie konnte selbst in diesem fortgeschrittenen Stadium der Krankheit die chemischen Mittel auf die Hälfte reduzieren, ein klinisch unerwartet gutes Ergebnis, und sie fühlte sich entsprechend wohler. Dennoch siegte erneut die Angst. Eine schwere Osteoporose führte zu einem Wirbelbruch, der mit einem Fixateur interne operativ versorgt wurde, bald wieder instabil wurde und schließlich brach. Es kamen neue Operationen und neue Hormonpräparate zum Einsatz. Wieder gab sie die homöopathische Zusatztherapie auf. Der aktuelle Arzneimittelkonsum ist in Wechsel- und Gegenwirkungen kaum mehr überschaubar. Ihre Odyssee geht weiter. Man spürt in diesem Fall die Tragik von Stadium 5 wie sonst kaum. Trotz besten Wissens und vieler Bemühungen siegt ein widriges Schicksal.

6. Molybdaenum

1	2	3	4	5	6	7	8	9	10	11	12	13	14	15	16	17	18
37	38	39	40	41	42	43	44	45	46	47	48	49	50	51	52	53	54
Rubi	Stron	Yttr	Zirc	Niob	**Moly**	Tech	Ruth	Rhod	Pall	Arg	Cadm	Ind	Stann	Ant	Tell	Iod	Xen

Stadium 6: Den Beweis antreten

Er tritt den Beweis seiner Fähigkeiten an. Entschlossen stellt er sich der Herausforderung. „Ich wag's! Jetzt oder nie!" sagt er sich und beißt sich in wildem Entschluss fest. Resolut packt er den Stier bei den Hörnern, nachdem er eine Zeitlang wie die Katze um den heißen Brei herumgeschlichen war. Er stellt sich, er muss sich stellen, und kneifen gilt nicht mehr. In einer toll-kühnen Mutprobe, einer Feuertaufe, zeigt er demonstrativ, was in ihm steckt. Zum Handeln gezwungen, kann er dem Unvermeidlichen nicht mehr aus dem Wege gehen, denn die Notwendigkeit der Tat ist jedem klar. Er hat alle Brücken hinter sich abgebrochen. Gefordert ist nur der letzte Entschluss, der kein Zurück mehr kennt und nur noch an eines denkt: vorwärts. Mut, Härte und Tapferkeit zeigen sich im Extrem als tollkühnes Draufgängertum. Eventuelle Schwächen und Unsicherheiten werden unter einem Panzer der Unbesiegbarkeit verdeckt. Man darf unter keinen Umständen mehr sehen, dass sich darunter eine große insgeheime Angst vor dem Versagen verbirgt. Eine Blamage wäre fürchterlich. Deshalb probt er diesen Härtetest auch zuerst lieber allein, klammheimlich und ohne Zuschauer.

Schlüsselbegriffe: Beweisen. Herausfordern. Zupacken. Wagemut. Resolut. Tollkühn. Gefährlich. Feuertaufe. Draufgänger. Gezwungen. Unvermeidlich. Absolut notwendig. Keine Unsicherheit zeigen. Hart. Gepanzert. Verdeckt. Heimlich. Blamage.

Stadium 6 der Silberserie: Molybdän

Stadium 6: Beweisen. Herausfordern. Wagen. Zupacken. Resolut. Mutig. Tollkühn. Gefährlich. Feuertaufe. Draufgänger. Gezwungen. Unvermeidlich. Absolut notwendig. Keine Unsicherheit zeigen. Hart. Gepanzert. Verdeckt. Heimlich. Blamage.	*Silberserie:* Ideen vermitteln. Die Macht der Gedanken. Veröffentlichen. Darstellen. Show. Ruhm. Publicity. Wissenschaft. Kunst. Kultur. Kreativität. Originalität. Ästhetik. Eleganz. Empfindliches Ehrgefühl. Subtile Arroganz. First Lady.

Einige Themen von Molybdän

- Gezwungen, seine Gedanken preiszugeben: Verhör
- Gezwungen, seine umstrittenen Ideen öffentlich zu beweisen
- Herausfordernde Ideen publizieren: provozierender Schriftsteller
- Harter Draufgänger im Showgeschäft: Stuntman, Trapezkünstler
- Kultur wagen: Zivilcourage unter dem Auge der Öffentlichkeit
- Blamage bei der Vermittlung von Ideen: provozierter Co-Trainer rastet aus
- Intellektuelle Blamage: Es wäre klüger, wenn du geschwiegen hättest
- Regierungssprecher darf sich in Verhandlungen keine Blöße geben
- Nationalmannschaft zeigt's dem Gegner: nach dem 1:0 wird gemauert

Molybdän, Substanzkenntnis

Molybdän kommt in Erzlagern hauptsächlich als Molybdänglanz (Molybdändisulfid) vor. Es wurde lange mit Bleiglanz verwechselt. Daher auch sein Name: Blei heißt auf Griechisch *molybdos*. Elementares, aber verunreinigtes Molybdän wurde 1781 erstmals von Hjelm dargestellt. Die Herstellung von reinem Molybdän gelang erst am Anfang des 20. Jahrhunderts.

Stadium 6 ist hart, zäh und schwer zu erweichen: Metallisches Molybdän ist hochfest, zäh und hart. Es hat den höchsten Schmelzpunkt aller Elemente der Silberserie und ist daher besonders hitzebeständig. Den höchsten Schmelzpunkt aller Metalle besitzt Wolfram (international meist Tungsten genannt), ebenfalls Stadium 6 (Goldserie), das in Glühdrähten wie z.b. in Glühlampen eingesetzt wird. Molybdän fand wegen seiner schwierigen Bearbeitbarkeit in verunreinigter Form (schon die Verunreinigung mit einem zehntausendstel Prozent Sauerstoff oder Stickstoff lässt Molybdän stark verspröden) lange Zeit keine Beachtung. Erst Ende des 19. Jahrhunderts bemerkten Mitarbeiter einer französischen Waffenschmiede bei der Herstellung von Panzerrohren die nützlichen Eigenschaften von Molybdän-Legierungen. In den beiden Weltkriegen war die Nachfrage nach dem Metall groß. Bis heute ist Molybdän ein Legierungselement zur Steigerung von Festigkeit, Korrosions- und Hitzebeständigkeit. Auch die Säurebeständigkeit von Molybdänlegierungen vor allem in Kombination mit Nickel ist hoch. Molybdänhaltige Edelstähle und Hochleistungswerkstoffe haben viele technische Verfahren erst möglich oder ökonomisch sinnvoll gemacht. Molybdate werden zur Imprägnierung von Stoffen verwendet, um diese schwer entflammbar zu machen.

Einsatz als Schmiermittel und als Nanopartikel zur katalytischen Entschwefelung: Molybdändisulfid (MoS_2, Molybdaenum sulfuratum, siehe Fall 6.2) ist aufgrund seiner Schichtstruktur ein ideales Schmiermittel auch bei hohen Temperaturen. Es kann als Feststoff, wie Graphit, aber auch suspendiert in Schmierölen verwendet werden. Außerdem hat Molybdändisulfid auch ausgeprägte katalytische Eigenschaften zur Entschwefelung von Benzin. Diese Eigenschaft ist erst 2007 beschrieben worden und tritt nur bei Verkleinerung der Teilchen auf Nanometergröße auf. In dieser Partikelgröße ist die Substanz den tiefen Potenzen der homöopathischen Zubereitung vergleichbar. Kleine MoS_2-Teilchen in Nanometergröße, als winzigste Plättchen auf Gold aufgetragen, weisen im Gegensatz zum relativ unreaktiven MoS_2-Volumen-

kristall vielfältige weitere Eigenschaften auf, weil bei Molybdändisulfid stärker als bei anderen Materialien die Partikelgröße über die
elektronischen Eigenschaften des jeweiligen Teilchens entschei-
det. Wie vor kurzem gezeigt werden konnte, steigt besonders bei
den sehr kleinen, schwefelreichen MoS_2-Plättchen das Potenzial
zur Treibstoffentschwefelung mit abnehmender Teilchengröße
sehr stark an[6].

Molybdän und Stickstoff: Molybdän ist ein wichtiges Spurenele-
ment vor allem für Leguminosen (Hülsenfrüchte). Die an den
Wurzeln der Leguminosen in kleinen Knöllchen lebenden Bakte-
rien binden durch ein molybdänhaltiges Enzym den Stickstoff der
Luft und tragen so zur Stickstoffanreicherung des Bodens bei.
Molybdän dient hier zur Fixierung von molekularem Stickstoff
und zur Nitratreduktion. Enzyme, die Molybdän enthalten, heißen
Molybdoproteine und sind damit eine Unterklasse der Metallo-
proteine. Molybdän ist auch für andere Pflanzen essenziell. Eine
Düngung mit Ammoniummolybdat steigert den Ertrag auf
bestimmten Böden.

Eiweißabbau, Unfruchtbarkeit und Gicht: Auch für die menschliche
Ernährung ist Molybdän essenziell. Nur geringste Mengen werden
benötigt: 50–100 µg Molybdän gelten als angemessene Tagesdo-
sis. Dosen ab 5 mg gelten schon als giftig. Es steht im Verdacht,
bei Schwangerschaften fruchtschädigend[7] zu wirken. Bei zu
hohen Aufnahmen (10–15 mg/Tag) – zum Beispiel durch molyb-
dänreiche Böden – treten gichtähnliche Symptome, Gelenkschmerzen und Lebervergrößerungen auf. Molybdänhaltige
Enzyme sind zum Purinabbau tierischer Nukleinsäuren notwendig. Molybdän ist auch ein Cofaktor der Xanthinoxidase bei der
Harnsäurebildung. Einige Tierarten weisen durch Molybdängaben
im Futter ein erhöhtes Wachstum auf.

---

6 http://www.laborpraxis.vogel.de/analytik/prozessanalytik/articles/105142/
7 Nach dem Ähnlichkeitsprinzip kann man schon daraus vermuten, dass das potenzierte
Element eine Hauptrichtung bei Unfruchtbarkeit besitzt, was auch durch unseren Fall 6.3
gestützt wird.

Molybdän und Kupfer bei bestimmten Erbkrankheiten: Die humane Molybdän-Cofaktor-Defizienz ist eine sehr seltene Erbkrankheit und scheint im Zusammenhang mit Morbus Wilson, einer Kupferspeicherkrankheit, zu stehen. Kinder, die mit Molybdän-Cofaktor-Mangel zur Welt kommen, haben eine Lebenserwartung von Monaten bis wenigen Jahren. Sie leiden unter schwersten Krämpfen, die bislang nicht therapierbar waren. Zur Zeit wird an der Entwicklung einer Therapie humaner Molybdän-Cofaktor-Defizienz geforscht. Derselbe Mechanismus, der im Molybdän-Stoffwechsel von Pflanzen zu Mangelerscheinungen führt, bewirkt beim Menschen die schwere Krankheit. Bevor das Molybdän in den Cofaktor eingebaut wird, sitzt dort ein Kupferatom als eine Art Platzhalter. Durch diese neuartige Verknüpfung zwischen Kupfer und Molybdän haben Schwarz und Mendel 2005 auch eine mögliche Ursache für die schweren Krankheitssymptome des Morbus Wilson gefunden. Zellen mit Kupferüberschuss können den »Platzhalter« wegen kompetitiver Hemmung nicht mehr durch Molybdän ersetzen, d.h. das viele Kupfer lässt die wenigen Molybdänteilchen nicht mehr zum Zuge kommen, wodurch wahrscheinlich kein Molybdän-Cofaktor mehr gebildet wird. Dies kann zu gleichzeitiger Molybdän-Cofaktor-Defizienz führen.

Molybdän in der Praxis

6.1 Molybdaenum metallicum, Bromum

Kleiner Klavierspieler mit „MCD" nimmt seine Klassenkameraden als Geiseln

Die Mutter des 6-jährigen Jungen kommt zuerst allein ins Sprechzimmer und berichtet über das, was er selbst nicht hören soll: er hätte MCD[8], er sei unaufmerksam und hektisch, und er sei so aggressiv gegen andere Kinder. Er will seine Klassenkameraden

---

8 Minimale Cerebrale Dysfunktion. Eine Diagnose, die mit drei Buchstaben erklären soll, was dem Jungen fehlt. Die Mutter hätte genauso gut ADD, ADS oder ADHD sagen können. MOLY-BR wäre treffender, denn die Heilung mit Molybdän und Brom zeigt, was ihm wirklich gefehlt hat.

beherrschen und sperrt sie ein oder hält sie gegen ihren Willen fest. Er macht total zu, wenn man eine Schwäche von ihm aufdeckt. Sie wollte eigentlich kein Kind, und die ganze Schwangerschaft war eine einzige Herausforderung, weil sie und ihr Mann getrennte Wege gehen wollten. Der Junge schrie das ganze erste Jahr. Auch bei den nächsten Terminen folgt sie dieser verdeckten Strategie und erzählt die unangenehmen Sachen nur in seiner Abwesenheit. Erst dann darf er reinkommen. Er ist verschlossen und wortkarg und blickt finster drein wie im Kreuzverhör. Die Haare hängen ihm wie ein Vorhang tief in die Stirn bis über die Augenbrauen. Darunter lächelt er schweigend mit trotzigem, spöttisch-verbissenem Gesichtsausdruck und wirkt dabei etwas altklug. Zuweilen zieht er sein Stirnband runter bis vor den Mund, so dass er etwa aussieht wie ein draufgängerischer, halb maskierter Bankräuber. Er zeigt sich bei der ersten Konsultation als intelligenter Junge, der sich schon als Kleinkind an jedes Klavier gesetzt hat und auch heute täglich mindestens eine Stunde lang Klavier spielt. Trotz seiner Verschlossenheit nimmt er sich wichtig. Wenn er erst einmal auftaut, kann er ziemlich großspurig daherreden. Dann zeigt er, dass er was zu sagen hat. Wenn er erst mal 18 ist, will er einen Smart oder Mini Cooper fahren. Klein aber oho, zeigt er's den Großen mal so richtig. Die Mutter fügt noch hinzu, dass er schon lange und oft Kopfweh hat, wenn er sich körperlich anstrengt.

Analyse, Mittelgabe und Verlauf

Zuerst fällt die trotzige Haltung auf, die schweigend eine Schwäche durch besondere Tapferkeit überspielt. Das ist Stadium 6. Auch das verdeckte Vorgehen der Mutter ist eine Reaktion auf dieses Stadium: sie weiß, wie empfindlich er reagiert, wenn man eine seiner Schwächen bloßlegt. Die Schwangerschaft war eine Herausforderung, Stadium 6. Wenn er erst mal 18 ist, wird er's allen zeigen. Er ist noch nicht so sicher wie er es gern wäre, zeigt aber keine Schwäche. Wehe wenn man ihn bloßstellt, dann wird er sehr wütend, alles Stadium 6. Für die Silberserie spricht seine natürliche künstlerische Ader, er spielt leidenschaftlich Klavier. Auch seine etwas herablassende Art spricht für die Silberserie. Dass er andere Kinder einsperrt, könnte die Goldserie sein, er übt aktiv Macht aus. Dieses Verhalten kann aber auch auf Brom hinweisen, ja selbst das Klavierspiel kann ein Zeichen von Brom sein; die Unruhe wird über die Finger ausgelebt, wie man später sehen wird.

Die Entscheidung fiel auf die Silberserie, und so wurde *Molybdän 1000* gegeben. Über ein Jahr lang hört man nichts mehr von ihm. Doch es scheint ihm recht gut gegangen zu sein, er sei nie krank gewesen in diesem Jahr. Mehr ist leider nicht herauszubekommen. So wird das Mittel wiederholt. Die ersten Tage nach Einnahme wird er noch aggressiver und bekommt einen Ausschlag auf der rechten Körperseite. Dann wird er umgänglicher und weicher, ja sogar etwas weinerlich. Entgegen der Absprache wiederholt die Mutter das Mittel nach wenigen Tagen. Es tut nur Gutes. Ohne weitere Reaktion wird er nach 3–4 Tagen ruhiger, er sei nicht mehr so hibbelig, ja eigentlich sei er wie ausgewechselt. Der ungewöhnlich gute Zustand hält um die vier Wochen lang an, bis langsam wieder seine alten Aggressionen hochkommen. Dann wird das Mittel wiederholt, wieder mit der gleichen guten Wirkung, die diesmal länger anhält. Nach einem halben Jahr sei er richtig lieb und ruhig, und die Mutter freut sich sehr über ihn. Das Kopfweh hat er nicht mehr gehabt.

So vergehen weitere zwei Jahre, er ist inzwischen 11 Jahre alt. Er hat wieder Kopfweh, das in der Stirn pulsiert. Es tritt meist am Wochenende auf und wird besser im Liegen. Seit dem Wechsel von der Haupt- auf die Realschule kaut er seine Nägel ab. Seine Hände sind unruhig, dauernd spielt er mit den Fingern herum. Er dreht am Ärmel und knabbert an seinem Pulli. Auch die Ausdauer hat nachgelassen, er ist wieder leicht ablenkbar, nur beim Klavierspielen bleibt er konsequent dran. Im Traum greifen ihn sprechende Werwölfe mit goldenen Augen an und beißen ihm die Zunge ab. Der Traum ist so schlimm, dass er lange nur schwer zu beruhigen ist. Nach Repertorisation (Kopfschmerz Stirn pulsierend, > Liegen, führt bei Provokation eine spitze Klinge) wird *Spigelia* gegeben, ohne Wirkung. Seine alte Aggressivität kommt wieder zum Vorschein, er wird extrem fahrig und hibbelig. Auf Nachfragen sagt er, dass er vor dem Schulwechsel von seinen alten Klassenkameraden verstoßen wurde. Sie wollten immer nur Fußball spielen, doch er hat andere Interessen. Das ist das Hauptthema von *Brom* (St.17, Eisenserie): er wird von der Klassengemeinschaft (Eisenserie) verstoßen (St.17). Auch die Unruhe der Hände, die durch seine Fingerfertigkeit im Klavierspiel positiv kompensiert wird, und das Nägelkauen sind typisch für *Brom*[9]. Wenn man will, kann man auch die alte Geschichte hinzunehmen, wo er seine Klassenkameraden eingesperrt hat. Jetzt wurde nur der Spieß umgedreht, sie sperren ihn aus.

Er erhält *Brom 1000*. Schon nach wenigen Tagen wird alles besser, er hört mit dem Nägelkauen auf, er trommelt und knibbelt nicht mehr mit den Fingern, er wird wieder ruhig, konzentriert sich besser. Er braust nicht mehr so auf. Nach einer Woche hat er noch einmal Kopfschmerzen, schwächer als sonst, dann bleiben sie ganz aus. Es geht ihm richtig gut. Merkwürdig ist, dass er auf einmal weniger Klavier spielt. Sonst war das seit Kindheit seine einzige konstante Freude. Statt mindestens eine Stunde täglich spielt er nur noch nach Lust und Laune, so alle paar Tage mal. Inzwischen sind wieder vier Jahre vergangen.

Kommentar

Natürlich denkt man beim erneuten Durcharbeiten des Falles auch an *Molybdaenum muriaticum*, wenn man die alte Anamnese liest. Die Muttergeschichte ist sehr wichtig für sein Leben, die ganze Schwangerschaft war eine Molybdän-Situation. Das später gegebene *Brom* tut noch wertvollere Dienste. Falls erneut ein Mittel nötig wäre, ist *Molybdaenum bromatum* sicher erste Wahl. Inzwischen gibt es *Moly-m* von Remedia und Helios, doch damals war es noch nicht hergestellt worden. Helios ist die einzige Firma, die inzwischen auch *Moly-br* hergestellt hat.

---

9 Homöopathie und die Elemente, Scholten 1997, S. 518. Ein klinisch häufig verifiziertes Symptom. Ursprünglich als Keynote von Kali-br dort in allen Einzelheiten beschrieben, hat es sich doch als spezifische Eigenart des Bromanteils herausgestellt. Es ist daher unter Kali-br nur bedingt richtig platziert, weil alle Bromate dieses Charakteristikum haben.

6.2 Molybdaenum metallicum

Palliative Wirkung von Molybdän bei einem malignen Schwannom des Armplexus mit brennenden Schmerzen

Dieser Kurzfall soll nur erwähnt werden, um weitere Überprüfungen von Molybdän bei einem definierten Krankheitsbild anzuregen. Es handelt sich um eine Patientin mit einem Schwannom des linken Armplexus, einem meist gutartigen Tumor der peripheren Nervenscheiden, der in ihrem Fall jedoch bösartig war und wie in einer Art Kabelbrand rasch zum Tode führte; sie verstarb leider nach wenigen Monaten. Maligne periphere Nervenscheidentumoren (MPNST) sind ein sehr seltenes Krankheitsbild und dürften auf ein Mittel, das in einem Fall auffallende Wirkungen zeigte, im Sinne einer bewährten Indikation relativ oft spezifisch reagieren. Sie hatte früher einen Morbus Hodgkin besiegt, doch nun wusste sie nicht, wie sie dieser neuen Krankheit gedanklich begegnen sollte. Sie träumte von Feuersbrünsten, und auch die Schmerzen im Arm brannten wie Feuer. Diese Schmerzen wurden mit *Molybdän* besser gelindert als mit den stärksten Schmerzmitteln. Ein Traum war besonders eindrücklich: Ihre Schwester war im Nachbarzimmer eines Krankenhauses, das mit einer Glasscheibe von ihr getrennt war. Das Bett der Schwester begann durch eine vergessene Zigarette zu brennen, und sie fing Feuer. Alles brannte lichterloh, doch sie konnte ihr nicht helfen. Sie hämmerte nur gegen das Glas und rief, doch die Schwester reagierte nicht. *Molybdän* half der Patientin anfangs ausgezeichnet, leider nur palliativ, dies jedoch so überzeugend, dass der Fall hier kurz genannt werden soll. Vermutlich wäre *Molybdaenum phosphoricum* noch besser gewesen, doch das gab es damals nicht in potenzierter Form.

6.3 Molybdaenum sulfuratum

Beweist, dass Frauen in der Öffentlichkeit den Männern gleichwertig sind

Die 37-jährige Patientin kommt wegen vergeblichem Kinderwunsch und Migräne. Sie wirkt resolut und energisch, und sie hat

Stil. Ihr einfarbig hellblaues Kleid ist perfekt abgestimmt auf ihre strahlend hellblauen Augen. Dazu trägt sie ein ganz zartes Silberkettchen um den Hals mit einem einzigen feinen rechteckigen Saphir. Ihr ebenmäßiges, kräftiges Gesicht wird von ihrem vollen schwarzen Haar perfekt eingerahmt, die Lippen sind dezent geschminkt.

Sie hat vor vier Jahren ihr erstes Kind bekommen. Damals war sie vier Wochen nach Absetzen der Pille schwanger geworden. Am Ende der Schwangerschaft hatte sie eine leichte Gestose. Seit zwei Jahren wollen sie und ihr Mann ein zweites Kind, doch als sie die Pille absetzte, bekam sie seither keine Periode mehr. So besteht seit über zwei Jahren trotz Einnahme verschiedener Hormonpräparate eine Amenorrhoe. Eine künstliche Befruchtung lehnt sie ab. Die zweite Beschwerde, ihre Migräne, hat sie seit ihrem 18. Lebensjahr, und meist ist es ein stechender Schmerz in der linken Schläfe mit der üblichen Empfindlichkeit auf Licht und Geräusche, meist bis zum Erbrechen. Auch tritt oft ein Innenohrschwindel auf, der als linksseitige Labyrinthopathie bezeichnet wurde.

Sie ist ehrgeizig und muss was schaffen, sonst ist ihr nicht wohl. Nur zu Hause sein und kochen geht nicht. Vor drei Jahren hat sie außer der Aufgabe mit dem kleinen Kind drei Haushalte gleichzeitig geführt: ihren eigenen und den der Eltern und Großeltern. Damals war eine überraschende Notlage durch die Krebskrankheit ihres Großvaters entstanden, und sie entschloss sich, einzuspringen und ihn zu pflegen. Beschwerden kann sie nicht brauchen, sie verdrängt sie einfach durch Action. Zur Zeit ist sie drei- bis viermal in der Woche im Fitness-Studio. Vor dem Kind war sie für ihre Firma in der PR-Abteilung aktiv. Sie war für die Öffentlichkeitsarbeit zuständig, sie organisierte Vernissagen bekannter Künstler und liebte den Glanz der großen weiten Welt. Nun ist sie wegen des Kindes nur noch „backstage" tätig und macht die Buchhaltung. Die Herausforderung der vorigen Tätigkeit fehlt ihr sehr. Sie will beweisen, dass die Frauen in der Berufswelt den gleichen Stellenwert wie die Männer haben, ohne zur typischen Emanze werden zu müssen. Wenn sie in diesem Punkt kritisiert wird, kann sie sehr böse werden. Ihre Farbvorlieben sind blau 15C und ockergelb 3C.

Analyse, Mittelgabe und Verlauf

Die Themen der Silberserie fallen zuerst auf: Öffentlichkeitsarbeit, Vernissagen und ihre dezente Eleganz sprechen eine deutliche Sprache. Auch der Innenohrschwindel gehört dazu. Stadium 6 ist ebenfalls leicht zu erkennen: Ihre Selbstsicherheit ist nicht so sicher, wie sie scheint. Sie muss sie beweisen, sie ist nicht selbstverständlich wie bei Stadium 10. Sie muss zeigen, dass sie die Herausforderung (St.6) des Geschlechterkampfes (sulf) annimmt und als Frau (sulf) in der Öffentlichkeit (Silberserie) die gleichen Fähigkeiten hat wie die Männer (sulf). Das ergibt zusammen *Molybdaenum sulfuratum*. Doch damals war das noch nicht so klar und einfach wie es jetzt erscheint. Zuerst erkannte ich nur die Zeichen der Silberserie und des Stadiums, was *Molybdän* ergab. Die Farbvorlieben 15C und 3C decken sich exakt mit denen von drei anderen Molybdänpatienten, was die Mittelidee bestätigt.

So wird *Molybdaenum metallicum C200* und am selben Abend *C1000* gegeben. Eine halbe Stunde nach der Einnahme der 1000sten Potenz stellt sich eine massive Reaktion ein: sie bekommt eine heftige Migräne mit schneeweißem Gesicht, Übelkeit und Brechdurchfall. Zwei Tage lang wird sie „richtig durchgeputzt". Das Rumoren im Bauch sei wie vor dem Einsetzen der Periode. Sie hat in den nächsten Tagen viele Pickel, was sie sonst nicht kennt. Vier Wochen nach der Einnahme kommt die Periode wieder, Dauer acht Tage. Der Wunsch nach ihrer früheren Tätigkeit in der Öffentlichkeitsarbeit verstärkt sich. In den nächsten Monaten kommt die Periode alle sieben Wochen wieder, doch schwanger wird sie auch nach vier Zyklen nicht. Sie hat nur einen furchtbaren Krach mit ihrem Chef gehabt, als der sagte, dass Frauen hinter den Herd gehören. Danach hatte sie eine heftige Migräne. *Molybdän 1000* wird wiederholt, und erneut setzt zwei Tage lang eine heftige Reaktion mit Schwindel und Durchfall ein, in der sie sogar auf der Toilette kurz bewusstlos wird. Ein Jahr später ist sie immer noch nicht schwanger geworden, obwohl die Periode regelmäßig alle sieben Wochen kam. Die Migräne ist deutlich seltener geworden.

Aus genannten Gründen wird nun *Molybdaenum sulfuratum C30* gegeben. Vier Monate später ist sie im 4. Monat schwanger. Eine Reaktion wie von dem metallischen Molybdän hat es nicht gegeben. Auch in dieser Schwangerschaft hat sie gegen Ende eine leichte EPH-Gestose. Sie wird dann von einem gesunden Jungen entbunden. Ein Jahr später hat sie noch einmal eine Migräne, und das Mittel wird mit Erfolg wiederholt. Inzwischen sind weitere vier Jahre vergangen.

Kommentar

Die heftige Reaktion auf *Molybdaenum metallicum* mag darauf zurückzuführen sein, dass das Mittel als gutes Simile sehr nahe am Kern der Störung lag, sie jedoch nicht perfekt widerspiegelte. Es trat zwar eine teilweise Besserung ein, doch schwanger wurde sie erst nach dem passenderen Mittel *Molybdändisulfid*.

7. Technetium

1	2	3	4	5	6	7	8	9	10	11	12	13	14	15	16	17	18
37	38	39	40	41	42	**43**	44	45	46	47	48	49	50	51	52	53	54
Rubi	Stron	Yttr	Zirc	Niob	Moly	**Tech**	Ruth	Rhod	Pall	Arg	Cadm	Ind	Stann	Ant	Tell	Iod	Xen

Stadium 7: Übung macht den Meister

Die erworbenen Fähigkeiten sind sicherer geworden. Man beherrscht sein Gebiet inzwischen recht gut, doch man muss noch dazulernen. Durch geduldiges Üben wird man immer besser. Manchmal scheint die Meisterschaft schon in greifbare Nähe zu rücken, doch dann erkennt man, dass andere noch viel mehr können. Mit der Spitzengruppe kann man immerhin schon mithalten. Diese gute Position im oberen Mittelfeld liegt zwischen den Extremen. So kennt man die eigenen Unvollkommenheiten und Fehler nur zu gut und ist bescheiden und hilfsbereit. Was man selbst kann, bringt man auch anderen geduldig bei. Es sind gute Lehrer, die selbst lernfähig sind, die kooperativen Teamgeist schätzen und die Fehler anderer mit Geduld korrigieren, ohne sie durch unnötige Dominanz zu demütigen. Man schätzt Rückmeldungen von oben und unten, so lange sie zur Erweiterung der eigenen Fähigkeiten dienen. Lob und Komplimente sind ein wahres Elixier für sie, und ihr eigener Tadel ist selten bitter. Wenn dieser Zuspruch jedoch fehlt, werden sie traurig, verbittern oder vertrocknen förmlich. Dieses Stimulans brauchen sie, und deshalb werden sie öfter als andere ein Opfer von Schmeicheleien.

Schlüsselbegriffe: Üben. Studieren. Dazulernen. Verbessern. Lehren und Lernen. Lob und Tadel. Komplimente. Feedback. Teamgeist. Erweitern. Assistieren. Hilfsbereit. Kooperativ. Fehlender Zuspruch verbittert.

Stadium 7 der Silberserie: Technetium

Stadium 7: Üben. Studieren. Dazulernen. Verbessern. Lehren und Lernen. Lob und Tadel. Komplimente. Feedback. Teamgeist. Erweitern. Assistieren. Hilfsbereit. Kooperativ. Fehlender Zuspruch verbittert.	*Silberserie:* Ideen vermitteln. Die Macht der Gedanken. Veröffentlichen. Darstellen. Show. Ruhm. Publicity. Wissenschaft. Kunst. Kultur. Kreativität. Originalität. Ästhetik. Eleganz. Empfindliches Ehrgefühl. Subtile Arroganz. First Lady.

Einige Themen von Technetium

- Die Erschaffung künstlicher Intelligenz schmeichelt dem Erfindergeist und verlockt zu Fehlschlüssen
- Wissenschaftlicher Assistent arbeitet lieber im Team als allein
- Kooperatives Bandmitglied leidet unter den Egoismen des Stargitarristen und vermittelt
- Architekt verbittert langsam durch mangelndes Lob im Team
- Häufige Fingerübungen: Technik verbessern
- Durch wissenschaftliche Komplimente leicht zu locken
- Mitfühlender Personalleiter findet für jeden die richtige Position
- Hilfsbereiter Promoter bringt unbekannte Nachwuchskünstler heraus und versteht originelle Ideen sofort

Technetium, Substanzkenntnis

Zerfällt leicht und existiert fast nur künstlich: Alle Technetium-Isotope sind radioaktiv. Technetium und Promethium, beide Stadium 7, sind die einzigen leichteren Elemente, die diese Neigung zur Selbstauflösung schon vor der schweren radioaktiven Uranserie besitzen. Die Kernbindungskräfte dieser beiden Elemente sind schwächer als die der Nachbarstadien 6 und 8. In der Natur existieren langlebigere Technetium-Isotope nur in geringsten

Spuren, z.B. in dem Uranerz Pechblende und in manchen Molybdänerzen. So gehört es mit Francium und Astatin zu den drei seltensten Elementen. Sie existieren in natürlicher Form nur im Mikrogrammbereich. Doch durch künstliche Herstellung gibt es größere Mengen von Technetium. Vor allem in Kernreaktoren wurden bisher über 78 Tonnen erzeugt.

„Natürliches" Vorkommen nur außerirdisch: 1952 wurden spektroskopisch in Roten Riesensternen größere Mengen von Technetium nachgewiesen. Das gilt als erster Beweis dafür, dass Technetium und andere schwere Elemente durch Kernfusion im Inneren von Sternen entstehen. Doch mit den Existenzbeweisen dieses Elements ist Vorsicht geboten, wie wir gleich sehen werden.

Viele vermeintliche Erstentdecker genarrt – erst durch künstliche Erzeugung gelingt der Nachweis: Da es das Element vor seiner künstlichen Erzeugung auf der Erde so gut wie nicht gab, gestaltete sich seine Entdeckung wie die Suche nach einer Fata Morgana. Es hat die Ambitionen vieler Wissenschaftler, sich durch eine vermeintlich leichte Erstentdeckung einen Namen zu machen, immer wieder genarrt. Es hat acht oder neun vergebliche Taufen hinter sich und wurde schließlich Technetium genannt, weil es das erste künstlich erzeugte Element war (griech. *technetos* = künstlich). Mendelejew hatte seine Existenz im Jahr 1871 vorausgesagt und es „Eka-Mangan" genannt. Dem ersten vermeintlichen Entdecker gefiel das nicht. Er nannte seinen Fund „Polinium", der sich dann aber bald als unreines Iridium herausstellte. Dann meinte ein anderer, das gesuchte Element als „Ilmenium" gefunden zu haben, doch dabei handelte es sich um verunreinigtes Niob. Dann wurde es als „Pelopium" entdeckt – wieder ein Irrtum. Auch „Davyum" war wieder nicht das Gesuchte. Dann war der Name „Lucium" an der Reihe, was sich aber als Yttrium entpuppte. Ein japanischer Chemiker glaubte schließlich das „Nipponium" entdeckt zu haben, das sich aber als Rhenium herausstellte. 1925 entdeckten Noddack, Tacke und Berg offenbar wirklich das gesuchte Element und nannten es „Masurium" (das ostpreußische Masuren war die Heimat von Noddack). Das beobachtete Signal war jedoch so schwach, dass es von anderen Arbeitsgruppen nicht reproduziert werden konnte. Weil eine Reindarstellung nicht gelang, wurde die Entdeckung damals nicht anerkannt. Der erste unumstrittene Nachweis gelang 1937 auf Sizilien, als E.G. Segrè und C. Perrier eine Molybdänfolie monatelang mit Deuteriumkernen beschossen. Die Universität von Palermo wollte die Lorbeeren der Erstentdeckung für Sizilien einheimsen und bestand auf dem Namen „Panormium", doch Segrè setzte sich durch und nannte das Kind „Technetium", wobei es dann blieb. Das Hin und Her um den Ruhm der Erstentdeckung hörte trotzdem nicht auf. Im Jahr 1998 schien die Gruppe um Noddack 73 Jahre verspätet rehabilitiert zu sein, doch zu diesem Zeitpunkt lebte keiner der drei Forscher mehr. Ein US-Institut wiederholte den ursprünglichen Versuch durch Computersimulation (was gut zum Wesen von Technetium passt) und kam zu ähnlichen Ergebnissen wie damals die Berliner Gruppe. Auch in Los Alamos wurden mit den Methoden von Noddack, Tacke und Berg geringe natürliche Mengen von Technetium nachgewiesen.

Unsichtbares wird indirekt sichtbar gemacht: Technetium kann in der Nuklearmedizin viele Organe szintigrafisch sichtbar machen und wird in der Diagnostik oft verwendet, weil der größte Teil des aufgenommenen Technetiums schnell wieder ausgeschieden wird. Die Strahlenbelastung des verbleibenden Rests ist gering. Auch chemisch ist es nur schwach toxisch. Man sucht zur Darstellung eine möglichst spezifische Substanz wie z.B. tumorspezifische Antikörper und koppelt sie in einer Komplexverbindung mit Technetium. Der markierte Antikörper heftet sich nach intravenöser Gabe an sein entsprechendes Tumor-Antigen und macht so den Tumor radiologisch sichtbar. Auch bei der Diagnose von Herzinfarkt-Patienten wird es eingesetzt. Daneben sind Technetiumsalze eines der besten Rostschutzmittel für Stahl, doch sie werden wegen ihrer Radioaktivität nur in geschlossenen Systemen genutzt. Schon in geringsten Spuren schützt es die Stahlteile von Siedewasserreaktoren.

Technetium in der Praxis

7.1 Technetium metallicum

Wissenschaftliche Theorie stimuliert, Praxis ermüdet

Der Patient ist selbst Arzt und Akupunkteur (Silberserie?). Er hat sich erst spät in eigener Praxis niedergelassen. Seine verlängerte Assistenzzeit (St.7) in einer medizinischen Universitätsklinik (Silberserie) war geprägt von wissenschaftlicher Arbeit (Silberserie), die er in einem engagierten Team (St.7) betrieb. Die üblichen Publikationen (Silberserie) folgten, und das wissenschaftliche Interesse (Silberserie) hielt ihn für weitere Jahre von einer Niederlassung als Allgemeinarzt ab. Eigentlich wollte er Menschen praktisch helfen (St.7). Gleichzeitig wollte er sich exzellente theoretische Kenntnisse (Silberserie) erarbeiten. So ging er noch einige Jahre in die Forschung (Silberserie) bei einer Firma, die ihn umworben (St.7) hatte. Da sein eigentliches Interesse aber der biologischen Medizin galt, die er in der Traditionellen Chinesischen Medizin (TCM) und besonders in den subtilen Techniken (Silberserie) der Akupunktur verkörpert sah, ging er in den Ferien regelmäßig zu erstklassigen Fortbildungen (St.7) nach China und eignete sich gute theoretische Kenntnisse in der TCM an. Erst dann eröffnete er eine eigene Praxis. Doch als das lange anvisierte Ideal, direkt am Patienten Allgemeinmedizin zu praktizieren, Wirklichkeit wurde, ermüdete ihn der menschliche Kontakt mit den Patienten. Er fühlte sich nach jedem Arbeitstag, ja nach jedem einzelnen Patienten völlig ausgelaugt. Die wissenschaftlich-theoretische Arbeit war ihm leichter gefallen. In dieser Phase suchte er unsere Praxis auf, weil er gehört hatte, dass wir ebenfalls wissenschaftlich arbeiteten. Er bot seine Kooperation (St.7) als Akupunkteur (Technetium) an und erhoffte sich neue Anregungen (St.7) durch das homöopathische Denken (Silberserie). Die traditionelle Akupunktur erschien ihm etwas zu schematisch und technisch. Er wollte sie lieber künstlerisch-intuitiv praktizieren, doch seine umfangreichen theoretischen Kenntnisse kamen ihm dabei in die Quere.

Seine Farbvorliebe ist ganz klar dunkelblau 15E.

Analyse, Mittelgabe und Verlauf

Sein ganzer Werdegang und seine Interessen wiesen auf *Technetium* hin, wie schon bei der Fallschilderung gezeigt wird. Obwohl er eigentlich nicht als Patient gekommen war, schlug ich ihm vor, die Homöopathie auf die Probe zu stellen und einen Versuch mit *Technetium 1000* zu machen. Es half ausgezeichnet. Noch am selben Tag kehrte sein alter Schwung zurück. Er konnte sich mit Begeisterung der praktischen Arbeit mit seinen Patienten widmen, ohne zu ermüden. Ein Jahr später wurde das Mittel interessehalber noch einmal wiederholt, obwohl die Ermüdung durch den Praxisalltag nicht mehr bestand. Es war keine Wirkung mehr wahrnehmbar. Inzwischen sind neun Jahre vergangen, und er betreibt mit Freude seine Landpraxis.

7.2 Technetium metallicum

Zwei weitere Technetiumfälle zeigten als gemeinsame Farbvorliebe ein sehr dunkles Schwarzblau 15E und damit die gleiche Farbe wie der vorige Patient. So wurde diese Farbrubrik mit Technetium „angereichert" und half in dem späteren kleinen Fall zur Mittelfindung:

Ich will sein wie Julia Roberts, und meine Lieblingsfarbe ist dunkelblau

Ein 10-jähriges Mädchen kommt wegen einer Bronchitis, die seit mehreren Wochen trotz hausärztlicher Behandlung nicht besser werden will. Der Husten klingt tief und hohl, ist schleimig ohne Spastik. Sie ist sonst nicht anfällig und war nie schwer krank. Sie hat einen Kurztermin und ich habe wenig Zeit bei vollem Wartezimmer. Sie ziert sich und wirkt etwas künstlich, obwohl sie freundlich ist. Das Gesicht ist verfeinert und sie sieht schon wie eine junge Dame aus, nicht typisch kindlich. Sie kommt aus der gehobenen Gesellschaft und benimmt sich auch so. Früher wollte sie Schauspielerin werden, heute Lehrerin. Sie mag Julia Roberts und wäre gern wie sie. Sie ist umgänglich und findet auch in einer neuen Gruppe rasch Anschluss. Wie sicher ist sie? Die Mutter sagt: nicht 100%ig, sie kann an sich zweifeln, aber nicht unnötig. Das ist Stadium 7, und die Silberserienthemen dürfte man inzwischen leicht erkennen. Auch der Organbezug Lunge spricht dafür. Da ihre Farbvorliebe 16E ist, spricht auch dieses Symptom für *Technetium*. Sie erhält *Technetium 1000*. Die Bronchitis ist schon am nächsten Tag wesentlich besser, und nach wenigen Tagen sind auch der Husten und der Auswurf verschwunden.

8. Ruthenium

1	2	3	4	5	6	7	8	9	10	11	12	13	14	15	16	17	18
37	38	39	40	41	42	43	**44**	45	46	47	48	49	50	51	52	53	54
Rubi	Stron	Yttr	Zirc	Niob	Moly	Tech	**Ruth**	Rhod	Pall	Arg	Cadm	Ind	Stann	Ant	Tell	Iod	Xen

Stadium 8: Unter Druck durchhalten

Hier wird die Hauptarbeit geleistet. Es geht richtig zur Sache. Der Aufbau ist in vollem Gange. Man steht unter Druck und muss durchhalten. Alles ist durchdacht und durchgerechnet. Der Plan steht und zwingt alle dazu, rücksichtslos an einem Strang zu ziehen, bis der Durchbruch zum Erfolg erreicht ist. Das Arbeitspensum ist ungeheuer groß, und man muss schwere Strapazen aushalten können. Forcierte Konzentration, Ausdauer, Kampfgeist und Durchhaltevermögen sind die Kerntugenden dieses Stadiums. Dauernd drängen Termine, es bleibt kaum Zeit für eine Verschnaufpause. Und als ob das alles nicht reichen würde, hat man auch noch gegen die Trägheit anderer anzukämpfen. Doch man hat die Kraft dazu und macht dauernd Druck. Oft gibt es massive Widerstände, alles scheint gegen einen zu sein. So reagiert man gereizt, sobald jemand etwas einzuwenden hat. Es muss schnell gehen, und leicht platzt einem der Kragen, denn für solche Mätzchen ist jetzt keine Zeit. Wenn der Kontrahent dann nicht nachgibt, eskaliert die Auseinandersetzung im Nu und es kann zu Tätlichkeiten kommen. Doch manchmal wird es auch dem Starken zu viel: dann ist es, als ob die ‚Luft raus' ist, man ist ‚völlig platt'.

Schlüsselbegriffe: Durchhalten. Unter Druck. Forciert. Schwere Strapazen. Konzentriert. Durchdacht. Durchgeplant. Ausdauer. Kampfgeist. Massiver Widerstand. Konfrontation. Streit. Schläge. Die Luft ist raus.

Stadium 8 der Silberserie: Ruthenium

Stadium 8: Durchhalten. Unter Druck. Forciert. Schwere Strapazen. Konzentriert. Durchdacht. Durchgeplant. Ausdauer. Kampfgeist. Massiver Widerstand. Konfrontation. Streit. Schläge. Die Luft ist raus. Platt.	*Silberserie:* Ideen vermitteln. Die Macht der Gedanken. Veröffentlichen. Darstellen. Show. Ruhm. Publicity. Wissenschaft. Kunst. Kultur. Kreativität. Originalität. Ästhetik. Eleganz. Empfindliches Ehrgefühl. Subtile Arroganz. First Lady.

Einige Themen von Ruthenium

- Ideen durchsetzen, überzeugen; forciert oder aggressiv missionieren
- Publikation drängt: die Redaktion macht Druck
- Konkurrenzkampf der Ideen: Wer kann mehr Druck machen, wer ist schneller?
- Innovative Ideen lösen massiven Widerstand aus
- Schriftsteller setzt sich gegen alle Kritiker durch
- Fortschrittlicher Pfarrer hält dauerndem gedanklichem Druck der feindseligen Gemeinde nicht mehr stand: Nervenzusammenbruch
- Schwerer Schlag gegen die Halsnerven: Schleudertrauma

Ruthenium, Substanzkenntnis

Ruthenium wurde 1844 von Claus in Russland entdeckt. Er benannte das Element nach dem alten lateinischen Namen Russlands, bzw. der Ukraine (Ruthenia) und schlug auch das Symbol Ru vor. Es wurde zwar schon 1827 auch in Deutschland entdeckt, doch der offizielle Name blieb Ruthenium.

Sehr dicht und hart, hält großem Druck stand: Ruthenium kommt in Erzen fast immer zusammen mit Platin vor. Es ist ein sehr seltenes und sehr hartes Element mit sehr hohem Schmelzpunkt. In dieser Hinsicht ähnelt es dem noch dichteren und noch härteren Osmium, ebenfalls Stadium 8, in der Goldserie. Die dichtesten, komprimiertesten Elemente sind im Stadium 8 zu finden, was ein natürlicher Ausdruck dieser unter Druck stehenden Gruppe ist. Ferner ist Ruthenium ein sehr vielseitiger Katalysator. Es dient als Legierungsbestandteil in hochwertigen elektrischen Platin- und Palladiumkontakten zur Erhöhung der Härte. In Titanlegierungen verbessert die Zugabe von 0,1% Ruthenium die Korrosionsbeständigkeit um das Hundertfache. Es kann als Metall sehr hohe Mengen von Wasserstoff aufnehmen. Es wird zur hauchdünnen, nur wenige Atomlagen dicken Beschichtung von Festplatten verwendet und ist ein wichtiges Metall für das weitere Verkleinern von integrierten Schaltkreisen. Auch in der Strahlentherapie und besonders zur oberflächlichen Anwendung am Auge dient Ru-106 zur Verkleinerung und umschriebenen Eingrenzung des bestrahlten Areals (Brachytherapie).

Ruthenium in der Praxis

8.1 Ruthenium metallicum

Dauernd unter Druck im mittleren Management

Die Patientin kommt wegen nächtlichem Harndrang, der sie total nervt. Seit über zehn Jahren nimmt diese lästige Beschwerde ständig zu, treibt sie jede Nacht aus dem Bett und stört sogar ihren Mittagsschlaf, den sie so dringend braucht. Sie sei nämlich ein Stresstyp, gewohnt sich durchzusetzen, und so braucht sie wenigstens diese kurze Erholung. Doch auch der Nachtschlaf ist unerquicklich und sie mahlt so stark mit den Zähnen, dass der linke untere Schneidezahn schon stark abgewetzt ist. Sie ist selbstbewusst, redet mit Nachdruck, kaum zu unterbrechen und hört selten zu. Sie wirkt zwar überzeugend, doch man fühlt sich etwas überrollt. Sie trägt eine einfarbige knallrote Strickjacke. Das Gesicht ist kräftig, der Blick fest, die vollen Lippen sind etwas gespannt und die Oberlippe ist leicht auf die vorgeschobene Unterlippe gepresst, mit einem feinen Lächeln, das wenig Sinn für Widerspruch verrät. Sie war früher bei einem Anwalt angestellt, hat sich weitergebildet und sich bald hochgearbeitet, nachdem sie in die Werbe- und Kommunikationsbranche wechselte. Sie managt um die 80 Mitarbeiter in der Personalabteilung eines großen IT-Betriebs, und das recht erfolgreich. Mit ihrem Mann versteht sie sich gut, er ist Ingenieur und in der Hochdrucktechnik tätig.

Analyse, Mittelgabe und Verlauf

Die Hinweise auf Stadium 8 sind zahlreich: der dauernde Stress, der ihr keine Zeit für Erholungspausen gönnt, die nachdrückliche Art, bei der man sich fast etwas überrollt vorkommt, überhaupt der ganze Druck, der überall spürbar ist und der so leicht keinen Widerspruch duldet. Ihre ganze Laufbahn spiegelt dieses Stadium wieder: sie hat sich erfolgreich hochgearbeitet und sich durchgeboxt. Man könnte an *Ferrum* denken, doch es gibt Hinweise auf die Silberserie: sie war in der Werbebranche tätig und ist nun erfolgreich im mittleren Management tätig. Das ist nicht die Ebene der Eisenserie, das ist nicht *Ferrum*, das ist *Ruthenium*. In diesem Fall hat auch ihre Handschrift einen Beitrag zur Mittelwahl geleistet, denn sie schreibt ähnlich wie zwei weitere gute Rutheniumpatienten[10].

So erhält sie *Ruthenium 200*. Zwei Wochen später sagt sie, dass sie von dem Mittel nichts gemerkt hat. Erst auf direktes Nachfragen erfährt man, dass der Schlaf seither viel tiefer ist, sie erwacht wie von ganz weit weg und ist morgens richtig fit. Das ist neu. Auf weiteres Nachfragen sagt sie, der nächtliche Harndrang sei auch besser, früher musste sie jede Nacht mehrfach raus, jetzt brauchte sie mehrere Nächte lang überhaupt nicht aufzustehen, sie hat tief durchgeschlafen. Erneutes Nachfragen ergibt, dass auch Träume auftraten, gleich nach der Einnahme von *Ruthenium*. Sie waren unangenehm und handelten von Stress beim Neubau eines Hauses, es gab keine Zeit. Auch im zweiten Traum hatten viele Leute keine Zeit für einander. Ihr Problem wurde also thematisiert und löste sich damit „wie im Schlaf". Nun bekommt sie *Ruthenium LM6* und nimmt es täglich, bis es ihr richtig gut geht. Dann setzt

---

10 Handschrift und Homöopathie, S. 286

sie es selbst ab. Erst acht Monate später kommt sie wieder wegen Heiserkeit und Husten. Das ist < Reden, < 17–18h, > morgens. „Ach ja, wenn Sie so fragen, der nächtliche Harndrang ist weg. Stimmt, das hatte ich ja auch mal." So geht es oft, wenn man wirklich geheilt ist. Man vergisst es, es war ja nur Illusion. Alles ist wieder normal und die Beschwerden sind weg; warum dann noch dran denken? Man ist immer wieder erstaunt, schließlich plagten die Beschwerden den Patienten zehn Jahre lang jede Nacht. Nur das Zähneknirschen ist wiedergekommen. Sie nimmt nun einfach *Ruthen LM6* stündlich, bis die Heiserkeit besser ist, und dann täglich einmal fünf Tropfen. Auch das Zähneknirschen lässt bald nach, das Mittel wirkt ausgezeichnet. Das ist nun drei Jahre her.

8.2 Ruthenium metallicum

Die Durchsetzung neuer Ideen fällt schwer gegen die ständige Opposition der Behörden

Ein biologischer Agraringenieur kämpft seit Jahren gegen die Behörden, die ihm viele Steine in den Weg legen. Er ist landwirtschaftlicher Berater zahlreicher biologisch wirtschaftender Höfe, die er mit Präparaten versorgt und sie berät. Er ist im Ausland tätig und erlebt dort oft erbitterten Widerstand. Er ist überzeugt von der Überlegenheit der biologischen Wirtschaftsweise und versucht, möglichst viele Höfe zu überzeugen, was ihm mit gewisser Mühe auch gelingt. Nur die Behörden haben kein offenes Ohr für ihn, und wenn er zu heftig wird, bekommt er noch mehr Gegenwind zu spüren. Da diese Situation für ihn seit Jahren sein tägliches Brot war, lag ein Versuch mit *Ruthenium* nahe. *Ruthenium 1000* half ihm so gut wie zuvor kein anderes Mittel, und zwar nicht nur gegen Stress, sondern auch für die Folgen eines viele Jahre zurückliegenden Schädel-Hirn-Traumas. Er nahm es ab und zu nach Bedarf. Dann vergaß er es. Jahre später bereitete er sich auf einen wichtigen Vortrag vor, von dem vieles, was seine Zukunft betraf, abhing. Er wollte die Zuhörer überzeugen. Wenige Tage vor diesem Ereignis bekam er abends zuhause eine Nierenkolik. Die Schmerzen waren so heftig, dass er sich auf dem Boden liegend krümmte. Da durchfuhr ihn der Gedanke, dass er noch einige Globuli von *Ruthenium 1000* hatte. Diese nahm er, und sie halfen unmittelbar. Er schlief bald ein und die Sache war wieder in Ordnung. Der Vortrag verlief erfolgreich. Seit dieser Zeit hat er immer ein paar Globuli davon im Geldbeutel, falls etwas passiert. Tatsächlich hatte er nach Jahren, als seine Beratertätigkeit immer mehr zunahm und sich die biologische Idee immer mehr durchsetzte, einen leichten Rückfall. Es war keine richtige Kolik, doch die Ähnlichkeit mit der damaligen echten Kolik war ihm sofort klar. Er nahm *Ruthenium,* und das Ziehen in der Nierengegend hörte in kürzester Zeit auf.

Kommentar

Eine interessante Nebenbeobachtung war, dass der Bruder dieses Patienten durch *Ruthenium phosphoricum* von einer Trigeminusneuralgie des linken oberen und mittleren Astes geheilt wurde. Das Mittel hat hier jedoch keine konstitutionelle Wirkung gezeigt. Es handelte sich um eine typisch situative Wirkung: er befand sich unter aktuellem Stress bei der Veröffentlichung eines wissenschaftlichen Werks, und diese Situation hat die Neuralgie ausgelöst. Unter Druck (St.8) bei der Publikation (Silberserie): das ist die natürliche Domäne des Mittels, doch in tieferen persönlichen Schichten endete die Ähnlichkeit.

Er sagte: „Nach Einnahme von *Ruthenium phosphoricum C30* wurde es nach wenigen Stunden schlimmer, die ganze linke Kopfhälfte tat weh wie zermalmt, der Schlaf war in der ersten Nachthälfte schlecht, und am nächsten Morgen war der Schmerz weg und blieb eine Woche weg, auch die vorige Erschöpfung war wie weggeblasen. Dann kam die Neuralgie spiegelbildlich auf der anderen Seite in schwächerer Form wieder. *Ruth-p 30* am Abend löste erneut eine Verschlimmerung bis Mitte der Nacht aus. Dann ging es wie ein elektrischer Schlag durch das linke Bein, dann ein heftiger Krampf auf der Innenseite des Beins, der sich durch vorsichtiges Strecken mit Anziehen der Zehen löste. Am nächsten Morgen war der Spuk für zwei Wochen verschwunden. Dann trat die Neuralgie nochmals auf. Eine Gabe *Ruth-p 200* wirkte innerhalb von wenigen Stunden ohne Verschlimmerung. Nach weiteren zwei Wochen kehrte die Neuralgie noch einmal in leichterer Form zurück. *Ruth-p 1000* half innerhalb einer Stunde. Doch mit dieser Potenz stellte sich ein depressiver Zustand ein, der eine ganze Woche anhielt. Danach war monatelang keine Neuralgie mehr aufgetreten. Andere, ältere Beschwerden sind mit dem Mittel nicht geheilt worden. Die Verschlimmerung nach jeder Einnahme ist oft ein Hinweis, dass das Mittel keine tiefere Ähnlichkeit mit der Persönlichkeitsstruktur aufweist und nur dem Bereich der Beschwerde ähnlich ist. Die 200ste Potenz war offenbar noch die beste Entsprechung mit der akuten Situation, denn sie half ohne Reaktion.

9. Rhodium

1	2	3	4	5	6	7	8	9	10	11	12	13	14	15	16	17	18
37	38	39	40	41	42	43	44	**45**	46	47	48	49	50	51	52	53	54
Rubi	Stron	Yttr	Zirc	Niob	Moly	Tech	Ruth	**Rhod**	Pall	Arg	Cadm	Ind	Stann	Ant	Tell	Iod	Xen

Stadium 9: Zuspitzen, vollenden

Kurz vor der Vollendung ist die Spannung aufs Höchste gesteigert. Man ist so gut wie oben und hat den Gipfel fest im Blick, die Augen aufwärts gerichtet. Die Arbeit ist praktisch getan, man ist eigentlich komplett. Es fehlt nur noch das Tüpfelchen auf dem i, der allerletzte Schliff. Man ist autorisiert für die höchsten Weihen. Das Diplom ist ausgefertigt, es muss nur noch unterschrieben werden. Die Vollendung des Werks steht unmittelbar bevor. Letzte kleine Fehler können durch die Generalprobe noch schnell korrigiert werden. In allzu großer Gewissheit seiner guten Kenntnisse kann der Kandidat bei diesem letzten Test haarscharf am Ziel vorbeischrammen. Im Endspurt kann ein einziger falscher Schritt alles zunichte machen. Der sichere Sieg kann einem im Tiebreak noch vor der Nase weggeschnappt werden. Bloß jetzt keinen Patzer machen! Oder man bläst im letzten Moment alles ab, nur weil man eine Kleinigkeit vergessen hat. Wegen dieser letzten Unsicherheit, dieser Achillesferse ist die Erwartungsspannung bis aufs Äußerste gesteigert. So ist man sogar zu Kompromissen bereit, die man sonst nicht eingehen würde, nur um den lang ersehnten Sieg endlich einzuheimsen.

Schlüsselbegriffe: Vollenden. Zuspitzen. Höchste Spannung. Den Erfolg vor Augen. Kurz vor dem Gipfel. Praktisch komplett. Letzter Schliff. Test. Generalprobe. Endspurt. Nur noch unterschreiben. Verwirklichen. Autorisieren. Achillesferse. Kompromiss. Fehltritt. Patzer.

Stadium 9 der Silberserie: Rhodium

Stadium 9: Vollenden. Zuspitzen. Höchste Spannung. Den Erfolg vor Augen. Kurz vor dem Gipfel. Praktisch komplett. Letzter Schliff. Test. Generalprobe. Endspurt. Nur noch unterschreiben. Verwirklichen. Autorisieren. Achillesferse. Fehltritt. Patzer.	*Silberserie:* Ideen vermitteln. Die Macht der Gedanken. Veröffentlichen. Darstellen. Show. Ruhm. Publicity. Wissenschaft. Kunst. Kultur. Kreativität. Originalität. Ästhetik. Eleganz. Empfindliches Ehrgefühl. Subtile Arroganz. First Lady.

Einige Themen von Rhodium

- Knapper Vorsprung durch besseres Know-how
- Sängerin braucht den rauschenden Applaus als öffentliche Bestätigung ihres herausragenden Talents
- Das wissenschaftliche Gremium ist beeindruckt, es hat das Diplom aber noch nicht unterzeichnet
- Das komplette Repertorium erschaffen, doch es wird nie ganz fertig
- Der Tenniscrack gewinnt alles, nur in Wimbledon versagt er immer wieder: der ewige Zweite
- Der Komponist bringt seine schönste Symphonie nicht zuende: die Unvollendete
- Bestens vorbereitete Elitestudentin macht im Staatsexamen einen bösen Patzer
- Bläst das Examen ab, weil er ein einziges Detail in der Vorbereitung vergessen hat: keine Kompromisse
- Kurz vor dem Druck des Buches sind kleine Änderungen noch möglich: Abschlusskorrektur

Rhodium, Substanzkenntnis

Edel und teuer; vermittelt Reaktionen, ohne selbst daran teilzunehmen: Rhodium ist zur Zeit das mit Abstand teuerste Metall der Welt. Es ist sehr selten und schwer zu isolieren. Es besitzt große Ähnlichkeit mit anderen Platinmetallen wie z.B. Ruthenium oder Palladium (säurebeständig, hohe katalytische Aktivität). Natürliches Rhodium besteht zu 100% aus dem Isotop Rh-103, das Element ist somit eines der 22 Reinelemente, zu denen in der Silberserie auch noch Yttrium, Niob und Iod gehören.

Der Entdecker des Rhodiums war der wissenschaftliche Assistent des Entdeckers des Iridiums: Der Name stammt von dem griechischen *rhodeos*, „rosenrot", weil viele Rhodiumverbindungen diese Farbe zeigen. Rhodium wurde 1803 von dem Arzt und Chemiker Wollaston aus einem Rohplatinerz als rosarotes Salz ausgefällt, aus dem er das elementare Rhodium gewann. Gleichzeitig wurden von seinem Kollegen Tennant, dessen Assistent er war, drei weitere Platinmetalle, Palladium, Iridium (St.9, Goldserie) und Osmium, als neue Elemente entdeckt. Tennant war der Chef (Goldserie), Wollaston sein wissenschaftlicher Mitarbeiter (Silberserie). Beide entdeckten ein Element von Stadium 9, Tennant das der Goldserie, Wollaston das der Silberserie. Beide Elemente treten in der Natur fast immer gemeinsam auf und wurden gemeinsam von den zwei eng liierten Forschern entdeckt. Tennant entdeckte als Chef auch das Osmium (Goldserie). Tennant kam mit 54 Jahren vorzeitig (St.9) ums Leben. Er stürzte auf einer Brücke vom Pferd, fiel in die Tiefe und starb (Goldserie). Das passierte gerade in dem Moment, als er doch noch seine lang erwartete Professur zugesprochen bekam (St.9). Er hatte nur eine Vorlesung gehalten, seine Antrittsvorlesung.

Früher stand Rhodium im Schatten von Platin und Palladium, heute spitzt es Marktmechanismen bis aufs Äußerste zu; bisweilen unterzeichnet es wichtige Dokumente in edlen Füllfederspitzen: Rhodium wurde früher als Nebenprodukt der Platingewinnung hergestellt, weil es immer mit ihm vergesellschaftet vorkommt. Seine chemisch reine Darstellung ist aufwendig und teuer. Katalytisch aktives Rhodium wird heute vor allem zur Abgasreinigung in der Automobilindustrie eingesetzt. In modernen Kats ist es in porösen Keramikwaben eingelagert und reduziert dort die vorbeiströmenden Stickoxide noch besser als Platin und Palladium. Weil 80% der Gesamtproduktion dafür verbraucht werden und die Nachfrage

auch wegen seiner Verwendung zur Herstellung von Flachbildschirmen steigt, schnellte der Preis für Rhodium derart in die
Höhe (seit 2003 um 1800 Prozent), dass es inzwischen das
teuerste Edelmetall überhaupt geworden ist. Der Rhodiummarkt
gilt als der engste, aber auch undurchsichtigste der Edelmetall-
märkte, da der Handel hier direkt zwischen Produzenten und
Abnehmern stattfindet und die Geheimhaltung entsprechend
hoch ist. Es findet deshalb auch fast kein Handel an den Metallbör-
sen statt. Mit Rhodium beschichtete Flächen besitzen ein hohes
Reflexionsvermögen und sind daher als hochwertige Spiegel
geeignet. Gleichzeitig sind diese Beschichtungen sehr hart und
chemisch stabil. In besonders teuren Füllfederhaltern wird es für
die Spitzen der Schreibfedern verwendet, die man auch heute
noch gern zur Unterzeichnung besonders wichtiger Dokumente
verwendet.

Es gibt gewisse Hinweise auf eine karzinogene Wirkung von
Rhodium. Zur Zeit werden einige Rhodiumcarboxylkomplexe zur
Verwendung in der Krebstherapie untersucht. Es könnte sich um
eine unwissentliche Anwendung des Ähnlichkeitsgedankens
handeln, vergleichbar mit der bekannten Anwendung von
Cisplatin bei verschiedenen Krebsarten. Rhodiumverbindungen
sind nierentoxisch.

Rhodium in der Praxis

9.1 Rhodium metallicum, Moschus

Um ein Haar hätte er beim Vorlesewettbewerb gewonnen; die Angst des Tormanns beim Elfmeter

Der 11-jährige Junge hat strahlende, blitzende Augen, die sehr
wach in die Welt blicken. Er ist ein pfiffiger Kerl, der sich gern vor-
drängt und seinen Schabernack treibt, ohne destruktiv zu sein. Er
kann manchmal wie ein richtiger Entertainer auftreten. Trotz aller
Fähigkeiten ist er vorsichtig und hat Versagensängste, die er nicht
gern zugibt. Seine Mutter hat oft beobachtet, dass er, wenn er einen
gehörten Satz für besonders wichtig hält, diesen ganz leise für sich

wiederholt, bis er jede sprachliche Nuance herausgespürt hat, die seinem kindlichen Verstehen zugänglich ist. Laute Rabauken mag er nicht. Vor Prüfungen und Tests zittert er und muss kurz vorher noch aufs Klo. Vor kurzem hat er in einem Vorlesewettbewerb um ein Haar den ersten Platz belegt, doch ein anderer hat ihn gerade noch überholt. Er hat dabei eine von ihm selbst geschriebene Gruselgeschichte vorgetragen, und der Leiter der Bücherei hat ihm nachher zum Trost gesagt: „Es war ein Genuss, dir zuzuhören. Du bekommst dafür den Literaturpreis."

Aktuell: Heute kommt er, weil er aus lauter Aufregung seit ein paar Tagen Durchfall hat, und ausgerechnet morgen findet ein wichtiges Fußballturnier statt, bei dem er als Torwart (seine Stammposition seit vielen Jahren) nicht fehlen darf. Auch sein häufig auftretender Husten und seine Atembeschwerden sind wieder da.

Vorgeschichte: Er war schon als kleines Kind „nervös", ganz besonders vor seinem Geburtstag. Im Alter von sechs Jahren fieberte er diesem Tag so entgegen, dass er tatsächlich über 39 Grad Fieber bekam. Er plante alle Einladungen schon damals selbst und lud viele Freunde ein. Sein Selbstbewusstsein war immer gut ausgebildet mit einem kleinen Rest von beobachtender Vorsicht, und wer nicht gut aufpasste, den wickelte er leicht um den Finger. Auch seine Mutter gehörte zu diesem Kreis. Sie behandelte ihn immer wie ihren kleinen Prinzen, dem sie kaum einen Wunsch abschlagen konnte, denn er war ihr einziges Kind und ihr Ein und Alles. Wenn er seinen Willen nicht bekam, machte er große Sprüche und konnte schon als kleiner Mann das Blaue vom Himmel herunter reden, bis er doch bekam, was er wollte. Schon als Kleinkind wurde er manchmal so zornig, dass er so lange schrie und die Luft anhielt, bis er blau wurde (*Moschus 200* half ihm damals gut). Der Vater, der einen mittelständischen Elektrobetrieb leitet, übernahm die Rolle der gutmütigen Autorität, und auf ihn hörte er auch. In seinen ersten Lebensjahren hatte er eine leichte Form von Neurodermitis, die bald abklang. Doch seit der Kindheit hatte er häufig Bronchitis, in den letzten Jahren auch Atembeschwerden in der Schule, und oft ist er heiser. Ab seinem sechsten Lebensjahr hatte er leichten Heuschnupfen, gegen den ihm *Histaminum muriaticum 200* immer palliativ half. Schon zu dieser Zeit spielte er als Torwart und war bekannt für seine Ungeduld. Es musste immer alles sofort geschehen, so schnell wie irgend möglich. Er war seit Kindheit der typische Torwart: souverän auftrumpfend, große Sprüche klopfend, gewitzt, immer für das Besondere zu haben und präsent, wenn's drauf ankommt. Einmal hatte seine Mannschaft haushoch verloren, doch sein Trainer spendierte ihm trotzdem eine Wurstsemmel („ohne dich hätten wir doppelt so hoch verloren"). Er war sehr ehrgeizig und lernte in wenigen Monaten Skifahren, verschiedene Schwimmtechniken und Rennradfahren. Damals knirschte er nachts mit den Zähnen, was durch *Hist-m* nur vorübergehend gebessert wurde (die Wirkung hielt mehrere Wochen an, das Knirschen kam aber jedes Mal unverändert zurück). Auch hatte er damals immer wieder unwillkürliche Tics, bei denen er die Lippen anspannte, grimassierte und den Mund so weit aufriss wie er nur irgend konnte. Wenn man ihn darauf ansprach, war es ihm unangenehm, doch dann machte er auf cool und zeigte bewusst, wie weit er den Mund aufreißen konnte. Mit sieben Jahren entdeckte er seine Liebe zur Schauspielerei. Er merkte sich verschiedene Rollen und sprach ihre Sätze fein moduliert nach, bis sie echt klangen. Besonders gern spielte er die Schauspieler der Winnetoufilme nach. Auch Sportjournalisten imitierte er gern und sprach sie nach. Bei spannenden Situationen („wenn's um die Wurst geht") kann er auch heute noch feuchte Hände bekommen. Das ist ihm besonders als Torwart immer noch unangenehm, denn da befindet er sich oft in dieser Lage. Er ist schließlich der Spieler, auf den es ankommt, wenn's brenzlig wird. Mit acht Jahren hatte er wieder Heuschnupfen, redete nachts im Schlaf und war sehr unruhig. Er steigerte sich in alle möglichen Sachen so rein, dass er laut wurde und herumschrie. Wollte immer der Beste sein, auch als Klettermaxe hatte er sich inzwischen einen Namen gemacht. Zu dieser Zeit hatte er große Angst vor der Zeitungsausträgerin, der er einmal die Schuhe mit der Spritzpistole nass gemacht hatte und die ihm darauf androhte, ihm beim nächsten Mal den Kopf abzureißen („dann wär ich ja tot"). Wieder half ihm das altbewährte Moschus, das leider vergessen wurde und das er seit sieben Jahren nicht mehr bekommen hatte. Er wurde viel lieber, anständiger, einfühlsamer, und er knirschte nicht mehr. Eine Gabe *Mosch 1000* hielt über neun Monate an. Ungefähr ein halbes Jahr vor der aktuellen Anamnese kam er im Alter von zehn Jahren zum ersten Mal allein in die Sprechstunde, pünktlich mit dem Glockenschlag, wegen einer Mittelohrentzündung, nachdem er im Regen Fußball gespielt hatte und dann durchnässt nach Hause ging. *Dulcamara D6* half nicht nur prompt, sondern ließ auch noch 15 Warzen am Fuß innerhalb von zwei Wochen verschwinden, die ihn zuvor über ein Jahr lang geplagt hatten.

Analyse, aktuelle Mittelgabe und Verlauf

Dieses Mal bekommt er *Rhodium MK*, und zwar aus verschiedenen Gründen. Einmal war die aktuelle Situation eine typische Rhodiumsituation: morgen findet ein wichtiges Fußballspiel statt. Er muss als bewährter Torwart seiner Mannschaft dabei sein, denn sie zählen auf ihn. Ausgerechnet in diesem Moment wird er krank. Da er eher ein feinnerviger Künstlertyp ist als der kampfbetonte Muskelmann, ist eher die Silberserie angezeigt als die Eisenserie. Das geht auch aus seiner ganzen Vorgeschichte hervor: er löst seine Probleme eher mit der Sprache als mit der Faust. Auch seine knapp verlorene Erstplatzierung beim Vorlesewettbewerb ist eine typische Rhodiumsituation. Ferner hat er immer wieder Bronchitiden mit Stimmverlust, eine Eigenschaft der Silberserie. Auch die früheren Tics passen dazu. Man könnte bei der Bestimmung des Stadiums auch an die anderen Stadien 6–10 denken. Sein Gesamtauftritt ist scheinbar souverän, zumindest möchte er diesen Eindruck erwecken. Doch das Stadium 6 ist viel verdeckter als er, er hat eigentlich den Sieg immer schon so gut wie in der Tasche. Leider klappt es dann manchmal doch nicht, und er wird nur Zweiter. Das ist Stadium 9.

Einen Tag nach *Rhodium MK* hat er einen Anflug von Herpes unter der Nase, was er sonst nicht kennt. Dann geht es ihm rasant besser. Der Durchfall ist zum Spiel schon weg, und danach hören auch seine chronischen Atembeschwerden auf. Vorher hat es in der Schule seit Monaten unterhalb der Brust oft gestochen und er konnte dann kurz nicht atmen. Das erzählt er erst jetzt, nachdem es weg ist. Er sagt, dass er doch deshalb nicht zum Arzt gehen wollte. So vergehen zwei Monate, und das Mittel wird eigentlich grundlos wiederholt, denn es geht ihm gut. Doch danach sagt seine Mutter, seither würde er lauter Supernoten schreiben, meistens eine Eins Minus (ganz knapp unter dem absoluten Spitzenplatz von St.10!). Sie: „Ja ja, das sind halt die Kügele". Darauf er: „Nein Mama, das bin ich, nit die Kügele". Recht hat er!

9.2 Rhodium metallicum

Es reizt sie zu sehen, ob ihre wissenschaftliche Kompetenz bestätigt wird

Die 25-jährige Patientin begegnet mir mit entgegenkommender Freundlichkeit und ist gespannt, was nun in dieser homöopathischen Praxis auf sie zukommt. Auffallend ist ihr wacher Blick, der gespanntes Interesse bekundet. Ihr Mund hat eine gewisse Ähnlichkeit mit dem des vorigen Patienten, er ist auch etwas gespannt und lächelt fein und wissend mit dem linken Mundwinkel. Ferner fällt ihre anämische Blässe auf. Sie ist einfach und geschmackvoll gekleidet und trägt eine einfarbige beige Bluse und darüber eine dunkle Jacke. Am Hals trägt sie als einzigen Schmuck an einer feinen silbernen Kette eine dezente kleine metallische rote Rose im Zentrum und sieben kleine Rubine darum herum.

Sie hat oft Herzklopfen und leicht erhöhten Blutdruck und nimmt dagegen seit einem Jahr niedrig dosiertes Atenolol. Auch hat sie seit über einem Jahr Höhenangst. Das alles begann, als sie in Berlin in einem Wolkenkratzer in großer Höhe und bei stickiger Luft plötzlich Herzrasen bekam. Es kommt immer noch ab und zu vor, dass das Herz stolpert. Danach durchzuckt es sie wie ein Schreck oder ein Schock durch den ganzen Körper. Sie reagiert allergisch auf Reis, es kann schon nach fünf Minuten zu Lippenausschlag und Atemnot kommen. Wenn sie etwas Kaltes trinkt, wird es besser.

Sie leitet ein wissenschaftliches Labor und betreut physikalisch-chemische Studien. Sie ist fasziniert von Strukturformeln und der Fähigkeit, daraus mögliche Wirkungen vorherzusagen. In der Grundschule hatte sie noch Angst vor der Chemie, weil es da so oft Explosionen gibt, doch im Gymnasium fand sie das klasse und interessant, so dass sie ihre spätere Ausbildung in einer Chemieschule fortsetzte. Das Lernen fiel ihr so leicht, dass sie immer die Beste war, obwohl sie anfangs zweifelte, ob sie mit den Studierten mithalten könnte. Später wurde ihr die Leitung eines Labors angetragen, und sie sagte zu. Die wissenschaftliche Arbeit im Labor macht ihr große Freude, das ist ihr Leben, und ein Familienleben stellt sie noch zurück.

In ihrer Freizeit spielt sie Querflöte und Piccoloflöte. Vor Auftritten hat sie Lampenfieber und kann zwei Tage vorher nichts essen. Man merkt ihr das in diesen Momenten nicht an. Sie scheint für andere sogar die Ruhe in Person zu sein, doch innerlich ist sie in Aufruhr. Vor kurzem war ein Feueralarm in der Firma, der sich später als Übung herausstellte, und auch da organisierte sie die Abläufe perfekt, obwohl sie sich innerlich überfordert fühlte. Sie kann alle überzeugen, nur sich selbst nicht. Das würde sie liebend gern ändern, sie würde sich am liebsten selbst neu erfinden.

Analyse, Mittelgabe und Verlauf

Anfangs erhält sie *Bambus*, das Mittel aus der Familie der Gräser wie der Reis, den sie nicht verträgt, das bei beruflich engagierten Frauen ohne Familienleben manchmal hilft und bei ihr zwar anfangs bessert, aber nicht heilt. Sobald sie das Atenolol weglässt, kommt das Herzrasen wieder. *Ignatia*, ebenfalls komplex und wissenschaftlich interessiert, wirkt besser, heilt aber auch nicht. Am besten war noch *Oryza C30* (Reis), das sie tiefer und erholsamer schlafen ließ und sie beruhigte. Doch ab und zu braucht sie noch Atenolol, wenn das Herz wieder heftig pocht.

So sind über drei Jahre vergangen, bis sie wiederkommt. In der Zwischenzeit hat sie noch manchmal Herzrasen gehabt, doch viel seltener als früher. Sie kann es nun selbst stoppen, indem sie Kopf und Oberkörper vornüber beugt. Sie ist wieder blasser geworden und fühlt sich geschwächt, hat öfters Infekte, die mit Halsweh beginnen. Inzwischen ist sie Gruppenleiterin und hat ein eigenes Team aufgebaut. Sie zieht die Arbeit an sich, alle kommen zu ihr und fragen sie, doch ihr wäre es lieber, wenn die Mitarbeiter selbstständiger wären. Sie ist manchmal so gespannt, dass sie es als große Erleichterung empfinden würde, laut schreien zu dürfen. Das tut sie aber nicht, und dann bekommt sie ein Kloßgefühl im Hals.

Es reizt sie zu sehen, ob ihre wissenschaftliche Kompetenz ausreicht, um auch in einem anderen Betrieb anzukommen, und so bewirbt sie sich. Als sie prompt eine Zusage erhält, freut sie sich über die Bestätigung, bleibt jedoch gern an ihrer alten Arbeitsstelle. Sie hat ja eine höhere Position erreicht, als sie sie jemals mit ihrer Ausbildung erwartet hätte. Sie will nicht noch höher hinaus. Vor allem dieses Bedürfnis nach Bestätigung ihrer wissenschaftlichen Kompetenz löst bei mir endlich den Gedanken an *Rhodium* aus. Ihre Bewerbung ist erfolgreich, doch sie braucht sie nicht mehr in die Tat umzusetzen, weil es ihr gar nicht um eine neue Arbeit geht, sondern nur um die Bestätigung (Stadium 9) ihrer intellektuellen Kompetenz (Silberserie). Rückblickend lassen sich zahlreiche weitere Hinweise finden. Für die Silberserie sprechen außer ihrer Freude an wissenschaftlichen Themen auch ihre Fähigkeit, andere intellektuell anzuleiten, Gedanken zu vermitteln, und nicht zuletzt ihr Hobby der silbernen Querflöte, die den Hauch des Atems durch ein komplexes System von Klappen in Musik umsetzt. Vielleicht ist auch das Bedürfnis zu schreien ein Ausdruck der Silberserie, denn die Stimme wäre das gesuchte Ventil, und der Schrei bleibt im Halse stecken. Für Stadium 9 spricht vieles: die Spannung vor Auftritten, und vor allem ihr Wunsch nach Bestätigung ihrer Kompetenz, die sie ja eigentlich in vollem Maß besitzt. Es fehlt ihr sozusagen nur noch die Unterschrift. Schon in der Schule war sie immer die Beste, obwohl sie anfangs zweifelte, ob sie mit den Studierten mithalten könnte.

Als ich sage, dass ich ihr *Rhodium* geben möchte, ist sie verblüfft: „Was? Damit arbeite ich doch gerade! Ich untersuche für einen

Auftraggeber soeben verschiedene Rhodiumsalze!" – wie das Leben so spielt. So bekommt sie nun *Rhodium 1000* und ein Rezept über *Rhodium LM6* für später. Nach vier Wochen wirkt sie wie verwandelt. Kein Schwächegefühl mehr. Auch die Blässe ist weg. Sie ist selbst überrascht, wie sehr sie sich geändert hat: sie setzt Mitarbeitern Grenzen, sagt, was sie denkt, hat dann kurz das alte Schuldgefühl, dies nicht zu dürfen, doch keiner ist ihr böse, im Gegenteil, sie wird in ihrem Handeln akzeptiert, angenommen. Das erleichtert ihr die Arbeit sehr, überhaupt geht alles leichter. Vorher hat sie immer gedacht, sie würde als Nörgler angesehen, wenn sie bestimmt auftritt. Doch das Gegenteil ist der Fall, man bestätigt sie in ihrer fachlichen und menschlichen Autorität und Kompetenz. Das gibt Sicherheit. Sie tritt kurz danach in einen Musikverein ein, und auch dort fühlt sie sich souveräner als zuvor. Sie nimmt noch einige Wochen *Rhodium LM6* ein, und dann lässt sie es weg, weil sie das Gefühl hat, es nicht mehr zu brauchen. Es geht ihr gut.

Neun Monate später trete ich wegen der Publikation des Falles wieder mit ihr in Kontakt. Der Musikverein hat ihr inzwischen den Vorstand angetragen, und sie hat angenommen. Herzrasen und Höhenangst? Lange vorbei, das war einmal. Sie hat sich tatsächlich neu erfunden. Die letzte Bestätigung, die immer fehlte, die hat sie in sich selbst gefunden. Es geht ihr einfach gut.

9.3 Rhodium metallicum

Lampenfieber auf dem Weg zum Superstar: Spannungskopfschmerz

In diesem Fall hilft *Rhodium* einem 15-jährigen Jugendlichen bei heftigen drückenden Spannungskopfschmerzen. Der Junge sieht gut aus, ist schlank und willensstark und hat ein fein geschnittenes Gesicht mit intelligenten Augen. Die Kopfschmerzen sitzen in Stirn und Scheitel und sind besonders schlimm, wenn es regnet oder schlechtes Wetter gibt. Diese Schmerzen hat er schon seit Monaten, doch seit sechs Wochen treten sie fast täglich auf und werden immer heftiger und häufiger. Er sieht selbst eigentlich keine Sorgen oder andere Anlässe, die seine Beschwerden erklären würden. Er will später Musik studieren und kann sich durchaus vorstellen, mal ein Superstar zu werden. Er ist sehr ehrgeizig und gibt keine Ruhe, bis er etwas richtig beherrscht. Er muss es perfekt können und übt so lange, bis er jedes Detail im Griff hat. Er hat Lampenfieber bei öffentlichen Auftritten mit seiner Band, in der er E-Gitarre spielt. Er träumt oft vom Schachspiel und besonders von Türmen, die hoch aufragen und ihn stoppen.

Analyse, Mittelgabe und Verlauf

Aus diesen wenigen Angaben ergeben sich doch genügend Hinweise, um auf *Rhodium* zu kommen. Für die Silberserie spricht sein Wunsch, als Superstar einmal groß rauszukommen, sowie seine musikalische Aktivität in einer Band. Sein leistungsbereiter Ehrgeiz und seine Willensstärke sind recht typisch für ein Metall. Und Stadium 9 ergibt sich aus seinem Lampenfieber kurz vor dem Auftritt und sein Bedürfnis, alles bis zur Perfektion und in jedem Detail zu beherrschen, bevor er ganz zufrieden ist. Auch die hohen Türme sprechen symbolisch für ein Element der Silber- oder Goldserie im Stadium 9 oder 10.

Rhodium 200 und *1000* in kurzem Abstand hilft rasch. Am ersten Tag nach der Einnahme hat er so heftige Kopfschmerzen, dass er sich hinlegen muss, doch ab dem zweiten Tag hören die Schmerzen auf und sind nun seit fünf Jahren nicht wiedergekommen. Nach drei Monaten hat er laut Auskunft seiner Mutter einen Riesensprung vorwärts gemacht. Das Lampenfieber ist nur noch gering vorhanden, und sein Selbstbewusstsein ist viel besser.

9.4 Rhodium metallicum

Mündlich die eins, schriftlich die vier

Eine 14-jährige Rhodiumpatientin aus einer angesehenen Familie hat das Problem, in schriftlichen Prüfungen zu versagen, während sie bei mündlichen Prüfungen gut abschneidet. So hat sie seit zwei Jahren in Mathe im Schriftlichen immer eine vier, während sie mündlich mit eins abschneidet. Diese merkwürdige Diskrepanz fiel ihrer Lehrerin auf. Sie empfahl ihr, einen homöopathischen

Arzt aufzusuchen. Die würden bei solchen Dingen manchmal gut helfen können. Eigentlich ist sie selbstbewusst, doch sobald sie den ganzen Berg von Aufgaben auf dem Blatt schriftlich vor sich sieht, reagiert sie mit einem kompletten Blackout. Sie ist dann vielleicht fünf Minuten lang völlig blank und kann gar nichts machen. Erst dann arbeitet sie sich langsam durch die Fragen, aber immer mit diesem Gefühl von „das ist zu viel". Dagegen ist bei einer mündlichen Prüfung immer nur eine Frage dran, und das ist überschaubar. Überhaupt ist die Überschaubarkeit ein wichtiger Punkt für sie. Sie hat schon als Kind die Fähigkeit gehabt, sich in einer fremden Großstadt rasch zurechtzufinden. Dazu nimmt sie sich die Karte vor, merkt sich ein paar wichtige Straßen oder Türme, von denen aus sie den Überblick hat, und von dort aus orientiert sie sich dann weiter. Sie spielt Klavier und Saxofon und will Lehrerin oder Tierärztin werden.

Analyse, Mittelgabe und Verlauf

Der komplette Blackout während der Prüfung ist Stadium 9 oder 10, doch die Angst vor der Prüfung ist 9. Die Silberserie erkennen wir inzwischen leicht (berühmte Familie, Freude an Übersicht, Großstadt, spricht gewandt, Klavier und Saxofon, Lehrerin, Tierärztin). So bekommt sie *Rhodium 1000*. In derselben Nacht träumt sie wild und wacht immer wieder auf, doch sie erinnert sich morgens an keine Details mehr. Vier Wochen später ist sie sehr erleichtert. Sie ist nicht mehr so aufgeregt vor Prüfungen, hat keine Angst mehr davor und kann sich während des Tests besser konzentrieren. In schriftlichen Leistungstests ist sie besser geworden. So sind nach weiteren vier Wochen auch die Noten besser, die positive Veränderung hält an. Die Mutter sagt, sie sei auch nicht mehr so ungeduldig. Das Mittel wird noch einmal wiederholt ohne deutlichen Effekt. Das Problem ist gelöst. Zwei Jahre lang hat sie nichts mehr gebraucht.

Rhodium und Lampenfieber

Die Fälle 9.1, 9.3 und 9.4 hatten Lampenfieber. Dafür gab man früher als bewährte Indikation *Argentum nitricum* oder *Gelsemium*, das eine ein mineralisches, das andere ein pflanzliches Silberserienmittel; manchmal auch *Strophantus*, wenn es um schwerste Schicksalsprüfungen geht. Besonders in Fall 9.1 hätte man normalerweise *Arg-n* oder *Gels* gegeben, Durchfall bei Lampenfieber. Doch seit der Theorie der Elemente haben wir in unserer Praxis bei Lampenfieber mit den Rhodiumsalzen und bei Prüfungssituationen mit den Kobaltsalzen noch bessere Ergebnisse erzielt. Beide sind Stadium-9-Mittel mit der entsprechenden Erwartungsspannung, die eben bei Stadium 9 größer ist als bei Stadium 11 (*Arg-n* ist St.11, und seine Erwartungsspannung liegt eher in seinem Nitricum-Anteil). Kobalt als Mittel der Eisenserie eignet sich besonders für schriftliche Prüfungen von Büffelfächern ohne kreativen oder inspirativen Gehalt, bei denen kein Auftritt vor anderen bewertet wird, sondern die Wiedergabe von Regeln und gepaukten Lehrinhalten. Führerscheinprüfungen sind ein typisches Beispiel für Kobaltverbindungen, und die Ergebnisse mit diesen Mitteln sind sehr dankbar. Wenn nur einfache Lehrinhalte wiedergegeben werden müssen, wie z.B. bei Vokabelarbeiten oder anderen Tests in der Schule, hilft einem meist *Cobaltum phosphoricum*. Wenn es sich aber um die fieberhafte Angst vor kreativen Auftritten von Künstlern handelt, also um das eigentliche „Lampenfieber", dann hilft meist *Rhodium* oder eine seiner Verbindungen, denn es geht um den Auftritt im Licht der Öffentlichkeit. Die Lampen sind auf den Künstler gerichtet, und aller Augen ruhen auf ihm. In dieser Situation ist *Rhodium* ebenso souverän wie *Kobalt* vor dem Führerschein.

10. Palladium

1	2	3	4	5	6	7	8	9	10	11	12	13	14	15	16	17	18
37	38	39	40	41	42	43	44	45	46	47	48	49	50	51	52	53	54
Rubi	Stron	Yttr	Zirc	Niob	Moly	Tech	Ruth	Rhod	**Pall**	Arg	Cadm	Ind	Stann	Ant	Tell	Iod	Xen

---

Stadium 10: Absolute Spitze, vollendet

Nun ist man ganz oben auf dem Gipfel, sozusagen absolute Spitze, und jeder weiß das. Man strahlt im Glanz des Siegers. Alles passt zusammen. Mit natürlicher Autorität kann man als Meister frei und unabhängig entscheiden. Alles fällt einem zu. Doch nichts führt so leicht zum Hochmut wie der totale Erfolg. So kann das vollendete Gleichgewicht auf dem Zenit umkippen, und ein Fall aus dieser Höhe geht oft ins Bodenlose. Wer im Mittelpunkt des Interesses steht, kann an diesem Wendepunkt rasch zum Exzentriker werden. Starrsinn, fixiertes oder sprunghaftes Verhalten können sich einstellen. Der schmale Grat des Erfolgs lässt wenig Spiel nach beiden Seiten. Auf dem höchsten Punkt ebenso wie im Mittelpunkt ist es einsam, es kann dort immer nur Einen geben. Allzu selbstverständliche Sicherheit kann durch fixierten Starrsinn zu zwanghafter Arroganz oder sprunghafter Unberechenbarkeit führen. Der höchste Erfolg wird damit oft der Wendepunkt zum Abstieg und zum tiefen Fall. Es ist wie der Höhepunkt des Jahres: die Sommersonnenwende wird zwar noch wärmere und schönere Tage bringen, doch der Winter naht gewiss, und kein Erfolg währt ewig.

Schlüsselbegriffe: Erfolg. Sieg. Zenit. Spitze. Vollendet. Hoch. Edel. Glänzend. Offensichtlich. Autorität. Meister. Selbstverständlich. Unabhängig. Völlig stimmig. Mittelpunkt. Wendepunkt. (Un)Gleichgewicht. Hochmütig. Exzentrisch. Sprunghaft. Starr. Fixiert.

Stadium 10 der Silberserie: Palladium

Stadium 10: Erfolg. Sieg. Zenit. Spitze. Vollendet. Hoch. Edel. Glänzend. Offensichtlich. Autorität. Meister. Selbstverständlich. Unabhängig. Völlig stimmig. (Un)Gleichgewicht. Mittelpunkt. Wendepunkt. Hochmütig. Exzentrisch. Sprunghaft. Starr. Fixiert.	*Silberserie:* Ideen vermitteln. Die Macht der Gedanken. Veröffentlichen. Darstellen. Show. Ruhm. Publicity. Wissenschaft. Kunst. Kultur. Kreativität. Originalität. Ästhetik. Eleganz. Empfindliches Ehrgefühl. Subtile Arroganz. First Lady.

Einige abgeleitete Themen von Palladium

- Höchste wissenschaftliche Lorbeeren: Nobelpreis
- Sonnt sich im gebührenden Applaus nach einem glänzenden Sieg
- Ein atemberaubendes Konzert macht hochmütig
- Ich bin schließlich die Frau des Präsidenten! First Lady im Mittelpunkt
- Auf dem Gipfel des intellektuellen Ruhmes ahnt man, wie tief man fallen kann
- Exzentrischer Schriftsteller rechtfertigt sich arrogant
- Chefredakteur mit fixen Ideen vereinsamt zunehmend

Ausgewählte Symptome des Arzneimittelbildes von Palladium

Palladium ist von allen bisher genannten Elementen der Silberserie das erste gut geprüfte Mittel. Hier ergibt sich also die Möglichkeit, nach Übereinstimmungen der Prüfungssymptome mit der Theorie der Elemente zu suchen. Man sieht deutlich, wie vor allem das von Constantin Hering entwickelte Palladiumbild die Theorie der Elemente bestätigt und wie vollendet sich die beiden Ansätze zu einem tieferen Verständnis der Mittel ergänzen:

- Verlangt nach der Anerkennung anderer, nach der guten Meinung anderer
- Eigensinnig und starrköpfig, versucht aber, liebenswürdig zu erscheinen
- Exzentrizität
- Heiter in Gesellschaft, danach erschöpft
- Sie ist hochmütig und gekränkt, wenn ihr nicht geschmeichelt wird
- Zwanghafte Neigung zu reden; spricht immer von sich selbst
- Stolz; verletzter Stolz; fühlt sich vernachlässigt
- Wahnidee: er sei beleidigt worden; er würde beschimpft; dass man sie nicht schätzt

Constantin Hering hat dieses Mittel geprüft und beschreibt seine Essenz so: „Sie legen großen Wert auf die (gute) Meinung anderer und messen dem, was andere (über sie) denken, übergroße Bedeutung bei, sind daher in Gesellschaft sehr erregbar und ihre Beschwerden sind am folgenden Tag schlimmer." In seinen ‚Guiding Symptoms' nennt er als klinische Wirkungsrichtung geistige Störungen, die als Begleiterkrankung ovarieller Krankheiten bei intelligenten Frauen auftreten, und zahlreiche neuralgische Störungen.

Adolf Voegeli formuliert die gleiche Essenz etwas anders: „Heftiges Verlangen, sich auszuzeichnen, bewundert zu werden, überall der Erste zu sein. Klappt nach solchen Zurschaustellungen in Gesellschaft oder Versammlungen erschöpft zusammen oder weint"[11].

Palladium, Substanzkenntnis

Palladium ist ein seltenes silberweißes Edelmetall der Platingruppe. Das Element tritt in der Natur fast immer zusammen mit Platin auf, allerdings nur in geringen Mengen. Gelegentlich kommt es auch in gediegener Form vor. Es behält seinen Glanz und läuft an der Luft nicht an, auch wenn es deutlich reaktiver ist als das

---

11 Beides zitiert in Seideneders Mitteldetails, S .4451

verwandte Element Platin. In seinem Edelmetallcharakter ist es eher dem benachbarten Silber ähnlich. Wie Gold lässt es sich zu sehr dünnen Folien auswalzen. Weißgold ist eine Gold-Palladium-Legierung mit hohem Goldanteil.

Pallas Athene, die Göttin der Intelligenz, der Künste und Wissenschaften: Palladium wurde 1803 von Wollaston entdeckt, der auch das Rhodium gefunden hatte. Er benannte es nach dem kurz zuvor entdeckten Asteroiden Pallas, der seinerseits nach der griechischen Göttin Pallas Athene benannt worden war. Er hätte auch nach der Theorie der Elemente wahrlich keinen besseren Namen für diesen Inbegriff der Silberserie finden können. Pallas Athene war die Göttin der Wissenschaften, der Intelligenz und der Künste, der Kriegstaktik und der Großstädte. Sie war die Schutzgöttin und Namensgeberin der Hauptstadt Griechenlands, Athen. Pallas Athene war eine Tochter des Zeus, die seinem Haupte in voller Rüstung entsprungen war, ihrem Vater als Kopfgeburt seines Geistes ebenbürtig. In der Odyssee begleitete und behütete sie Odysseus auf seinen Irrfahrten und Abenteuern. Außerdem führte sie Perseus bei der Enthauptung der Medusa. Sie ging niemals eine Liebesbeziehung ein und war durch die Anmaßung anderer, die ihre Vormachtstellung in Zweifel stellten, leicht zu kränken. So verwandelte sie ihre Widersacherin Arachne, die ihre Souveränität in der Webkunst in Frage stellte, in eine Spinne.

Hoher Idealismus in Form höchster Wasserstoffaffinität: Palladium besitzt die höchste Absorptionsfähigkeit aller Elemente für Wasserstoff. Je feiner die Partikelgröße, desto mehr Wasserstoff kann es absorbieren. Kolloidale Palladiumlösungen können das 3000-fache des eigenen Volumens an Wasserstoff binden[12]. Die dabei entstehenden Metallhydride sind besonders zur Herstellung

---

12 Der kolloidale Zustand, also die schwebende Löslichkeit feinster, nicht mehr sedimentierender Metallteilchen, ergibt sich bei Palladium wie bei Silber im Nanobereich (10^{-9} m) um 10–100 nm theoretisch ungefähr ab der achten Verreibungsstufe. Allerdings dürfte die nötige Partikelgröße durch die Verreibung im Mörser oder in der Reibschale kaum erreicht werden. Moderne Reibschalen erreichen nur eine Partikelgröße bis in den Mikrometerbereich (10^{-6} m) bis 50 µm. (Vgl. S. 60 unter Molybdän: Änderung der Eigenschaften durch Verreibung)

von Wasserstoffspeichern z.b. für wasserstoffgetriebene Autos geeignet. Es liefert das Elektrodenmaterial für Brennstoffzellen. Beim Erwärmen auf 40–50°C entweicht der Wasserstoff und liegt dann in einer besonders reaktionsfähigen Form vor. Erhitzte Palladiumbleche sind für Wasserstoff durchlässig und dienen daher auch zur Reinigung von Wasserstoff. Die Wasserstoffaffinität von Palladium wird auch katalytisch zur Hydrogenierung und Dehydrogenierung genutzt. Auch hier entfaltet es seine katalytische Aktivität besonders in feinsten Partikeln, aufgebracht auf Aktivkohle oder Kieselsäure.

Die besondere Wasserstoffaffinität von Palladium lässt sich auch durch die Theorie der Elemente verstehen. Scholten wies darauf hin, dass Wasserstoff und Stadium 10 viele Gemeinsamkeiten haben. Bei Palladium wird der Idealismus, der auch beim Wasserstoff bekannt ist, durch die ideelle Natur der Silberserie in Stadium 10 besonders verstärkt: die höchsten Ideen der Silberserie sind in Palladium gesteigert vorhanden, und Hydrogen ist der Idealismus an sich, die Antithese des Materialismus. So finden sich auch in der Theorie der Elemente Ähnlichkeiten zwischen Palladium und Hydrogen.

Palladium in der Praxis

10.1 Palladium metallicum

Der kleine Erfinder voller Ideen, der Licht und Beifall braucht

Ein 9-jähriger Junge kommt mit seiner Mutter, weil er so zappelig und nervös ist, er sei ein richtiges "Fiddele". Es ist gerade Winter, und bald wird er im Frühling wieder seinen Heuschnupfen bekommen. Ob man da auch was machen könne.

Er lächelt selbstbewusst und mit sicherem Blick, fast etwas herablassend. Er kann einfach nicht ruhig sitzen. Oft zuckt sein linker Mundwinkel und sein rechtes Auge. Er will Erfinder werden, wobei er die Ideen liefern würde und ein Kollege müsse es dann bauen. Er denkt dabei an ein neues Auto, das überm Boden schwebt und überall hin kann. Auch will er einmal bei den Olympischen Spielen als Leichtathlet teilnehmen. Er erzählt das alles recht selbstverständlich, ist sehr von sich eingenommen, ohne in völlig sinnlose Prahlerei zu verfallen, er begründet seine Ideen mit theoretischen Überlegungen. Die Mutter sagt, er weiß alles besser. Er kann schlecht alleine spielen. Er braucht die Gesellschaft anderer Kinder und deren Bewunderung. Er hat nur die eine Angst, dass er bei anderen nicht so gut ankommen könnte, wie es ihm seiner Meinung nach zusteht. Er mag die Dunkelheit nicht und will nicht allein einschlafen.

Seine Lieblingsfarben sind blau 16C und rot 8C.

Analyse, Mittelgabe und Verlauf

Das ganze psychische Bild ist typisch für Palladium, wie man leicht sieht. Er will als Erfinder und Ideengeber gelten (Silberserie), und der Kollege muss es dann umsetzen. Er ist sehr von sich eingenommen und voll überzeugt von sich, Stadium 10. Er ist kreativ und will an den Olympischen Spielen teilnehmen, typisch Silberserie. Dass er bei alledem den Applaus und die Bewunderung anderer braucht, kennen wir auch aus dem skizzierten Arzneimittelbild von *Palladium*. Die Farbvorliebe blau bestätigt die Wahl dieses Mittels.

Er erhält *Palladium 30* und *1000* in kurzem Abstand. Nach vier Monaten kommt das erste Feedback: er sei schon in den ersten zwei Wochen deutlich ruhiger geworden. Die Zappelei und der Heuschnupfen sind um 80% besser geworden. Er schläft inzwischen auch allein ein und hat keine Angst mehr, wenn es dunkel ist.

10.2 Palladium metallicum

Ich bin upper-class

Die Patientin hat schon seit Kindheit oft Schmerzen in den Augenhöhlen, die sie als Kopfschmerzen bezeichnet. Die Augen fühlen sich wie zu groß für die Höhlen an und drücken nach vorn. Besonders das linke Auge schmerzt und wird schlimmer beim Blick nach links. Die Hauptzeit ist meist zwischen 14 und 17 Uhr. Oft schläft sie schlecht.

Sie ist eine junge Chemikerin, die sich mit hohem Ehrgeiz aus einfachen Verhältnissen selbst emporgearbeitet hat und ganz für ihre Karriere lebt. Ihre erste berufliche Tätigkeit als Arzthelferin hat nicht ganz ihren Vorstellungen entsprochen. Erst als sie auf Chemie umsattelte, konnte sie ihre Entwicklungsmöglichkeiten voll entfalten. Sie wollte immer die Beste sein, und sie wurde die Beste. Als Jugendliche spielte sie in einer Theatergruppe. Schon in der Ausbildungszeit als Chemielaborantin war sie in einer Firma mit über 7000 Mitarbeitern unter den besten drei Lehrlingen. Sie erhielt zahlreiche Preise. Ihre einzige Angst war, dass sie dumm dastehen könnte, wenn sie ihrer Top-Position einmal nicht gerecht würde. Manchmal träumte sie auch, dass sie irgendetwas Essenzielles vergessen hat und eine Prüfung nicht besteht. Dann sieht sie sich während der Prüfung kein Wort herausbringen, sie hat einen totalen Blackout. Auf ihrem Anrufbeantworter meldet sie sich mit den Worten: „seid kreativ und hinterlasst mir 'ne Nachricht."

Ihre Farbvorliebe ist eindeutig blau 15C „und sonst nichts".

Analyse, Mittelgabe und Verlauf

Ihre distinguierte Art sowie ihre wissenschaftliche Karriere als Chemikerin sprechen für die Silberserie. Auch ihr Hobby in der Theater AG und ihr Sinn für Kreativität sprechen dafür. Die Differenzierung zwischen Stadium 9 und 10 ist nicht ganz einfach. Für 10 spricht ihr selbstverständlich sicheres Auftreten, das nur in einem Punkt damit kontrastiert, dass sie ihrer Top-Position eventuell einmal nicht gerecht werden könnte. Der wiederholte Traum, etwas Wichtiges vergessen zu haben und die Prüfung nicht zu bestehen, könnte auch für St.9 sprechen. Allerdings gibt ihr Traum einen Blackout während der Prüfung wieder und nicht vor der Prüfung, was eher auf 10 hindeutet; doch das ist vielleicht Haarspalterei. Auch die Farbvorliebe bringt hier keine Klärung, denn beide Mittel, *Rhodium* und *Palladium*, mögen ein mittleres Königsblau 15–16C. In diesem Fall hilft uns die Handschrift, denn hierin unterscheiden sich die beiden Mittel deutlich[13].

Sie erhält *Palladium 200*. Innerhalb der ersten zwei Wochen wird ihr Schlaf erholsamer, und die Kopfschmerzen sind weg. Sie selbst und auch die Umgebung bemerkt eine Änderung ihres Verhaltens. Sie kann auch mal einen Fehler bei sich zulassen. Sie sagt, dass sie sich auf einmal nicht mehr selbst im Wege steht, und sie wundert sich, warum sie die Dinge nicht schon vorher so sehen konnte. Es ist auf einmal alles so einfach. Ihre chronischen Kopfschmerzen bleiben auch in der Folgezeit einfach weg. Doch nach einigen Jahren hat sie eine dunkle Phase, in der sie sich auf ihren Lorbeeren ausruht und etwas auf Abwege gerät. Ihre Eltern boykottieren sie, und als sie ihr nicht einmal zum Geburtstag gratulieren, ärgert sie sich sehr: „Ich bin upper-class, denen zeig ich's". In dieser Zeit, sechs Jahre nach der ersten Gabe, erhält sie *Palladium XM*. Drei Monate später wird sie schwanger, und ihr ganzes Leben beginnt sich erneut zu ändern. Sie wird weicher, innerlicher, zurückhaltender. Die Karriere ist nicht mehr alles, sie heiratet und ist sehr glücklich mit ihrem Mann. Ihr Sohn ist ein sehr feines Wesen, hat schon als Säugling sehr ausdrucksvolle Augen und ein ungewöhnlich ausdrucksvolles Gesicht. In dieser Zeit ändert sich auch nach über 18 Jahren ihre Farbvorliebe. Nun mag sie Goldgelb 3C. Ihr Ehering ist übrigens aus Palladium.

---

13 Handschrift und Homöopathie, S .257 und S. 279. Die Handschrift unserer Patientin ist in „Handschrift und Homöopathie" nicht abgebildet, doch die zwei gezeigten Palladium-Referenzschriften (Fälle von H.V. Müller) sind der ihrigen frappierend ähnlich. Eine der beiden gezeigten Patientinnen, die gewohnt ist, immer im Mittelpunkt zu stehen, schildert ihren typischen Palladiumzustand so: „Fühle mich schlapp, wenn ich nicht unter Menschen bin. Unter Menschen gehend, stehe ich dann unter Spannung, wer könnte mir wohl begegnen? Was tun, wenn mich jemand anspricht? Was mögen die wohl über mich denken?"

10.3 Palladium metallicum

Applaus verleiht Flügel

Hier handelt es sich nur um eine episodische Wirkung von *Palladium* bei einer ehrgeizigen Schauspielerin und Sängerin, die das Rampenlicht und den Applaus fast wie eine Droge braucht. Dieses Lob verleiht ihr Flügel, dafür gibt sie alles. Auch in der Sprechstunde hat sie jedes Mal ihren Auftritt und schildert ihre Beschwerden voller Dramatik. Es dreht sich alles nur um sie, man muss zuhören, da gibt es nichts. Sie ist in ihrem Redefluss viel dynamischer und extrovertierter als die vorige Patientin. Sie hat jedoch die gleichen Ängste wie diese, nämlich dass sie bei einem Bühnenauftritt versagen könnte und dass man ihr dann nicht den gebührenden Beifall spendet. Sie sagt sogar, dass sie es als befreiend empfinden würde, wenn sich nicht immer alles nur um sie drehen müsste. Sie hat Angst, nicht geliebt zu werden.

Ihre Farbvorliebe ist blau 15C.

Analyse, Mittelgabe und Verlauf

Hier wurde zuerst das Repertorium zu Rate gezogen: die viel zu kleine Rubrik „desires flattery" = will geschmeichelt werden (unwahrscheinlich, dass nur drei Mittel dieses Symptom haben sollen; es kann für alle Mittel von Stadium 7 zutreffen) enthält *Palladium* zweiwertig. Dieses Mittel deckt sich mit ihrer Farbvorliebe, und auch das Schriftbild passt recht gut zu anderen Palladiumfällen.

In den ersten Nächten nach *Palladium 1000* schläft sie sehr unruhig. Sie wälzt sich im Bett herum und träumt einen typischen Palladiumtraum: sie verhandelt mit verschiedenen Personen und rechtfertigt ihre überlegene Position, denn sie will weiterhin gemocht und bewundert werden. In den nächsten zwei Monaten fühlt sie sich mehr eins mit sich selbst. Ihre Auftritte werden erfolgreicher, und sie hat auch keine Ängste mehr, bei einem Auftritt zu versagen. Das Mittel hat in späteren Jahren bei Wiederholung keine Wirkung mehr gezeigt.

Kommentar

Palladium sulfuricum wäre ähnlicher gewesen. Ihr Bedürfnis, geliebt zu werden und ihr etwas distanzloses Auftreten entsprechen eher *Sulfur*. Ihre innere Erlebniswelt wird durch *Palladium* allein nicht ausreichend beschrieben, sondern hat auch Anteile von *Sulfur*. Die etwas rücksichtslose Egozentrik entspricht eher einem spätpubertären Teenager und würde besser zu einem Mittel der Siliziumserie passen, wozu *Sulfur* gehört. Die Selbstliebe von *Palladium* ist künstlerisch verfeinerter, sublimierter. Man findet beide Elemente bei ihr, doch *Pall-s* gab es damals bei keinem Hersteller.

10.4 Palladium metallicum

Entweder bin ich die Beste oder ich lass es bleiben

Das kräftige, selbstbewusste, sehr von sich eingenommene 10-jährige Mädchen wird von ihrer Mutter gebracht, weil sie Konzentrationsschwächen in der Schule und bei den Hausaufgaben hat. Sie ist willensstark, trumpft rasch auf und kann ziemlich vorlaut sein. Doch als die Mutter sagt, dass sie ebenso rasch eingeschnappt reagiert und sofort losheulen kann, wenn etwas nicht gleich nach ihren Vorstellungen läuft, geht sofort die Klappe bei ihr runter und sie ärgert sich. Wenn sie bewundert wird, ist sie lebhaft und leistungsfähig. Sie muss einfach die Beste sein. Wenn sie sich zu den Hausaufgaben hinsetzt und eine Frage nicht gleich versteht, so ärgert sie sich und wirft das Heft hin. Sie spielt viel lieber Theater oder würde gerne reiten, anstatt zu büffeln. In einem Theaterspiel war sie kürzlich der Star. Sie spielte die Kaiserin und bekam dafür rauschenden Beifall. Dafür lebt sie, und auch Pferde mag sie sehr. Sie träumt oft von Pferden. Sie reitet den wilden Leithengst einer ganzen Herde, einen Rappen, und das ganz ohne Sattel und Zügel, sie leitet ihn nur mit ihren Gedanken. Als sie das erzählt, redet sie sich ganz in Eifer, so toll war der Traum.

Ihre Farbvorlieben sind blau 16C und orange 5C.

Analyse, Mittelgabe und Verlauf

Sie muss die Beste sein: Stadium 10. Sie spielt im Theater die Kaiserin und bekommt großen Beifall. Sie lenkt den Leithengst nur mit ihren Gedanken: Silberserie, *Palladium*. Die Farbvorliebe spricht auch eher für Palladium als für Platin, das ein knapp neben dem Orange stehendes Orangerot 6C bevorzugt. Sie bekommt *Palladium 1000*. Sechs Wochen später kommt der erste Anruf: sie sei in der Schule viel besser geworden. Sie hat mehr Antrieb, heult nicht mehr gleich los, wenn was nicht klappt, und sie hat jetzt richtig Spaß an der Schule. Ein Jahr später kommt sie mit den Worten: „Ich bin jetzt die Klassenbeste. Die Leute in meiner Klasse sind alles nur Chaoten." Sie hat nun Glaskörpertrübungen und sieht verknäuelte schattige Fäden, die sich bewegen. Sie lösen sich mit einer neuen Gabe *Palladium 1000* in Wohlgefallen auf.

Kommentar zur Glaskörpertrübung: die Grenzen des Repertoriums; Individualisieren und Generalisieren

Hier sieht man deutlich die labile Seite von Stadium 10, die sehr rasch kippen kann, wenn sie dekompensiert. Wer hoch steht, kann tief fallen, und das sehr schnell. Wenn sie die nötige Bewunderung, die *Palladium* so dringend braucht, nicht bekommt, ist unsere kindliche Kaiserin sehr schnell eingeschnappt und kann nicht mehr lernen. Diesen Zustand, diese innere Fehlhaltung hat *Palladium* bei ihr geheilt. Sie ist immer noch die Beste, kippt aber nicht mehr so schnell um. Auch die spätere Erkrankung des Auges spricht für ein Mittel der Silber- oder der Goldserie. Da sich *Palladium* schon früher bei ihr bewährt hat, wird es wiederholt, und auch bei der Glaskörpertrübung hilft es, obwohl es unter diesem Begriff weder im Repertorium noch in einer Arzneimittellehre zu finden ist.

Das dicke Complete Repertory von 1996 erwähnt unter der Rubrik „sieht Fäden vor den Augen" nur drei Mittel: *anh, choc, con*. Im elektronischen MacRepertory von 2008 wird zu diesen drei Mitteln noch *sulf* ergänzt. In Reference Works findet man 15 Mittel, wenn man die ganze Materia medica nach der Kombination der

Begriffe „thread, vision" durchsucht. Wenn man „opacity, vitreous body" (Glaskörpertrübung) eingibt, werden 17 Mittel genannt. In Murphys Klinischem Repertorium findet man unter diesem Begriff 18 Mittel, es ist also hier trotz seiner handlichen Abmessungen das „vollständigste" Repertorium, doch *Palladium* ist auch nicht dabei.

Was sagen uns die Mittel dieser Rubriken? Wenn man die drei Mittel des Complete im Hinblick auf Serienthemen analysiert, erkennt man in ihnen (*Anhalonium, Chocolate* und *Conium*) als übergreifende Idee viele Eigenschaften der Gold- und der Silberserie: Das Anhaloniumbild hat viele Eigenschaften der Goldserie (Machtausübung, hohe Verantwortung), und *Chocolate* und *Conium* haben viele Qualitäten der Silberserie (geistige Verfeinerung, nervliche Störungen), wobei im Coniumbild auch noch Elemente der Goldserie zu finden sind, denn es hat einen Hang zur Brutalität. Unter den 15 Mitteln, die uns RefWorks nennen, sind sieben pflanzliche Mittel mit Silberserieneigenschaften (*anac, anh, coca, con, croc, gels, seneg*). Man kann also vermuten, dass die Silberserie das übergeordnete Thema des Symptoms „sieht Fäden vor den Augen" und damit der Glaskörpertrübung ist.

Die verschiedenen Suchmethoden eröffnen uns also viele Möglichkeiten, doch das heilende Mittel *Palladium* hätte man ohne eine generalisierende Analyse, ohne ein übergeordnetes Denken in den Repertorien nicht gefunden. Man könnte es nun aufgrund der klinischen Beobachtung als Einzelmittel nachtragen, aber hilft uns das wirklich weiter? Auf diese Weise wird unser „Complete" natürlich „more complete", noch dicker, doch da muss es andere, bessere Wege geben, denn mit hoher Wahrscheinlichkeit können alle Mittel der Silber- und der Goldserie dieses Symptom heilen, wenn sie passend gewählt werden. Wenn man noch einige Bestätigungen finden würde, so könnte man „Silberserie" oder „Palladiumgruppe" in die Rubrik „Glaskörpertrübung" nachtragen und wäre damit sicher näher am Kern der Sache.

Man sieht an diesem Beispiel den engen Spielraum, den uns eine isolierte Betrachtung von tausenden von Mitteln aufdiktiert. In

den gängigen Repertorien von Kent bis Synthesis und Complete
wird jedes Mittel nur für sich aufgeführt und nie in Form von
Mittelgruppen generalisiert. Doch seit Bönninghausen und Hering
haben einzelne Homöopathen immer wieder eine Generalisierung
in verschiedene Richtungen versucht. Der Genius eines Mittels ist
nichts anderes als eine vernünftige Generalisierung der Prüfungssymptome. Herings „Condensed Materia Medica" filtert durch klinische Verifikation aus der Fülle einzelner Symptome die wesentlichen, charakteristischen Symptome heraus: so wird die Materia
medica in Form von Leitsymptomen kondensiert, was im weiteren
Sinn eine generalisierende Methode ist. Boger und Phatak haben
in der gleichen Richtung weiter gearbeitet. Die Homöopathie als
individualisierende Methode hat die Individualisierung zwar zu
einer erstaunlichen Perfektion getrieben, doch wenn sie zu einer
wahren Wissenschaft werden will, muss sie auch vernünftig generalisieren können[14]. Beide Richtungen sind gleich wichtig und
lernen gegenseitig voneinander. Wenn man z.B. in einer kleinen
Rubrik von 18 Mitteln sechs Kaliumsalze findet, so würde jeder
Statistiker bei dieser völlig unwahrscheinlichen Häufung sofort
hellhörig und vorschlagen, lieber „alle Kalis" in dieser Rubrik
einzutragen. Leider haben Mittelgruppen wie z.B. Serien, Stadien,
Kalis, Aurums, Muriaticums, Umbelliferae, Schlangen etc. in die
älteren Repertorien keinen Eingang gefunden. Erst Scholtens
neues ‚Repertory of the Elements' hat hier mit den mineralischen
Mitteln einen Anfang gemacht. Im Hinblick auf unseren Palladi-
umfall ist es nun interessant, ob dieses interessante Repertorium
weitergeholfen hätte. Und tatsächlich ist es das einzige Werk, das
die Lösung angeboten hätte[15]. Unter „affection of eyes" findet man
zehn Mittelgruppen, darunter sechs Elemente der Silberserie und
alle Palladiumverbindungen, gekennzeichnet als *8-pall*. Eine
schöne Bestätigung für den zukunftsweisenden Ansatz dieses
Werks und nebenbei für unsere Analyse!

---

14 Siehe das Kapitel „Homöopathie und Wissenschaft" in Scholtens „Geheime Lanthanide"
S. 36
15 Repertory of the Elements, S. 219

Man mag sein eigenes Repertorium in langen Jahren lieb gewonnen haben. Wie oft hat es einem gute Dienste geleistet, doch es ist und bleibt eine in Rubriken umgewandelte Materia medica, die den Sinn oder das Wesen der einzelnen Mittel nie direkt wiedergibt, sondern immer nur Fragmente liefert. Wenn man als Beispiel in der Rubrik „confusion while reading" 17 Mittelvorschläge bekommt, so muss man mit jedem dieser Mittel ein treffendes inneres Bild assoziieren, um für den verwirrten Leser das Richtige zu finden. Auch moderne elektronische Repertorien sind nur verfeinerte Suchmaschinen, die die gespeicherten Arzneimittellehren nach vorgegebenen Rubriken durchsuchen und dann Vorschläge machen. Manche haben flexiblere Suchmethoden entwickelt und können die vollständigen Texte der Arzneimittellehren direkt nach einzelnen Worten und anderen Vorgaben – unabhängig von vorgegebenen Rubriken – durchforsten. Trotzdem tut man immer noch gut daran, möglichst viele Mittel als Ganzes zu kennen und ein einfaches, treffendes Bild von ihnen zu entwickeln, das man am Maßstab der eigenen Praxis korrigiert und immer weiter verfeinert. So hat man bei jedem Mittelvorschlag ein einfaches Bild parat, das man dagegenhalten kann und sofort weiß, ob der Vorschlag etwas taugt oder nicht. Nur unter dieser Bedingung entfalten alte und neue Repertorien ihren wahren Nutzen. Wer glaubt, allein mit einer teuren neuen Suchmaschine gute Ergebnisse zu erzielen, ohne sich in den Arzneimittellehren und in der Systematik auszukennen, der wird sich im Nu im Dschungel ihrer vielfältigen Möglichkeiten verirren. Ganz nach dem Motto: Wer viel fragt, bekommt viel Antwort, wird man je nach Analysemethode die verschiedensten Vorschläge bekommen. Und wie in obigem Fall kann es sein, dass nicht ein einziges Mal das „richtige Mittel" dabei ist.

11. Argentum

1	2	3	4	5	6	7	8	9	10	11	12	13	14	15	16	17	18
37	38	39	40	41	42	43	44	45	46	**47**	48	49	50	51	52	53	54
Rubi	Stron	Yttr	Zirc	Niob	Moly	Tech	Ruth	Rhod	Pall	**Arg**	Cadm	Ind	Stann	Ant	Tell	Iod	Xen

---

Stadium 11: In Stand halten, bewahren und mehren

Der Erfolg muss erhalten und ausgebaut werden. Nun erst ist man in der Lage, den Sieg als Glück zu genießen, weil man gewillt ist, die Fülle auch mit anderen zu teilen. Man möchte sein Glück wohlwollend ausdehnen und den Reichtum auch mit anderen teilen. So muss der Besitz vermehrt werden, denn erst durch Vorräte baut man auch schlechteren Zeiten vor. Die Privilegien der erreichten Position gilt es zu schützen, denn nur so kann man auch anderen Schutz gewähren und sie am allgemeinen Wohlstand teilhaben lassen, ohne seine überlegene Position zu gefährden. Man darf nur nicht nachlassen. Wie ein guter Hirte darf man nicht schlafen und seine Herde nie aus den Augen lassen, sonst kommen die Räuber. So langsam werden die Tage im Hochsommer schon wieder kürzer, doch erst dann wird der Sommer richtig rund und voll, und die Zeit der Ernte ist da. Die Erhaltung des Besitzes ist nicht so leicht wie es scheinen mag, und man darf nicht locker lassen, sonst droht der Abstieg. Das kann zur Verkrampfung führen.

Schlüsselbegriffe: Die Fülle bewahren. Wohlstand mehren. Vorräte schaffen. Privilegien schützen. Joviales Glück. Guter Hirte. Andere teilhaben lassen. Wohlwollende Wachsamkeit. Aufrechterhalten. Nicht nachlassen. Krampfhaftes Festhalten.

Stadium 11 der Silberserie: Argentum

Stadium 11: Die Fülle bewahren. Wohlstand mehren. Vorräte schaffen. Privilegien schützen. Joviales Glück. Guter Hirte. Andere teilhaben lassen. Wohlwollende Wachsamkeit. Aufrechterhalten. Nicht nachlassen. Krampfhaftes Festhalten.	*Silberserie:* Ideen vermitteln. Die Macht der Gedanken. Veröffentlichen. Darstellen. Show. Ruhm. Publicity. Wissenschaft. Kunst. Kultur. Kreativität. Originalität. Ästhetik. Eleganz. Empfindliches Ehrgefühl. Subtile Arroganz. First Lady.

Einige Themen von Argentum

- Gute Ideen wohlwollend mit anderen teilen: guter Ratgeber
- Intellektuelle Fähigkeiten durch Stipendien fördern
- Standesprivilegien zur Förderung der Künste einsetzen: Mäzen
- Krampfhaftes Festhalten an einer erfolgreichen Idee
- Nur durch ständige geistige Anspannung kann man sicher sein, dass man sein hohes intellektuelles Niveau behält
- Konservativer Intendant wacht gespannt über das Wohlergehen des renommierten Festspielhauses
- Wachsamer Journalist verkrampft sich und achtet Tag und Nacht gespannt auf Fehlentwicklungen in der Redaktion

Ausgewählte Symptome des Arzneimittelbildes von Argentum

Argentum metallicum führt in der Homöopathie ein Schattendasein gegenüber dem viel häufiger eingesetzten *Argentum nitricum,* obwohl es recht gut geprüft ist. Eine Essenz, wie sie Hering bei seiner Palladiumprüfung fand, fehlt bei diesem Mittel in der klassischen Literatur. Schon Hahnemann schreibt, dass er selbst anfangs nur das Silbernitrat verwendet hat, dem gängigen Vorurteil folgend, dass Silber nur in der löslichen Form eines Salzes arzneilich wirksam sein könne, bis er Blattsilber durch Verreibung potenzierte und damit der Erste war, der das gediegene pure Silber durch Verreibung bis auf kolloidale Partikelgröße in lösliche Form brachte und damit arzneilich wirksam machte[16]. Hahnemann zweifelt, ob es ein geeignetes Therapeutikum bei Epilepsie ist[17]. Leeser nennt jedoch einen eigenen geheilten Epilepsiefall, und auch im Homeopathic Recorder werden mehrere Fälle genannt, die mit *Argentum chloratum* geheilt wurden. Da sich auch *Cuprum* als Mittel bei Epilepsie immer wieder bewährt hat, dürfte die Krampfneigung ein Charakteristikum der Stadium-11-Metalle sein. Doch die eigentliche Domäne des Silbers sind die Neuralgien mit Schmerzen wie elektrische Schläge in den Leitungsbahnen, die Krankheiten der peripheren Nerven, die Schaltzentren des Rückenmarks bei neuromuskulären Krankheiten und Krämpfe und Zuckungen wie z.B. bei Tics. Die Organotropie für die Krankheiten der Genitalien, der oberen Atemwege und der Stimme ist bekannt.

- Heiter, spricht gern, den ganzen Tag lang[18]
- Ständige geistige Anspannung[19]
- Die Eltern erwarten intellektuelle Höchstleistungen von ihrem Kind[20]
- Voller Sorgen und Angst bei Laryngitis
- Will mit jemandem reden
- Furcht vor Schlaganfall, mit Herzklopfen
- Kann die Gedanken nicht kontrollieren beim Nachdenken
- Geistesstörungen bei Studenten, Gelehrten
- Ideenreichtum/Ideenmangel
- Wie elektrische Schläge durch den Körper, von den Füßen ausgehend, im Schlaf
- Kopfschmerzen, allmählich zunehmend, am Höhepunkt so, als würde ein Nerv zerrissen
- Klinisch:
  - Neuromuskuläre Krankheiten
  - Tics

---

16 Hahnemanns Arzneimittellehre, S. 262
17 ibid.
18 ibid.
19 Mitteldetails, A. Seideneder, Zitat von Kent
20 R. Sankaran

- Zuckungen
- Gefühl wie elektrische Schläge
- Laryngitis (Heiserkeit, Stimmverlust) bei Sängern und Rednern
- Schädelexostosen
- Chronische urogenitale Erkrankungen sykotischen Charakters
- Knorpelerkrankungen (Osteochondritis, Polychondritis)

Argentum, Substanzkenntnis

Äußere Werte vermitteln: Silber ist seit ältester Zeit ein typisches wertvolles Münzmetall. Die lateinische Bezeichnung für Silber ist *Argentum*, griechisch *argyros*, beide aus der indogermanischen Wurzel „arg" abgeleitet. Geld heißt auf Französisch *argent*. Die Beziehung zum Geld ist auch im Deutschen vorhanden in dem umgangssprachlichen Begriff „versilbern", einen Besitz zu Geld machen, flüssig machen. Wer Geld hat, wer „flüssig" ist, der besitzt dieses magische, abstrakte, fließende Tauschmedium, dem die Welt wie verrückt hinterherjagt. Die wertvollsten Münzen sind aus Gold, die Silbermünzen nehmen Rang zwei ein, die Kupfermünzen Rang drei. Bei den olympischen Medaillen gilt das Gleiche, nur dass hier das Kupfer als Bronzelegierung verwendet wird. Dasselbe gilt in der sozialen Hierarchie der Gold-, Silber- und Eisenserie. Während Gold eher mit inneren Werten (Herz aus Gold) assoziiert wird, ist Silber mit dem Glanz äußerer Werte verbunden. Silber hat eine Art Zwischenstellung und konkurriert in seinem Wert oft mit dem Gold. Während das Gold als Sicherheit im Safe liegt, wurde Silber noch zu DM-Zeiten als tägliches Zahlungsmittel verwendet. Diese glänzend vermittelnde, weiterleitende Zwischenstellung drückt sich auch im physikalischen Verhalten des Silbers aus: es hat die größte elektrische Leitfähigkeit aller Elemente und die größte thermische Leitfähigkeit aller Metalle (hier wird es nur vom Diamant übertroffen).

Silber glänzt entweder im weißen Licht oder es wird schwarz: Der mondartige Glanz des Silbers spiegelt sich physikalisch darin, dass es die höchsten Licht-Reflexionseigenschaften aller Metalle besitzt. Es reflektiert über 99,5% des sichtbaren Lichtes. Die Reflexionsfähigkeit von Glasspiegeln beruht darauf, dass die Rückseite einer Glasscheibe chemisch versilbert wird. Dieses Prinzip wird auch bei Licht- oder Wärmereflektoren verwendet. Andererseits weist es auch das höchste Absorptionsvermögen für Licht auf. Die Schwärzung durch Licht wurde vor der digitalen Ära in der Schwarzweißfotografie genutzt, da sich Silberhalogenide auf dem Fotopapier durch Lichteinfluss schwarz verfärben und sich so auf dem Hintergrund des weißen Papiers schwarz abheben. Auch mit Schwefel reagiert Silber durch Schwarzfärbung. Die Beziehung von Silber zur Farbe Schwarz spiegelt sich auch in der klinischen Erfahrung, da Schwarz oft die Farbvorliebe von Patienten ist, die mit Silber geheilt wurden (H.V. Müller).

Wertvolle Musikinstrumente: Sehr begehrt ist Silber bei Musikinstrumenten, da es aufgrund seiner Dichte einen schönen, warmen Ton von sich gibt, leicht zu verarbeiten ist und z. B. bei der Querflöte das empfindliche Holz ersetzt.

Feinstes Nanosilber bringt erstaunliche Qualitäten ans Licht: Kolloidales Silber hat auch eine antibakterielle Wirkung. Diese Eigenschaft wird medizinisch in Form von Brandsalben oder Verbänden genutzt. Zunehmend wird heute die Partikelgröße noch weiter verfeinert und das Silber im Nanobereich verwendet. Die Oberflächenvergrößerung durch Partikelverkleinerung setzt Eigenschaften frei, die in grober Form oft gar nicht oder nur gering zutage treten[21]. Auch hier war Hahnemann ein Vorreiter in der Medizin, der mit seiner schrittweise verdünnenden Verreibetechnik der Erste war, der das systematisch nutzte. Nicht nur die Metalle führte er so in eine medizinisch verfeinerte Form über, auch der Kohle entlockte er mit dieser Partikelverkleinerung Eigenschaften, die weit über die bekannte entgiftende Wirkung hinausgehen (siehe Anmerkung bei Palladium).

---

21 Siehe unter Molybdän S. 60, das wie Palladium durch Mikronisierung spezielle Fähigkeiten entwickelt.

Argentum in der Praxis

11.1 Argentum sulfuricum

Die alte Beziehung platonisch erhalten wollen

Die Patientin hat seit Jahren immer wieder Ischiasschmerzen. Seit Monaten ist es ein Dauerschmerz geworden, der in den linken Fuß ausstrahlt und vor allem im Stehen schlimmer wird. Sie ist zunehmend depressiv geworden, weil sie eine frühere Beziehung zu einem Mann aufrecht erhalten will, mit dem sie vor vielen Jahren in Indien auf Reisen war. Sie will die Beziehung als reine Freundschaft erhalten, doch er hat nur körperliches Interesse an ihr, wovor sie sich ekelt. Sie hat sich schon lange von ihm getrennt und kommt doch nicht von ihm los. Bei ihm waren auch Drogen mit im Spiel gewesen, und sie hat eine Hepatitis A, B und C hinter sich. Sie wirkt sanft und abgeklärt und hat eine feine innere Schönheit entwickelt, die früher wohl körperbetonter war. Aggressionen sind ihr fern. Sie hat rötlich braunes Haar und die Gesichtshaut ist vergröbert, sie wirkt dadurch etwas ungepflegt. Ihre Farbvorlieben sind rot 8C und schwarz.

Analyse, Mittelgabe und Verlauf

Die Konsultation erfolgte lange vor der Ära der Theorie der Elemente, und die Mittelwahl war ein ziemlicher Glücksfall. Die Verschlimmerung durch Stehen ist eine typische Sulfurmodalität. Darauf angesprochen sagt sie, dass ihr *Sulfur* früher schon geholfen hat. Auch die vergröberte Gesichtshaut kann auf *Sulfur* hinweisen, und ihre erstgenannte Farbe 8C ist die Farbe der besten Schwefelfälle. Ihre Zweitfarbe schwarz weist auf Silber hin. Da ihre Handschrift Ähnlichkeiten mit anderen Argentum-Patienten hat[22] und ganz anders aussieht als die Handschrift von Sulfurpatienten, wurde nicht einfach wieder Schwefel gegeben, sondern *Argentum sulfuricum 200*. Der Ischiasschmerz ist damit nach drei Tagen abgeklungen, und sie fühlt sich insgesamt wohler. Vier Wochen später ist das ganze Allgemeinbefinden sehr gut geworden, und

---

22 Handschrift und Homöopathie, S. 47

auch ihre Stimmung ist besser; von Depression keine Spur mehr. Auch ein altes Sodbrennen, von dem sie vorher gar nichts gesagt hat, ist weggeblieben. Sie sieht feiner aus. Nach vier Monaten geht es ihr sehr gut. Sie führt es selbst auf das Mittel zurück, das auffallend rasch und gut gewirkt hätte, noch besser als damals *Sulfur*.

Rückblickend ist auch ihre Situation, die mit ihrer Erkrankung im Zusammenhang stehen dürfte, ein Hinweis auf das Mittel. Sie will eine alte romantische Beziehung (sulf) aufrechterhalten (Stad.11), und sie hat Ischiasschmerzen, was als Neuralgie eine Domäne der Silberserie ist.

11.2 Argentum phosphoricum

Nach dem Ausstieg aus der Nationalmannschaft ins Marketing gegangen und dann müde geworden

Der Patient wirkt stämmig, kräftig, durchsetzungsfähig und freundlich, doch er sieht müde und sehr erschöpft aus. Er ist bei einer international renommierten Hi-Tech-Firma beschäftigt, die Lösungen für technische Probleme der Industrie ausarbeitet. Er ist erfolgreicher Abteilungsleiter im Marketingbereich. Bei seinen Mitarbeitern ist er beliebt, und auch hier ist er rasch warm geworden mit uns und dem Praxispersonal. Er liebt den Umgang mit Menschen, hält auch gern Vorträge und gibt Seminare. Er ist ein ausgesprochen angenehmer Patient, umgänglich, verständnisvoll und freundlich. Dabei ist er selbstbewusst, er kann seine eigenen Interessen gut wahren, ohne dabei egoistisch zu sein. Früher war er sehr sportlich und immer gesund. Er spielte besonders gern Fußball und war Nationalspieler in der Jugendmannschaft. Nebenbei war er Skilehrer, doch dann bekam er zunehmend Gelenkschmerzen in den oberen Sprunggelenken, Hüften und im Nacken. Die Ärzte diagnostizierten eine Arthrose und rieten vom Sport ab. Auch wurde er wegen einer Sinusitis operiert, die Nase ist trotzdem oft zu. Seit drei Jahren treibt er überhaupt keinen Sport mehr und wurde immer müder. Seit seiner aktiven Zeit im Fußball, die schon lange zurückliegt, hat er 19 kg Gewicht zugenommen. Vor allem die Nackenschmerzen sind im letzten halben Jahr sehr unangenehm geworden. Sie ziehen über den ganzen Kopf bis in die Augen und dann zwischen Nacken und Augen hin und her. Er hat das Gefühl, als ob jemand von seitlich außen im Kopf zieht. Seit einem Jahr hat er oft flächig rote Flecke im Gesicht. Als Farbvorliebe gibt er blau 15–16C und schwarz an; er hat meist schwarze Autos gefahren, auch bei Neuwagen.

Analyse, Mittelgabe und Verlauf

Auch dieser Fall war wie der vorige auf ungewöhnliche Art gelöst worden und bestätigt nur im Nachhinein die Theorie der Elemente. Herbert Sigwart hatte vor kurzem eine neue Technik mit astrologischen Harmonieverhältnissen entwickelt und die Geburtsdaten entsprechend analysiert. Die deutlichsten Harmonien fanden sich bei Silber und Phosphor.

So bekommt er also *Argentum phosphoricum 1000*. In der ersten Nacht hat er sehr starke Schmerzen in den Hüften mit Ausstrahlung in die Oberschenkel. Das kennt er nur aus seinen alten Zeiten beim Fußball nach extremer Belastung. Danach wird alles besser. Er nimmt ohne Diät in kurzer Zeit 5 kg ab. Nach drei Wochen kann er frei durchatmen, die Nacken- und Kopfschmerzen sind verschwunden, die Gelenke sind schmerzfrei. Insgesamt sei alles 70% besser, nur hätte er gern noch mehr Schwung, eben so wie früher. Er sei noch etwas schwerfällig. Das Mittel wird wiederholt, und nach zwei Wochen ist auch der alte Schwung wieder voll da. Seine Frau ist erfreut und sagt, er sei wieder voller Elan. Auch die roten Flecke im Gesicht sind nicht mehr aufgetreten. Acht Monate später stellt sich eine leichte Kraftlosigkeit der Beine morgens ein. In den letzten Wochen waren mehrere Warzen am Schlüsselbein und im Schritt entstanden, die ein Hautarzt entfernt hat. Da *Argentum nitricum* als besonders sykotisches Mittel gilt, bekommt er *Argentum nitricum LM18* täglich fünf Tropfen. Schon einen Tag später ist alles wieder in Ordnung. Weitere drei Monate später hat er eine morgendliche einmalige Darmblutung nach vergeblichem Stuhldrang während der Nacht. *Argentum phosphoricum 1000* hilft sofort, und danach geht es ihm über zwei Jahre lang gut. Bei Nachfrage nach neun Jahren erinnert er sich noch lebhaft an diese Episode und er sagt, dass ihm noch nie ein Mittel so gut geholfen hat wie dieses.

Kommentar

Auch hier kann man die Themen der Silberserie im Nachhinein gut erkennen: er ist Abteilungsleiter im Marketingbereich in einer international renommierten Hi-Tech-Firma; er hält Vorträge und Seminare; er spielte im Spitzensport in der Nationalmannschaft und war Skilehrer. Für Stadium 11 spricht seine selbstbewusste joviale Art, die keine Züge der angespannten Überredungskunst von Stadium 9 hat und auch nicht die rigide, selbstgefällige Arroganz von Stadium 10. Damit ist *Argentum* erkennbar. Seine freundliche, entgegenkommende Art, die den Umgang mit Menschen liebt und rasch mit allen warm wird, kann man im Phosphoranteil wiedererkennen.

11.3 Argentum nitricum

Der kleine Eventmanager mit dem silbernen Fahrrad, der gern prahlt und ein schlechter Verlierer ist

Ein Junge, der selten in der Praxis war und im Alter von acht Jahren wegen seiner Angeberei mit gutem Erfolg *Nitrogen 1000* bekommen hat, wird immer wieder von seiner Mutter so geschildert: Er ist rasch aufbrausend, bläht sich mit seinem Ego wie ein Ballon auf und stellt sich prahlend in den Vordergrund. Er war unter der Geburt in der Austreibungsphase stecken geblieben (oft ein Hinweis auf Nitrogen bei Kindern) und musste mit der Saugglocke geholt werden. Er ist schon als Kind vorlaut gewesen und spielt später seine natürliche Power gern aus, denn er ist den anderen tatsächlich sehr oft geistig überlegen. Wo er es nicht ist, meint er es zumindest. Er ist ein sehr schlechter Verlierer. Wenn er merkt, dass er nicht gewinnt, mogelt er und wenn das auch nichts fruchtet, wird er sehr zornig und fegt das ganze Spiel vom Tisch. Wenn ihm etwas nicht passt, hat er unspezifisches Bauchweh. Die Mutter meint, dass er sich nur genug reinzusteigern braucht und schon hat er es. Ein paar Stunden nach der ersten Einnahme von *Nitrogen 1000* wird er schneeweiß im Gesicht, und danach wird er „seltsam brav", er ist konzentrierter und hat kein Bauchweh mehr. Die Wirkung hält etwas über eine Woche lang an, und nach zwei Wochen kommt der alte Zustand wieder. Auch bei Wiederholungen des Mittels hält die Wirkung nicht länger an, und es wird kein bleibender Fortschritt erzielt. Man sieht hier deutlich das Bild von *Nitrogen* bzw. der Nitricums, doch es fehlt etwas Entscheidendes, und so bleibt es bei einer rein palliativen Wirkung. Am besten war als Alternative noch *Sulfur. Palladium, Aranea ixobola, Anantherum* und *Adamas* sind ohne Erfolg geblieben, und so kehrt man immer wieder zu dem bewährten *Nitrogen* zurück. Danach ist er eine Weile besser zu haben, weniger überheblich und schneidet nicht so maßlos auf. Inzwischen ist er damit recht gut über die schlimmste Zeit der Pubertät gekommen und 17 Jahre alt. Ein hübscher Junge, schlank, mit feingeschnittenen Gesichtszügen, selbstbewusst, mit einem gewinnenden Lachen. Die Mutter schildert ihn immer noch als überheblich, er weiß alles besser und die anderen sind blöd. Er macht sich alles möglichst leicht und tut nur das Nötigste. Doch er hat ein neues Hobby, das er mit Hingabe pflegt und in dem er sehr gut ist: er kocht gern, und zwar Gourmetküche. Erst dieses Keynote von *Argentum nitricum* (der Gourmetkoch) bringt den Groschen zum Fallen. Natürlich, ein Silberserien-Nitricum aus einem mittleren Stadium wird benötigt. *Palladium* hatte er schon ohne Erfolg. Seine Farbvorliebe ist seit einigen Jahren Schwarz, was für *Argentum* spricht. Sein Fahrrad ist silberfarben, sein späteres Auto muss schwarz sein. Er will Eventmanager werden.

Nun bekommt er also *Argentum nitricum 1000*, was man aus der ganzen Geschichte im Nachhinein leicht versteht, wenn man es nur sieht. Die primitive Prahlerei, die für *Nitrogen* spricht, war schon als Kind mit einer herablassenden verfeinerten intellektuellen Arroganz gekoppelt, die für die Silberserie der Stadien 9–11 spricht. *Argentum nitricum* überzeugt nun voll und ganz. Endlich hat man den Hauptschlüssel gefunden und muss nicht bei jeder Tür aufs Neue suchen. Er wird etwas bescheidener, er braust nicht mehr gleich auf und kann sich die Meinung eines anderen zum ersten Mal wirklich anhören. Seine Mutter ist hoch erfreut, er lässt sich auch von ihr mal was sagen und ist nicht mehr so arrogant. Er sei so entspannt geworden, das kenne man gar nicht von ihm, viel entspannter als früher (die verkrampfte Anspannung ist ein Merkmal von Stadium 11). Er nimmt das Mittel als LM18 noch ab und zu ein, doch er braucht es in den nächsten zwei Jahren kaum mehr. Es geht ihm gut. Er will auf jeden Fall Millionär werden.

12. Cadmium

1	2	3	4	5	6	7	8	9	10	11	12	13	14	15	16	17	18
37	38	39	40	41	42	43	44	45	46	47	**48**	49	50	51	52	53	54
Rubi	Stron	Yttr	Zirc	Niob	Moly	Tech	Ruth	Rhod	Pall	Arg	**Cadm**	Ind	Stann	Ant	Tell	Iod	Xen

Stadium 12: Übertriebene Verteidigung

Aus Angst vor Kontrollverlust hält man alles zu perfekt unter Kontrolle und tut zu viel des Guten: man schießt übers Ziel hinaus, übertreibt, überspitzt oder geht zu weit. Durch ständige Wiederholung bewährter Verhaltensmuster kann man sogar zur Karikatur seiner selbst werden, und wer immer nur dasselbe Muster wiederholt, nutzt selbst das Gute darin ab. Das kann bis zu einer Umkehr der Werte führen und sie in den Schmutz ziehen. Entfremdung, Verfälschung und Degeneration können die Folge sein. Oft handelt es sich um sehr leistungsfähige, überbeherrschte, teils schwierige und misstrauische Menschen, die sich rasch angegriffen fühlen und überreagieren, wenn man nicht sehr behutsam mit ihnen umgeht. Zuerst wird das Serienthema verwirklicht (9), dann wird das selbstverständliche Selbstbewusstsein (10) krampfhaft beibehalten (11), dann bei 12 voll ausgereizt und übertrieben, was bis zur Tyrannei gehen kann. Man ist zwar noch im Vollbesitz seiner Kräfte, fühlt sich aber von allen Seiten unterminiert. Man meint, man müsse nur kompromisslos genug agieren, dann könne man die Korruption z.B. durch einen Präventivschlag im Keim ersticken. Misstrauisch Angriff und Verrat witternd, rechtfertigt man sich teils völlig unnötig und verteidigt sich übertrieben heftig. Diese überzogene Reaktion polarisiert und löst ihrerseits heftige Opposition und Streit aus, was die Lage weiter verschärft und meist zur Spaltung führt. „Teile und herrsche".

Schlüsselbegriffe: Wiederholen. Replizieren. Kopieren. Überkontrollieren. Übertreiben. Überspitzen. Karikieren. Entfremden. Verschmutzen. Verfälschen. Polarisieren. Entzweien. Streit. Feinde. Präventivschlag. Abstieg. Degeneration. Verrat.

Stadium 12 der Silberserie: Cadmium

Stadium 12: Wiederholen. Replizieren. Kopieren. Überkontrollieren. Übertreiben. Überspitzen. Karikieren. Entfremden. Verschmutzen. Verfälschen. Polarisieren. Entzweien. Streit. Feinde. Präventivschlag. Abstieg. Degeneration. Verrat.	*Silberserie:* Ideen vermitteln. Die Macht der Gedanken. Veröffentlichen. Darstellen. Show. Ruhm. Publicity. Wissenschaft. Kunst. Kultur. Kreativität. Originalität. Ästhetik. Eleganz. Empfindliches Ehrgefühl. Subtile Arroganz. First Lady.

Einige Themen von Cadmium

- Selbst der kreativste neue Gedanke kann durch häufige Wiederholung seinem Sinn entfremdet werden
- Lobeshymnen können täuschen: misstrauischer Künstler
- Kulturelle Verfälschung durch einseitige Berichterstattung der Medien
- Polarisierendes Denken einsetzen, um zu spalten: ideologische Feinde
- Wissenschaftliche Übertreibung eines Teilaspekts: „Alles ist genetisch bedingt"
- Originelle Quertreiberei: intelligenter Scharfmacher
- Degeneration der Kultur karikieren: gut gemachter böser Cartoon

Einige Symptome des Arzneimittelbildes von Cadmium

Die Cadmiumsalze sind vor allem von Grimmer als Hauptmittel in der Krebstherapie beschrieben worden. Auch Vithoulkas schildert die Malignität des Mittels. *Cadmium sulfuratum* ist das am ausführlichsten beschriebene Salz. Allens Enzyklopädie nennt zwei Prüfungen von Burdach und Petroz, auf die sich auch Clarke bezieht[23]. *Cadmium metallicum* ist von Julian 1979 und von Stephenson 1986 geprüft worden. Scholten betont das Gefühl der Machtlosigkeit bei *Cadmium*[24].

---

23 Mitteldetails, A. Seideneder
24 Homöopathie und die Elemente, Scholten 1997, S. 607

Der Einfluss der Cadmiumsalze bei malignen Erkrankungen lässt sich auch aus der Theorie der Elemente ableiten. Die Dynamik von Stadium 12 entspricht Sankarans Krebs-Miasma: Die Dinge drohen aus dem Ruder zu laufen und alles wird kaputtgehen, wenn man nicht penibelste Kontrolle über die feindlichen Einflüsse ausübt und mit nahezu übermenschlicher Anstrengung das drohende Chaos in Schach hält; die Zerstörung ist nahe, doch eine kleine Hoffnung besteht durchaus, wenn man nur massiv genug vorgeht, wie im Beispiel einer massiven Chemotherapie bei Krebs.

Die geistigen Prüfungssymptome sind wenig spezifisch, und man hat den Eindruck, dass das Mittel seine Charakteristika erst durch die klinische Anwendung preisgab:

- Jähzorn durch Tadel
- Misstrauisch, was die Leute über ihn sagen
- Reizbar, kann niemanden leiden; nach Streitgesprächen erschöpft, erträgt es nicht, wenn jemand etwas von ihm will, möchte trotzdem nicht allein sein
- Machtlos
- Atheist
- Magenkrebs

Cadmium, Substanzkenntnis

Die griechische Bezeichnung *kadmia*, lateinisch *cadmea*, wurde im frühen Mittelalter vermutlich für Zinkspat verwendet. 1817 wurde Cadmium als chemisches Element in verunreinigtem Zinkcarbonat (Galmei) von Stromeyer entdeckt, der den Namen des neuen Elements nach dem griechischen Begriff vorschlug. Meist kommt Cadmium zusammen mit Zink vor, dem Stadium-12-Metall der Eisenserie.

Cadmium kontrolliert gefährliche Überreaktionen, damit es nicht zum Super-GAU kommt: Eine besonders charakteristische Anwendung des Metalls ist die Steuerung von Kernreaktoren. Bereits 1942 wurden Cadmiumstäbe beim Bau des ersten Kernreaktors der Welt verwendet. Diese Stäbe regulieren die Kettenreaktion bei der

Kernspaltung, damit es nicht zur Kernschmelze und zum Super-GAU kommt. Cadmium fängt die aus den radioaktiven Brennstäben austretenden Spaltneutronen besonders gut auf und reduziert so die Aktivität des Reaktors. Durch einfaches Hinein- oder Hinausschieben dieser bremsenden Cadmiumstäbe wird die Aktivität des Reaktors kontrolliert.

Giftig, aber bei sachkundigem Gebrauch auch nützlich und schön: Das Element war schon früh für seine Giftigkeit bekannt und wurde in kleinen Dosen auch als Heilmittel verwendet. Cadmiumjodid wurde als Mittel zur Behandlung von Gelenkschwellungen, vergrößerten skrofulösen Lymphknoten und Frostbeulen empfohlen. Auf galmeihaltigen Böden in der Nähe von Zinklagerstätten, wie z.B. in der Gegend von Aachen, wächst das sehr seltene Galmei-Veilchen, *Viola calaminaria.* Es ist eines der wenigen „Spezialisten", die das für andere Pflanzen giftige Cadmium vertragen und dann gelb blühen. Es gibt auch eine violette Variante. Die leuchtend gelbe oder rote Farbe von Cadmiumpigmenten wurde früher gern in der Malerei verwendet, weil sie nicht nur besonders leuchtende Farben erzeugen, sondern auch beständig und lichtecht sind. Wegen ihrer Giftigkeit – Cadmium ist giftiger als Blei – werden sie inzwischen oft durch andere Pigmente ersetzt, doch in ihrer Reinheit und Leuchtkraft sind sie immer noch unerreicht.

Am Rande der wissenschaftlichen Legalität lavierend: Wegen seiner Toxizität wurde die Verwendung von Cadmium in vielen Industriebereichen verboten, in anderen legte man Grenzwerte fest. Dabei blieb aber die größte Gefahrenquelle bisher ausgespart: die phosphathaltigen Mineraldünger der nicht-biologisch wirtschaftenden Agrarbetriebe. Phosphatkunstdünger wird aus Phosphat-Erzen gewonnen und ist vielfach mit Cadmium verunreinigt. Trotz der erwiesenen Giftigkeit löslicher Cadmiumsalze werden über die Phosphatdüngung große Mengen in die Äcker verbracht und gelangen so in unsere Grundnahrungsmittel. Das Umwelt-Bundesamt weiß dies und schätzt sogar selbst, dass 60% des aufgenommenen Cadmiums auf diesem Weg in die Nahrungskette gelangen. Trotzdem gibt es in Deutschland immer noch keinen Grenzwert für

Cadmium bei den Düngemitteln, und man fragt sich, wie das zu rechtfertigen ist. Der wissenschaftliche Leiter des Hamburger Umweltinstituts meint, dass die Düngemittelindustrie einfach eine zu starke Lobby hat. Aus gutem Grund sind Kunstdünger im ökologischen Landbau verboten. In Schweden gibt es längst Grenzwerte und sogar Steuern auf Phosphatdünger, um die Cadmium-Belastung einzuschränken. Auch hier spiegelt sich der doppelbödige Aspekt von Stadium 12, der nahe am Verrat gegen die eigene Bevölkerung laviert. Dass sich dies trotz besseren wissenschaftlichen Wissens abspielt, kann als typisch für die Silberserie gesehen werden und ist damit auch ein Teil des Wesens von Cadmium. Eine weitere Eigenschaft von Cadmium gehört ebenfalls in dieses Kapitel: eine Mischung von Cadmium- und Chrompigmenten eignet sich besonders zur Herstellung von militärischen Tarnanstrichen, da sie auf Luftaufnahmen nicht von umgebendem Gras zu unterscheiden sind.

Cadmium und Krebs; Tabak, Seestern und Stadium 12: Cadmium ist ein kanzerogener Stoff. Raucher sind besonders stark lungenkrebsgefährdet, weil einmal das Teerkondensat des Tabaks die Lunge schädigt und weil zum anderen durch den Tabak vermehrt Cadmium in die Lunge gelangt. Tabak reichert nämlich Cadmium an, das dann beim Rauchen mit seiner eigenen krebserregenden Wirkung zur Krebsgefahr in der Lunge beiträgt. *Tabacum* als homöopathisches Heilmittel wird von Sankaran dem Krebs-Miasma zugeordnet. Dieses Miasma entspricht Stadium 12 in vieler Hinsicht[25]. Auch Asterias rubens, der Seestern, reichert Cadmium an

---

25 Stadium 12 und das Krebs-Miasma sind im Prinzip identische Reaktionsformen. Sankarans Miasmen werden aus feststehenden, typischen Krankheitsbildern wie z.B. Malaria, Tuberkulose und Lepra abgeleitet und nach Hoffnungsaussicht und Destruktionsgrad dieser Erkrankungen in eine klinische Reihenfolge gebracht, während Scholten seine Stadien aus dem Periodensystem ableitet. Die Stadien waren seit 1996 im Gebrauch, und Sankaran stellte seine vollständige Miasmentheorie wenige Jahre später in seinem System der Pflanzenfamilien vor. Die Übereinstimmung von Scholtens Stadien und Sankarans Miasmen fiel mir während der ersten europäischen Präsentation Sankarans in München auf. Ich erstellte während des Seminars eine erste, noch etwas ungenaue Liste der Entsprechungen von Miasmen und Stadien. Das nahezu identische Ergebnis zweier unabhängiger Ansätze ist ein klarer Hinweis darauf, dass hier zwei geniale Wissenschaftler auf

und ist als homöopathisches Heilmittel des Tierreiches bei Brustkrebs bekannt. Der Krebs selbst ist eine übertriebene und bösartige (St.12) Neubildung (Silberserie) von Zellen. Krebs entsteht oft in Situationen, die mit übertriebener geistiger Kontrolle (Cadmium) bei kritischen Stress-Situationen verbunden sind. Simonton beschreibt diese Tatsache anhand vieler Fallschilderungen[26], und wenn man diese Fakten durch die Theorie der Elemente in Stadien und Serien übersetzt, kommt man auf die Silberserie Stadium 12, Cadmium. Damit schließt sich der Kreis zwischen Cadmium, Tabak, Asterias rubens, Krebs und Stadium 12. Der überdeutliche Bezug zum Krebs legt Cadmium als homöopathisches Heilmittel bei Krebs nahe, was sich vor allem in den bahnbrechenden Arbeiten Arthur Grimmers bestätigt hat. Grimmer (1874–1967) war einer der größten Pioniere in der homöopathischen Krebsbehandlung und schildert in seinem Buch „The Collected Works of Arthur Hill Grimmer", wie er tausende von Krebspatienten erfolgreich behandelt hat. Seine wichtigsten Mittel waren dabei die potenzierten Cadmiumsalze. Cadmium ähnelt in seiner Giftwirkung dem Quecksilber, ebenfalls ein Metall von Stadium 12. Die toxische Wirkung von Cadmium entfaltet sich besonders in den Nieren. Man könnte erwarten, dass auch seine Heilwirkung besonders deutlich bei Nierenkrebs zu beobachten ist. Dafür spricht zumindest der folgende Fall 12.1.

---

verschiedenen Wegen demselben Naturgesetz auf die Spur gekommen sind, das sich zu einer tragfähigen Klassifikation der Heilmittel eignet.
26 Wieder gesund werden, Carl Simonton

Cadmium in der Praxis

12.1 Cadmium phosphoricum

Er musste machtlos mit ansehen, wie sein Bruder an Krebs starb

Die Leiden des Patienten begannen damit, dass sein Bruder an einem Krebsleiden starb. Bis zu diesem Zeitpunkt hatte er ein gesundes, unbeschwertes Leben geführt. Sein Bruder war gleichzeitig sein bester Freund, er hatte nie wieder einen so guten Freund gehabt. Er musste sein Sterben und seinen Tod ohnmächtig mit ansehen, ohne etwas für ihn tun zu können. Er fühlte sich völlig machtlos gegen dieses heimtückische Schicksal. Wenige Tage nach seinem Tod begann der Tinnitus.

Zwei Jahre später wurde sein Auto gestohlen, und er musste eine Zeitlang mit dem Motorrad zur Arbeit fahren, weil die Versicherung keinen Leihwagen zur Verfügung stellte. Dabei hatte er einen schweren Verkehrsunfall, als ihn ein anderer Verkehrsteilnehmer übersah. Er war dabei völlig machtlos, weil das gegnerische Auto ihm direkt aus der Sonne entgegenkam. Er wurde so schwer verletzt, dass man das linke Bein amputieren musste. Doch diese tückische Verkettung unglücklicher Umstände erwies sich auch als sein Glück, weil man während des Krankenhausaufenthalts als Zufallsbefund ein hochgradig bösartiges Nierenkarzinom entdeckte, das vollständig operativ entfernt werden konnte und auch keine Metastasen gebildet hatte. Bald darauf kamen die Phantomschmerzen. Auch das war so ein heimtückisches Leiden, weil man gegen die Schmerzen in einem Bein, das es gar nicht mehr gab, auch nichts tun konnte. Es tat ihm so weh, als ob ihm jemand die Knochen bräche, die Sehnen abreißen oder mit einem spitzen Gegenstand hineinstoßen würde. Ferner entwickelte sich im verbliebenen Beinstumpf ein Schmerz, der mit einer Neurombildung einherging. Auch gegen diese Schmerzen konnte er wenig tun, weil er die meisten Schmerzmittel nicht vertrug. Bei deren Einnahme rötete und erwärmte sich seine linke Körperhälfte in einer allergischen Reaktion. Auch Benzodiazepine wie Valium wirkten seltsam bei ihm: er sagte, er würde dann spinnen, es aber selbst nicht merken. Erst wenn ihn andere darauf hinwiesen, würde er sein Fehlverhalten erkennen und sich über sein Unvermögen ärgern, weil er seinen Zustand nicht mehr wie gewohnt unter Kontrolle hat. Nur Diclofenac linderte den Schmerz für kurze Zeit. Neuerdings sind die Schmerzen so schlimm geworden, dass er sich nicht mehr dagegen wehren konnte. Es fühlt sich nun an, als ob ihm jemand mit einer Axt ins Bein reinhaut. Er ist jetzt mit seinem Latein am Ende.

So weit der Spontanbericht. Er wirkt gefasst und kontrolliert und kann sich schnell entscheiden. Ein willensstarker, gebildeter Mann, der in gehobener Stellung tätig ist und weiß, was er sagt, ein Mann, der auch schweigen kann. Auffällig ist seine kräftig ausgebildete Kaumuskulatur mit einem kräftigen, massigen Kinn und wie modelliert wirkenden Massetermuskeln. Das Kinn ziert eine sehr deutlich ausgebildete Kerbe in der Mitte, kein einfaches Grübchen, eine tiefe Kerbe. Er ist höflich und verfeinert und hat eine künstlerische Ader, die er als Posaunist auslebt. Er liest gern historische Romane und interessiert sich für römische Geschichte, besonders für Nero[27].

Analyse, Mittelgabe und Verlauf

Die Hauptbeschwerden Phantomschmerz, Tinnitus und Stumpfneuralgie sprechen für ein Mittel aus der Silberserie. Auch seine privaten Hobbies sind ein Ausdruck dieser Serie. Die Neurombildung ist ein überschießendes sykotisches Geschehen, was auf Stadium 9–12 hindeutet. Besonders der Krebs ist charakteristisch für Stadium 12. Für dieses Stadium gibt es weitere Hinweise: das

---

27 Nero hat viele Charakteristika von Cadmium. Er ist eine der umstrittensten Personen der Weltgeschichte. An der Beurteilung seiner Person schieden sich schon in der Antike die Geister. Er hatte in seiner Jugend eher künstlerische als machtpolitische Neigungen und förderte auch während seiner Regierungszeit vor allem die Wissenschaften und Künste. Er fühlte sich geistig eher den Griechen verbunden, er konnte singen, dichten und die Leier spielen und war Sieger in zahlreichen musikalischen und sportlichen Wettbewerben. Später wurden ihm viele Verbrechen angelastet. Er deckte zahlreiche Verschwörungen gegen sich auf, die er gnadenlos bekämpfte und in deren Folge sogar seine Mutter und sein Lehrer ihr Leben lassen mussten. Am Ende wurde ihm der verheerende Brand Roms als Brandstiftung angelastet, was aber heute eher als böses Gerücht angesehen wird.

Gefühl der Machtlosigkeit gegenüber einem mächtigeren Schicksal durchzieht sein Leben seit dem Tod seines Bruders, der ihm durch eine tückische Krankheit genommen wird. Er hat sich gut unter Kontrolle, doch das Schicksal ist manchmal stärker. Der Gegner kommt direkt aus der Sonne, man kann ihn nicht sehen. Auch die Heftigkeit der Schmerzempfindung ist ein Ausdruck für Stadium 12. Er kann sich nicht mehr dagegen wehren, obwohl er ein ausgesprochen wehrhafter Mann ist. Die Tatsache, dass ihm dieses Schicksal nicht nur seinen Bruder, sondern auch seinen besten Freund raubte, spricht für Phosphor.

So bekommt er *Cadmium phosphoricum 1000*, über drei Tage je einige Globuli. Eine Stunde nach der ersten Einnahme wird es ihm übel. Nach der zweiten und dritten Einnahme geschieht das gleiche, nur schwächer. In den nächsten 2 Wochen hat er keine Schmerzattacken mehr. Im Augenblick kommt er gut zurecht. Drei Monate lang geht es ihm gut, bis die Neuromschmerzen sich wieder melden und damit auch er sich am Telefon. *Cadm-p 1000* wird ihm per Post zugeschickt, drei Dosen für drei Tage. Wieder vergehen drei Monate, bis er sich meldet, weil die Schmerzen seit zwei Wochen wiederkommen, diesmal aber leichter und anders als früher. Nun fährt es nur kurz ins Bein und er knickt ein. Die Phantomschmerzen sind weg. Das Mittel wird wiederholt. Zwei Stunden lang fühlt er sich darauf komisch benommen. Da sein Hausarzt erhöhte Leberwerte festgestellt hat (GGT 164, Bili 1,8), erhält er von ihm Silymarin, ein Wirkstoff der Mariendistel, und von unserer Seite *Cadmium metallicum LM6* zur täglichen Einnahme (es ist aus den Aufzeichnungen in der Karteikarte leider nicht mehr ersichtlich, warum nicht erneut *Cadm-p* gegeben wurde). Nach zwei Monaten geht es ihm gut, er fühlt sich wohl, bei der Krebsnachsorge war alles in Ordnung, und die Laborwerte sind wieder normal. Die Phantomschmerzen sind in diesem Jahr, seit er mit der homöopathischen Behandlung begonnen hat, viel besser geworden, und er nimmt das *Cadmium* nur noch, wenn er merkt, dass die Schmerzen wiederkommen. Das kündigt sich durch ein Kribbeln und Schwellungsgefühl im (fehlenden) Fuß an. Doch diese Beschwerde kommt immer seltener. Wenn er dann abends

Cadmium nimmt, wird er rasch müde und schläft ein. Am nächsten Morgen ist er beschwerdefrei. Der Tinnitus ist übrigens noch vorhanden, doch er beachtet ihn nicht und dadurch stört er ihn nicht mehr. Inzwischen sind weitere vier Jahre vergangen.

12.2 Cadmium sulfuratum

In der DDR war alles perfekt unter Kontrolle; hier dagegen streiten sich alle, und besonders mit meiner Freundin streite ich dauernd

Der Patient kommt, weil er psychologisch beraten werden will. Er ist kräftig, hat eine massive Kinnpartie und wirkt selbstbewusst. Er ist ein Einzelgänger und hat so oft Streit mit Kollegen, dass er kürzlich die Arbeitsstelle gewechselt hat. Er hat keine richtigen Freunde gefunden, seit er vor zehn Jahren aus der DDR in den Westen gekommen war. Er spricht sehr schnell. Er verwickelt sich auch hier bald in argumentierende Streitgespräche und verteidigt seine Ideen vehement. Er hat seine ersten Probleme nach dem Umzug mit Tatkraft und unter Einsatz von größeren Mengen Alkohol schnell gelöst (Schulden, Einsamkeit), doch dann ist er immer unzufriedener geworden. Die herrschenden gesellschaftlichen Verhältnisse missfallen ihm. Die perfekte Kontrolle des DDR-Regimes war doch besser als das heutige Laisser-faire. Er wälzt gern philosophische und soziale Probleme und neigt zu übertriebenen radikalen Schlüssen. Früher hat er jahrelang Magengeschwüre gehabt, bis eine Helicobacter-Eradikationstherapie die Magenbeschwerden beseitigte. Seine Farbvorliebe ist ein sehr dunkles violett 14-15 E.

Analyse, Mittelgabe und Verlauf

Der Fall wurde von einem Kollegen aufgenommen, der sich gern des Farbsymptoms bediente. So zog er das Farbrepertorium[28] zu Rate und sah in der Rubrik 12-14DE, dunkelviolett, die Cadmiumsalze dreiwertig vertreten. Er kannte diese als Mittel für streitlu-

---

28 Farben in der Homöopathie, 2. Aufl. 2008

stige Intellektuelle, was zu passen schien. Dann zog er die Referenzschriften von Patienten, die mit *Cadmium* geheilt wurden, hinzu. Die größte Ähnlichkeit fand er bei den Handschriften von *Cadmium sulfuratum*[29]. Dann schaute er in einer Arzneimittellehre nach und sah, dass *Cadm-s* als Mittel bei chronischen Magenleiden und bei vermehrtem Alkoholkonsum bekannt ist.

So erhielt der Patient eine Dosis *Cadmium sulfuratum C200*. In der ersten Nacht träumte er vom Streit mit Kollegen, die ihn nicht grüßen, was ihn sehr ärgerte. Danach ging es ihm bald sehr viel besser, er wurde zufriedener mit seinem Leben, die Probleme auf der Arbeit ließen nach und er wurde gelassener. Er redete auch nicht mehr so schnell. Vor allem begann er zu erkennen, dass er doch ein sehr dominanter Charakter sei und seinen Ärger oft an seiner Freundin auslasse. Gerade mit ihr hat er sich vorher viel gestritten, weil sie ihn oft kritisiert hat. Nach einem Monat bekommt er *Cadm-s LM6* zur täglichen Einnahme. Das lässt er nach 2-3 Wochen weg, weil er es nicht mehr braucht. Inzwischen weiß er, dass sich alles regeln lässt, er regt sich längst nicht mehr so über Kleinigkeiten auf, er zerbricht sich weniger den Kopf über Politik und Umweltvergiftung, er hat viel weniger Streit mit anderen. Auch mit seiner Freundin kommt er besser aus, doch ab und zu kann er da immer noch sehr heftig reagieren. Er nimmt das Mittel selten und nur bei Bedarf. Inzwischen sind sechs Jahre vergangen.

12.3 Cadmium nitricum

Immer wieder in die gleiche Kerbe schlagen: da verschlägt es mir die Stimme

Der Patient tritt kooperativ und umgänglich auf, aber man hat unwillkürlich das Gefühl, dass man auf der Hut sein muss. Er wirkt sehr beherrscht und selbstbewusst, tritt bestimmt auf, fast etwas herablassend. Er kommt wegen Problemen mit der Stimme: seit vielen Jahren wird er heiser nach längeren beruflichen Präsentationen. Er ist international tätig, spricht viele Sprachen fließend und

---

29 Handschrift und Homöopathie, S. 80

muss beruflich viel reden, sodass ihn dieses Problem sehr stört. (All das lässt uns inzwischen sofort an ein Mittel der Silberserie denken). Er hat das Problem zu lange schleifen lassen. Er hat einen Cortisonspray ohne Erfolg benutzt. Auch im Umfeld treten Probleme auf, beim Hausbau gibt es Auseinandersetzungen mit den Handwerkern wegen Gewährleistungsschäden, es gibt immer wieder juristisches Säbelrasseln, ein naher Freund fällt ihm in den Rücken, er steht wie zwischen den Fronten und fühlt sich, als ob er in den Rücken geschossen wird. (Spätestens hier denkt man an Stadium 12; unter Hinzunahme der Stimmprobleme = Silberserie ist man damit schon bei Cadmium; alles Folgende bestätigt dies). Besonders ärgerlich ist es, wenn Kollegen unprofessionell agieren und wie auf Knopfdruck immer wieder den gleichen Fehler begehen, obwohl sie ihn zuvor zugegeben und begriffen haben. Ein spezifischer Reiz löst immer wieder den gleichen Fehler aus. Immer wieder wird in die gleiche Kerbe geschlagen. Das kann ihn richtig wütend machen. Im privaten Umfeld kann das so weit gehen, dass er nach Möbeln tritt und diese sogar zerstört. Er hatte als Kind ein Hämangiom, das operativ entfernt wurde. An dieser Stelle trat später ein Krebsleiden auf, das erfolgreich operiert und bestrahlt wurde. Doch an der Strahlennarbe musste er später erneut plastisch operiert werden. Auch hier ging also alles in die gleiche Kerbe.

Der Patient hat in seinen Gesichtszügen eine auffallende Ähnlichkeit mit Patient 12.1, die bis in die Details geht, besonders was die Mund- und Kinnpartie mit der tiefen Kerbe anbetrifft. Er hat eine ausgeprägte Abneigung gegen Violett 12D. Er lehnt Fett ab und verträgt es auch schlecht.

Analyse, Mittelgabe und Verlauf

Die ganze Geschichte ist typisch für Cadmium, wie wir inzwischen leicht erkennen. Der Farbbezug zu Cadmium zeigt sich in diesem Fall durch eine deutliche Abneigung gegen die Farbe der Cadmiumsalze, 12D. Die Unverträglichkeit von Fett und das Hämangiom[30] sind Hinweise auf eine Stickstoffverbindung, und

---

30 Die Beziehung des Hämangioms zum Element Stickstoff wurde in unserer Praxis durch

so erhält er *Cadmium nitricum 200*. Die sonst tagelang dauernde Heiserkeit hört damit innerhalb von Stunden auf, und bei der Wiederholung des Mittels wegen eines leichten Rückfalls nach acht Wochen ist die Wirkung reproduzierbar. Danach tritt das Stimmproblem nicht mehr auf. Er sieht besser aus, wirkt nicht mehr so angespannt und zerknirscht wie früher. In den nächsten sieben Monaten kommt er nur kurz wegen Bagatellerkrankungen. Die jahrelangen Probleme mit der Stimme sind kein Thema mehr.

12.4 Cadmium iodatum, Cadmium muriaticum

Machtlos, wenn die eigene Tochter sie manipuliert

Eine Frau vom selben Typus wie die vorigen Patienten, also mit kräftiger Unterkieferpartie, kräftigem Mund, dunklem Teint und dunklen Augen und Haaren, wird von einem über zehn Jahre bestehenden Heuschnupfen mit *Cadmium iodatum* geheilt. Später hilft ihr *Cadmium muriaticum* bei klimakterischen Beschwerden. Es ist schwer zu sagen, welches Mittel besser war; beide haben ihren Teil beigetragen. Sie ist sehr ungeduldig, alles muss immer Zack-Zack gehen. Früher war sie eine international tätige Journalistin (Silberserie) „mit Zigeunerblut" (iod). Sie kann auch gut dolmetschen (iod). Als Hobby ist sie in einem karitativen Verband in der Kinder- und Jugendfürsorge tätig (mur). Ihre Mutter (mur) war für sie nie fassbar, sie entzog sich ihr auf gedanklicher Ebene, sie war flink wie ein Wiesel (iod). Sie träumte früher, dass ihre Mutter sie überlistete und vergiftete (cadm-m). Wenn jemand versucht, sie zu manipulieren, beherrscht sie sich lange, doch dann kann sie massiv böse werden. Sie will hinter persönliche Fassaden blicken, und das gelingt ihr auch. Dann reißt sie diese trügerische Fassade gnadenlos herunter, um zur nackten Wahrheit zu gelangen.

---

mehrere Fälle bestätigt. Ein besonders eindrücklicher Fall war der eines Kindes, bei dem ein 4x5cm großes, entstellendes Hämangiom auf der Stirn unter Nitrogen in wenigen Wochen förmlich wegschmolz. Die Operation war schon geplant, doch der Tumor ging so schnell weg, dass auch der Chirurg meinte, das sei nicht mehr nötig. Der Gedanke zur Mittelgabe war, dass Nitrate als gefäßerweiternde Substanzen bekannt sind. Der physiologische gefäßerweiternde Effekt von Stickstoffmonoxid und die potentielle Rolle dieser Substanz als Therapeutikum bei Gefäßerkrankungen wurde vor einigen Jahren mit dem Nobelpreis bedacht. Nit-ac wird bei der Diagnose Hämangiom häufig erwähnt.

Nur bei ihrer Tochter gelingt ihr das nicht. Das Mädchen ist ihr geistig gewachsen und schafft es immer wieder, sie durch gezielte Sticheleien hochgehen zu lassen. Sie erkennt zwar den Mechanismus, doch sie ist dagegen machtlos (cadm). Sie behält zwar lange die Kontrolle über ihre Worte (cadm), doch dann rastet sie völlig aus und wird fuchsteufelswild, weil sie hilflos zusehen muss, wie sie ihrer Tochter wieder auf den Leim gegangen ist.

Ihre Farbvorliebe war schon immer ein Violettrot 11-12 C.

Auf beide Mittel tritt eine kurze heftige Reaktion mit lang anhaltender Besserung ein: Zuerst bekommt sie *Cadmium iodatum 200*. Nach drei Stunden entsteht ein Metallgeschmack im Mund und Kribbeln und Schmerzen in den Kieferhöhlen mit viel Absonderung. Am nächsten Morgen ist sie voller Energie, und dieser angenehme Zustand hält an. In dieser Nacht hat sie einen Traum, dessen Symbolik auf eine Reinigung der Aggressionsbereitschaft mit Neubeginn auf solidem Fundament hinweist: ihre Zähne sind ausgefallen. Ein alter Eiterherd wird sichtbar, der gesäubert wird. Auf gesäuberter Basis wird neu aufgebaut, mit guter Füllung als neues Fundament, das bis ins Alter halten wird. Der Heuschnupfen ist seit nunmehr sieben Jahren nicht wieder aufgetreten. Als sie die Arztrechnung bekommt, krittelt sie an Details herum und ist nicht zufrieden damit. Später kommt sie wegen eines Sorgeproblems (mur) um ein Familienmitglied und bekommt nun *Cadmium muriaticum 200*. Danach hört man fünf Jahre lang nichts von ihr. Sie war die ganze Zeit beschwerdefrei, wie sich später herausstellt. Nun kommt sie wegen klimakterischer Beschwerden. Sie erhält erneut *Cadm-m 200*, vier Wochen lang einmal pro Woche. Jedes Mal fühlt sie sich einen Tag nach der Einnahme schlapp und hat geschwollene Augen, danach geht es ihr gut. Sie hat ihre Menses wieder bekommen, diesmal ohne Schmierblutungen, wie sie es sonst immer hat. Es geht ihr seither gut.

In diesem Fall führte die erweiterte Farbrubrik zur Mittelfindung: *Cadmium* ist unter dunkelviolett 12-14DE aufgeführt und steht damit direkt neben ihrer Farbvorliebe 12C. Als Faustregel kann man sagen, dass der Wirkungsbereich eines Farbfelds plus minus ein weiteres Feld daneben auch noch gilt, wenn auch schwächer.

Die klinische Erfahrung lehrt, dass besonders beim Violett die Farbvorliebe stärker variiert als bei anderen Farben.

Cadmium Typologie

Die bisher geschilderten Cadmiumpatienten gleichen sich im Gesicht mit ihrer massigen Unterkieferpartie, eventuell mit Kerbe oder deutlichem Grübchen im Kinn und ausgeprägten Kaumuskeln, mit dunklen Augen, dunklem Teint und dunklen Haaren. Sie sind kraftvoll und durchsetzungsfähig, reagieren aber oft unnötig heftig auf kleinste Angriffe und verscherzen sich dadurch so manche Sympathien. Wir haben jedoch auch andere Cadmiumfälle gesehen, die ganz anders aussehen und nicht diese Mund- und Kinnpartie aufweisen. Die äußere Typologie muss nicht immer zutreffen. Diese Patienten sind physisch weniger durchsetzungsfähig und treten betont sanft auf. Ihre geschliffene intellektuelle Silberserienstreitlust kann sich einen pazifistischen Deckmantel umhängen, und wenn sie sich angegriffen fühlen, bleiben sie äußerlich immer noch sanft oder säuseln gar freundlich. Doch indirekt wehren sie sich heftig durch Streuung von Gerüchten oder Skandalen. Dabei wittern sie vielleicht schon eine Rufschädigung oder gar ein Komplott gegen sich, wo andere nur eine geringfügige Kritik geäußert haben mögen. Sie polarisieren, schüren Zwietracht oder hetzen gar gnadenlos andere ideologisch gegeneinander auf, wobei sie sich selbst dezent im Hintergrund halten. Sie sind weniger sanft als sie scheinen. Sie bekommen oft fälschlich *Lachesis* oder andere Schlangenmittel, die diesem Bild sehr ähnlich sind. Man kann die Unterscheidung z.B. durch die Farbe leicht treffen: die Schlangenmittel mögen meist lieber türkis, während die Cadmiumsalze violett mögen. Ferner strahlen die Schlangenmittel fast immer etwas erotisches, verführerisches aus, was bei *Cadmium* kein großes Thema ist. Als Mineral geht *Cadmium* lieber ideologisch strukturiert vor und lockt nicht mit diesem klug und berechnend eingesetzten, animierenden, knisternd-sinnlichen Versprechen, das bei den Schlangen so oft anzutreffen ist.

13. Indium

1	2	3	4	5	6	7	8	9	10	11	12	13	14	15	16	17	18
37	38	39	40	41	42	43	44	45	46	47	48	**49**	50	51	52	53	54
Rubi	Stron	Yttr	Zirc	Niob	Moly	Tech	Ruth	Rhod	Pall	Arg	Cadm	**Ind**	Stann	Ant	Tell	Iod	Xen

---

Stadium 13: Teilweiser Rückzug

Die Jüngeren drängen nach, sie kennen sich in der neuen Zeit besser aus und haben bereits das Sagen. Man muss sich einschränken, zieht sich teilweise zurück und beschränkt sich auf Bewährtes. Man ist ihnen aber an Erfahrung überlegen. Man muss mit seinen Kräften haushalten, sich auf das Wesentliche reduzieren und den Gürtel enger schnallen, sich quasi gesundschrumpfen, dann können sie einen nicht hinausdrängen. Die gute alte Zeit war besser, nur wissen sie das nicht. Man muss die ewigen Werte der Vergangenheit vor ihnen in Sicherheit bringen, denn eines Tages werden sie wieder ihren gebührenden Platz einnehmen. Bei übermächtigen Gegnern wahrt man seine Interessen am besten durch geordneten Rückzug. Man wird zwar zurückgestuft, gibt aber nicht klein bei und reagiert mit beißendem Sarkasmus. Diese Nachfolger werden noch mit einem rechnen müssen, denn zwischendurch mischt man immer noch gehörig mit und setzt ihnen empfindlich zu. Auch aus der Defensive ist durch gut gezielte überraschende Gegenangriffe trotz veralteter Techniken immer noch ein Sieg möglich. Die Atmosphäre kann muffig, modrig oder schimmlig sein.

Schlüsselbegriffe: Einschränkung. Abbau. Schrumpfen. Schwinden. Rückzug. Rückwärts. Rückgriff auf Bewährtes. Reduktion. Revision. Nostalgie. Überholt. Veraltet. Misstrauen. Sarkasmus. Defensivangriff. Muffig. Schimmlig.

Stadium 13 der Silberserie: Indium

Stadium 13: Einschränkung. Abbau. Schrumpfen. Schwinden. Rückzug. Rückwärts. Rückgriff auf Bewährtes. Reduktion. Revision. Nostalgie. Überholt. Veraltet. Misstrauen. Sarkasmus. Defensivangriff. Muffig. Schimmlig.	*Silberserie:* Ideen vermitteln. Die Macht der Gedanken. Veröffentlichen. Darstellen. Show. Ruhm. Publicity. Wissenschaft. Kunst. Kultur. Kreativität. Originalität. Ästhetik. Eleganz. Empfindliches Ehrgefühl. Subtile Arroganz. First Lady.

Einige Themen von Indium

- Sich auf die alten Künste zurückziehen: Museum der klassischen Malerei
- Nostalgischer Publizist lässt alte Zeitschrift wieder aufleben
- Oldtimer wieder fahrfähig machen: Eifelrennen – die Legende kehrt zurück
- Veraltete Wissenschaften verklären: Alchemist
- Der Ruhm verblasst: Comeback eines alternden Künstlers
- Sich fanatisch auf bewährte Ideen beschränken: zurück zu den Gedanken des Gründers, der alles besser wusste
- Historiker bekämpft Verfälschung der Geschichte: Revisionismus
- Neue Ideen durch beißenden Spott treffend entkräften: konservativer Sarkasmus

Symptome des Arzneimittelbildes von Indium

Indium wird von Boericke und Clarke kurz erwähnt. Deutlich ist die Affinität zum männlichen Sexualbereich mit nachlassender sexueller Kraft und reduzierter sexueller Kontrolle. Die Affinität zu Rückenschmerzen wird von Boericke hervorgehoben. K.J. Müller sieht in seinen Indiumfällen die Situation eines alternden Mannes, der nach einer soliden Karriere in ein Loch fällt, ziellos umherirrt und in seinen Träumen von wilden Stieren oder Partisanen verfolgt wird[31]. Das stimmt recht gut mit den Themen von *Indium* nach der Theorie der Elemente überein, doch es gibt nur einen Teil des Bildes wieder, der ebenso gut auf *Thallium* und *Holmium* (Stadium 13 der Goldserie/Lanthanide) passen könnte. Andererseits lässt sich die klinisch gefundene Beziehung zu Rückenschmerzen aus der Theorie der Elemente nicht ableiten. Prüfungs- und klinische Symptome ergänzen die Theorie der Elemente, die nur die Bestimmung der Grundstruktur eines Mittelbildes zulässt. Doch auch allein mit ihrer Hilfe kann man *Indium* recht sicher verordnen, wie unsere Fälle zeigen. Ein charakteristisches Prüfungssymptom von *Indium* ist: „Abneigung gegen geistige Arbeit; es macht ihn fast verrückt, seine geistige Unfähigkeit bei gedanklich anspruchsvollen Aufgaben sehen zu müssen".

Die Theorie der Elemente und die Prüfungssymptome können sich gut ergänzen. Man kann einen Fall zwar oft mit einer einzigen Methode lösen, doch am besten kombiniert man beide. Die Theorie der Elemente arbeitet mit der analytischen Gesamtdynamik des Falles, während die Prüfungssymptome ein genaues Abbild der Details liefern. Es ist wie bei der Bestimmung einer antiken Münze. Der Numismatiker besieht sich beide Seiten und nimmt sich zuerst die am besten erhaltene, deutlichere Seite vor und dann die andere, um Irrtümer auszuschließen.

Indium, Substanzkenntnis

Indium wird besonders in Zink-Erzen gefunden und wurde 1863 von zwei deutschen Chemikern entdeckt, als sie Zinkblende nach Thallium untersuchten. Dabei fanden sie im Absorptionsspektrum eine bisher unbekannte indigoblaue Spektrallinie. Nach dieser erhielt das neue Element später seinen Namen. Durch die zwei blauen Spektrallinien ergibt sich auch die typische blaue Flammenfärbung.

Indium geht zur Neige und kann nicht ohne Weiteres ersetzt werden: Indium-Zinnoxid (ITO) wird seit 1992 vor allem für Flachbildschirme und Touchscreens eingesetzt, wo es als durchsichtiger

---

31 Wissmut, 1.Aufl., K.J. Müller, 2007

Halbleiter beste Eigenschaften aufweist. ITO lässt sichtbares Licht sehr gut durch, reflektiert aber Infrarotstrahlung. Daher wird es als Wärmeschutz auf Fensterglas aufgebracht. Mit ITO beschichtete Oberflächen laden sich elektrostatisch nicht mehr auf. Durch den hohen Preis für Indium, der sich in den letzten Jahren vervielfacht hat, sind Schichten aus ITO relativ teuer. Da ein zunehmend hoher Bedarf an Indium besteht (für die Chip-Industrie, die Display-fertigung und die Solarzellenproduktion) und die natürlichen Vorkommen zur Neige gehen, gilt es als eines der ersten Elemente, das knapp zu werden beginnt (Stadium 13). Die Nachfrage nach dem knappen Metall, um das sowohl die Display-Industrie als auch die Photovoltaikhersteller konkurrieren, wird bis zum Jahr 2030 mehr als dreimal so hoch sein wie die derzeitige Produktion. Doch seit kurzem gibt es Hoffnung auf Nachschub: im Erzgebirge wurden große Indium-Vorkommen entdeckt[32].

Indium kann zwar in den meisten Anwendungen durch andere Stoffe ersetzt werden, dabei verschlechtern sich jedoch häufig die Eigenschaften des Produktes oder die Wirtschaftlichkeit der Pro-duktion. Es wird daher intensiv an alternativen transparent-leitfähigen Beschichtungen gearbeitet.

Schreit beim Verbiegen auf; verhindert Substanzverlust: Das genannte Indium-Zinnoxid ITO verbindet die Eigenschaften zweier Ele-mente, die auch sonst noch eine seltsame Besonderheit teilen: Indium gibt wie das benachbarte Zinn (Silberserie, Stadium 14) beim Verbiegen ein charakteristisches quietschendes Geräusch von sich, den sogenannten Zinnschrei. Diese beiden Elemente schreien tatsächlich auf, wenn man sie verbiegt. Wer das bei einem Zinnteller schon versucht hat, kennt das Geräusch. Es ist, als ob sich die alternden Stadien der Silberserie, 13 und 14, keinem neuen Gedanken mehr beugen wollen und nur die eigenen bewährten Vorstellungen gelten lassen. Sie sind intellektuell nicht mehr flexibel, sträuben sich und schreien innerlich förmlich auf, wenn man sie durch einen neuen Gedanken „verbiegen" will. Die starrsin-nige Neigung zur Erhaltung der Form kommt auch in der besonders

---

32 http://www.spiegel.de/wissenschaft/mensch/0,1518,600725,00.html

geringen Verformung des Elements beim Abkühlen (schrumpft kaum) zum Ausdruck, was beim Löten von Halbleitern in Transistoren genutzt wird. Hier wird Indium als Lötmetall verwendet. Auch das Gegenteil wird bei Indium beobachtet, die besonders gute Verformbarkeit bei tiefen Temperaturen. So werden für Kühlgeräte, die möglichst konstante Temperaturen einhalten müssen, Indiumdichtungen verwendet. Ferner schützt eine galvanische Indiumschicht andere Metalle besonders gut vor Abrieb, was bei Gleitlagern genutzt wird. Auch in dieser spezifischen Eigenschaft zeigt es ein Charakteristikum von Stadium 13: es verhindert allzu großen Substanzverlust.

Die Sicherung brennt besonders exakt definiert durch: Indium hat einen relativ niedrigen Schmelzpunkt, der so exakt definiert ist, dass er als einer der Fixpunkte bei der Aufstellung der Temperaturskala dient und zur Kalibrierung von Messgeräten genutzt wird, die die Aufnahme und Abgabe von Wärme messen. Legierungen von Indium mit Wismut, Cadmium, Zinn und Blei haben einen niedrigen Schmelzpunkt von 50–100 Grad, was in Sprinkleranlagen, Thermostaten und Sicherungen genutzt wird. Die Sicherung brennt hier besonders exakt definiert durch.

„Selektives Gehör": Indium wird auch als Halbleiter verwendet. Bei Gallium, ebenfalls ein Halbleitermetall im Stadium 13 der Eisenserie, führt Scholten als klinische Indikation Schwerhörigkeit an. Theoretisch sollte Indium als Stadium 13 der Silberserie, der Serie des Gehörs, diese klinische Indikation noch deutlicher zeigen. Besonders bei der Art von Altersschwerhörigkeit, die scherzhaft als „selektives Gehör" bezeichnet wird und damit der Halbleiterfunktion analog entspricht (nur das wird noch durchgelassen, was zu den eigenen Vorstellungen passt), kann man in der Behandlung positive Wirkungen erwarten. In der Tat haben wir dies in einem ziemlich hoffnungslosen Fall bestätigen können.

Indium in der Praxis

13.1 Indium metallicum

Informatiker mit Burnout-Symptomatik will wieder zurück an die Spitze

Ein Mann in mittleren Jahren sucht wegen einer Burnout-Symptomatik und wegen Rückenschmerzen ärztliche Hilfe. Er wirkt etwas verkniffen, mürrisch und rechthaberisch. Er arbeitet als Informatiker in der Computerbranche und hat seit drei Monaten einen neuen Job, den er als Abstieg empfindet. Es sei, als ob man aus der Champions League in die zweite Liga abgestiegen wäre. Er will wieder zurück an die Spitze. Er fühlt sich seit Monaten wie ein Akku, der immer leerer wird und sich nur noch teilweise am Wochenende wieder regeneriert. Sein Antriebswille ist reduziert. Die Konzentration lässt nach. Komplexe Gedankengänge dauern länger, er verliert schneller den Faden beim Lesen. Er kann diesen Schwächezustand seit drei Monaten nicht mehr wegdrängen und hat Bedenken, dass es im Betrieb langsam auffällt. Er war sein Leben lang gesund und nun steckt er in einem Loch, aus dem er nicht mehr allein rauskommt. Auch in der Familie fühlt er sich nicht mehr als das Fundament, das er früher war. Im Schlaf kaut er seine Fingernägel ab. Das ist eine Angewohnheit, die er schon seit der Kindheit hat, nur tat er es damals tagsüber. Als er langsam lernte, es zu kontrollieren, fing es nachts an. Er zuckt beim Einschlafen zusammen. Schon wenn er sich abends hinlegt, spürt er eine schmerzhafte Verspannung im Nacken. Er hat seit vielen Jahren Nackenschmerzen, die sich wie ein Wundheitsschmerz anfühlen. Es fällt ihm schwer, sich einfach auszuruhen. Er friert leicht und braucht eine Wärmflasche. Seine Farbvorliebe ist 22C, smaragdgrün.

Analyse, Mittelgabe und Verlauf
Das Burnout-Syndrom begann zu dem Zeitpunkt, als es ihm in seiner neuen Arbeit als Informatiker (Silberserie) so vorkam, als sei er aus der Champions League (Silberserie) abgestiegen (ca. St.13).

Die gedankliche Leistung und die Verarbeitung komplexer Ideen (Silberserie) lässt nach (St.13). Er fühlt sich zurückgestuft (13) und will wieder zurück an die Spitze (13). Das würde genügen, um die Wahl von *Indium* zu begründen. Doch es gibt weitere Gründe, die erwarten lassen, dass die Ähnlichkeit von *Indium* mit unserem Patienten nicht nur situativ ist, sondern auch tiefere Schichten seiner Person umfasst. Unsere besten Indiumfälle haben als Farbvorliebe 22C ausgesucht. Das ist auch seine Farbe, mit der er schwingt, sozusagen seine persönliche emotionale Frequenz. Auch die Handschriften der Indiumpatienten weisen deutliche Ähnlichkeiten auf, zu denen die Schrift dieses Patienten vorzüglich passt, insbesondere zu der Handschrift von Patient 13.3, die in unserem Handschriftenbuch abgebildet ist[33]. Seine Bemerkung, sich wie im Loch zu fühlen, stimmt wörtlich mit der Beobachtung von K.J. Müller überein.

Eine Stunde nach der Einnahme von *Indium metallicum 1000* wird es ihm kalt. Er beginnt zu frösteln, obwohl es ein warmer Spätsommertag ist. In den nächsten Tagen fühlt er sich grippig mit einem Schmerz unterhalb des rechten Schulterblatts, als ob da ein Pfeil drinsteckt. Das strahlt in den Kopf aus. Mit diesem Grippezustand verschwinden die Rückenschmerzen wie auf einen Schlag. In dieser Woche fällt ihm plötzlich auf, dass er nachts seine Nägel nicht mehr abkaut, was er seit Kindheit praktisch jede Nacht tat! Er hat das Gefühl, als ob etwas in Bewegung gekommen ist, er ist optimistischer und spürt, wie sein früherer Leistungswille zurückkehrt. Er geht wieder mit Freude zur Arbeit. Diese Rückkehr der alten Kraft lässt nach einer Woche nach. Er erhält nun *Indium LM6*, zweimal pro Woche fünf Tropfen abends. In der ersten Nacht tauchen die Rückenschmerzen wieder auf und lassen dann nach. Es geht nun wellenförmig aufwärts. Seine Frau sagt, er sei um zwei Etagen besser. Vor allem sei er kritikfähiger geworden und regt sich nicht mehr wegen jeder Kleinigkeit auf. Er lacht öfters und spielt auch wieder mit seinen Kindern, was er schon lange nicht mehr tat. Nach einer weiteren Woche sagt er, dass er einen riesigen Trans-

33 Handschrift und Homöopathie, S. 184

formationsprozess durchmacht. Einen Monat später schläft er jede Nacht ruhig durch, er kann abends im Liegen besser entspannen und hat keine Rückenschmerzen mehr. Er hat in seinem ganzen Leben nicht so viel geträumt wie jetzt (was wohl heißt, dass er seine Träume, die sich meist im Geschäft abspielen, erstmals wahrnimmt). Er hat seine alte Energie wieder. Dann entschließt er sich, seine Arbeitsstelle nochmals zu wechseln. Inzwischen sind über vier Jahre vergangen, und er braucht das Mittel schon lange nicht mehr. Er hat seither nie wieder Nägel gekaut. Die Rückenschmerzen sind weggeblieben. Es hat sich alles zum Besten gewendet.

Kommentar

Erst bei der Fallbearbeitung für dieses Buch fiel im Nachhinein auf, wie sehr dieser Patient einem anderen Patienten ähnlich sieht, der auch mit Erfolg *Indium* bekommen hat, dessen Fall hier aber nicht geschildert wird. Ich habe die Fotos zwei anderen Personen vorgelegt, die gute Fähigkeiten in der Beurteilung von Gesichtern besitzen und diese beiden Patienten nicht kennen. Eine Frau sagte, das seien wohl Vater und Sohn, die sich wie aus dem Gesicht geschnitten ähnlich seien, ein anderer sagte, das sei vermutlich derselbe Mann, aufgenommen im Abstand von 15–20 Jahren. Der Kopf ist recht groß und ausgeglichen proportioniert, ohne auffällige Asymmetrien, mit gut ausgebildeter Stirn- und Kinnpartie. Die Oberlippe ist schmal. Das Kinn weist an der Oberseite eine nach oben leicht konvexe horizontale Linie auf:

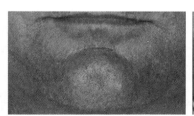 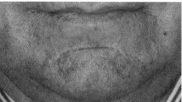

Die Augen sind eigentlich wach, haben aber einen leichten Schleier und wirken müde. Die mittlere Nasenpartie ist bei beiden Patienten etwas rundlich ausgebeult und plump, aber nicht eingesunken:

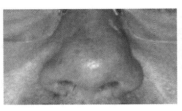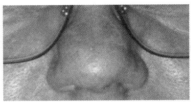

13.2 Indium metallicum

Alternder Museumsleiter mit erotischen Neigungen und bissigem Spott

Er war ein redseliger alter Mann von 78 Jahren und klagte vor allem über seine nachlassende Gedächtnisleistung und über Prostatabeschwerden. Er hatte einen Typ-2-Diabetes (HbA1c über 8) und Hochdruck. Er litt immer noch an den Folgen einer Gelbsucht aus seiner Kriegszeit. Er hatte von Geburt an eine Enge des Ösophagus, hustete oft und klagte über ein Engegefühl in der Brust und über Nachtschweiß. Die Transaminasen waren leicht erhöht. Eine Polyglobulie wurde von seinem Hausarzt immer wieder mit Aderlässen behandelt. Ferner bestand eine kompensierte Niereninsuffizienz mit leicht erhöhtem Kreatinin. In der Lendenwirbelsäule hatte man einen unklaren Rundherd gefunden, der nie genauer abgeklärt wurde und bei jährlichen Röntgenkontrollen gleich blieb. CEA- und TPA-Werte waren leicht erhöht. PSA und Senkung waren normal. Immer wieder leichte Leukozytose zwischen 10–11.000.

Sein größtes Hobby war die Weiterführung eines kleinen Museums, das er an seinem Heimatort leitete. Er hing an der guten alten Zeit und hatte für die modernen Dinge wenig Sinn. Wenn er in der Praxis war, erzählte er jedes Mal vom Krieg und von seinen Heldentaten in Russland, wo er als Unteroffizier kämpfte und in dem harten Winter Frostbeulen bekam, die ihn noch viele Jahre plagten. Über das Unverständnis der Jungen konnte er nur lachen. Manchmal schockte er seine Familie, indem er Pornofilme anschaute. Wenn seine Angehörigen dann entsetzt reagierten, lachte er nur böse und lästerte über den Papst und seine absurden Dogmen (seine Familie ist katholisch). Er konnte sarkastisch werden, wenn es um Neuerungen ging, die ihm nicht passten. Er konnte auch kaum zuhören, wenn ein anderer etwas sagte. Wenn er redete, redete nur er und die anderen hatten zuzuhören.

Anfangs half ihm *Calcium carbonicum* recht gut gegen das Engegefühl in der Brust. Auch sein Nachtschweiß hörte auf. *Selen D6* half ihm etwas gegen die Prostatabeschwerden. Wegen seiner sexuellen Eskapaden wurde dann einmal *Indium 1000* versucht (siehe in der Arzneimittelskizze am Anfang des Kapitels). Darauf sprach er sehr gut an. Damals hatte er gerade besonders schlechte Leberwerte und Schmerzen in der Leber und den Nieren, die durch Kälte schlimmer wurden. Diese Beschwerden waren innerhalb von zwei Tagen weg und die Leberwerte normalisierten sich. Es ging ihm von da ab fünf Jahre lang gut. Auch sein Gedächtnis wurde besser. Er konnte tags wieder normal Wasser lassen, musste aber nachts noch mehrfach zur Toilette. So war er inzwischen 83 Jahre alt geworden, und noch immer führte er sein Museum. Er will die Sache immer noch in der Hand behalten, sonst wird das nichts mit den Jungen. Erneut bekam er eine Dosis *Indium 1000* und ein Rezept über *Indium LM6*. Einige Zeit später schickte er noch eine Postkarte und bedankte sich. Es ging ihm gut. Die Postkarte zeigte ein altes Gemälde klassischer Malerei im Spitzweg-Stil.

Kommentar

Scholten hatte auch einen Indiumpatienten, der ebenfalls Museumsdirektor war. Er erzählte es auf einem seiner Seminare, und als er von dem hier geschilderten Patienten hörte, freuten wir uns über diese nette Übereinstimmung. *Indium* ist typisch dafür: Man hält an alten Ideen fest, die vom Zahn der Zeit sonst angenagt würden, man konserviert sie und schützt sie vor dem Verfall; gleichzeitig reagiert man verächtlich gegen die jungen intellektuellen Neuerer, die doch keine Ahnung haben, wie gut die alten Dinge sind.

Auch das klinische Symptom der Stenose ist wohl ein Ausdruck von Stadium 13: eine teilweise Enge, ein reduzierter Querschnitt (in seinem Fall die Ösophagusstenose). Die Polyglobulie, die Eindickung des Blutes, passt ebenfalls dazu.

14. Stannum

1	2	3	4	5	6	7	8	9	10	11	12	13	14	15	16	17	18
37	38	39	40	41	42	43	44	45	46	47	48	49	**50**	51	52	53	54
Rubi	Stron	Yttr	Zirc	Niob	Moly	Tech	Ruth	Rhod	Pall	Arg	Cadm	Ind	**Stann**	Ant	Tell	Iod	Xen

Stadium 14: Formale Distanz

Der Hauptakt ist schon länger vorbei und es tut sich nicht mehr viel. Man hat sich distanziert und lässt die anderen machen, die das Steuer ohnehin schon so fest im Griff haben, dass sie es sich nicht mehr aus der Hand nehmen lassen. Innerlich fühlt man sich nach wie vor überlegen, doch man greift nicht mehr ins aktive Geschehen ein, weil es sinnlos geworden ist. Man hat sich schon zu weit entfernt, man ist unnahbar und kühl geworden und steht nur noch formal zur Verfügung. Diese gleichgültige innere Distanz kann so weit gehen, dass einstmals heiß umkämpfte Werte nur noch ironisch oder mit leeren Worthülsen kommentiert werden. Man ist vielleicht mit einer großzügigen Abfindung in vorzeitigen Ruhestand versetzt worden. Es scheint noch alles in Ordnung zu sein, doch im Kern fühlt man sich leer und hohl. Das Leben ist lasch und lau geworden, ohne Saft und Kraft, wie auf einem Abstellgleis. Es scheint recht leicht zu gehen, doch die Aussichten sind trübe. Man zeigt zwar nach außen Stärke, lehnt jedoch aktive Verantwortung ab und lässt selbst berechtigte Anforderungen an sich abgleiten. Die Fassade ist intakt, doch sie kaschiert die innere Leblosigkeit oder Dekadenz wie eine Maske. Im Extrem gleicht der Zustand einer Mumie oder einem Fossil. Im positiven Sinn ist man so abgeklärt geworden, dass einen der ganze Rummel um nichts auch nicht mehr berührt.

Schlüsselbegriffe: Fern. Distanziert. Unnahbar. Unbeteiligt. Formal. Gleichgültig. Ironisch. Intakte Fassade. Vorzeitiger Ruhestand. Innerlich leer. Lasch. Verantwortungslos. Beiseite gelegt. Ausrangiert. Dekadent. Maske. Mumie.

Stadium 14 der Silberserie: Stannum

Stadium 14: Fern. Distanziert. Unnahbar. Unbeteiligt. Formal. Gleichgültig. Ironisch. Intakte Fassade. Vorzeitiger Ruhestand. Innerlich leer. Lasch. Verantwortungslos. Beiseite gelegt. Ausrangiert. Dekadent. Maske. Mumie.	*Silberserie:* Ideen vermitteln. Die Macht der Gedanken. eröffentlichen. Darstellen. Show. Ruhm. Publicity. Wissenschaft. Kunst. Kultur. Kreativität. Originalität. Ästhetik. Eleganz. Empfindliches Ehrgefühl. Subtile Arroganz. First Lady.

Einige Themen von Stannum

- Leere intellektuelle Süffisanz, gepaart mit Ironie
- Intakte kulturelle Fassade der eleganten Gesellschaft: Opernball
- Leere Ideen: Philosophie ergötzt sich an intellektuellen Formalismen
- Im Elfenbeinturm: homöopathischer Verein schwelgt in historischen Diskursen mit geschliffenen Pointen, jedoch ohne aktuellen Praxisbezug
- Redner fühlt sich schwach und ausgehöhlt: die Stimme hat keine Kraft mehr
- Aristokratischer Formalist mit chronischer Emphysembronchitis
- Früher war er ein Star, doch jetzt ist er alt geworden. Bei seinen Auftritten sind die Hallen kleiner und dennoch fast leer. Nun ironisiert er den verblichenen Glanz des Ruhmes (z.B. Donovan mit seinem „tin soldier")

Die Schwäche von Stannum im Licht der Theorie der Elemente

Stannum ist ein altbekanntes Heilmittel und wurde homöopathisch bereits von Hahnemann gut geprüft. Immer wieder taucht in vielen neueren Arzneimittellehren als Leitsymptom nur die Schwäche auf. Gerade dieses Symptom ist jedoch ein sogenanntes Nullsymptom, denn Schwäche kann praktisch jedes Mittel in seinem dekompensierten Zustand haben. Man muss diese Schwäche genauer beschreiben, damit sie den charakteristischen Zustand von *Stannum* wiedergibt. Die leere Schwäche ist eine Eigenart aller Mittel von Stadium 14, weil dieses Stadium eine innere Leere beschreibt, die durch eine Aushöhlung der Kräfte charakterisiert ist. Bei *Plumbum*, Stadium 14 der Goldserie, äußert sich diese aushöhlende Schwäche als Lähmung. Bei *Stannum* ist es eine „Schwäche mit Leeregefühl und Zittern". Die Schwäche mit Leeregefühl gibt das Stadium wieder, und das Zittern ist ein Ausdruck der Silberserie. Diese Schwäche und Leere wird durch die Silberserie weiter spezifiziert, indem sie bei *Stannum* besonders in der Brust und in der Lunge fühlbar ist. *Stannum* ist ein hervorragendes Mittel bei Lungenemphysem und Bronchiektasen, besonders bei tuberkulöser Vorgeschichte und ganz besonders, wenn das Leiden bei Rednern auftritt. In diesem Fall ist das Mittel nahezu spezifisch. Auch diese bekannte Charakteristik von *Stannum* lässt sich aus Stadium und Serie ableiten: das Emphysem ist eine geblähte (St.14) Lunge (Silberserie), die Bronchiektasen sind lokale Aufweitungen der Bronchien (Silberserie) mit Leerstellen (St.14). Die Beziehung von Stannum zur Stimme und zum Kehlkopf ist durch die Prüfungen wohlbekannt und entspricht wieder der Silberserie: Alles verschlimmert sich durch Sprechen; Husten wird schlimmer durch Sprechen; Schwäche und Erschöpfung nach Reden; Reden verschlimmert; das Reden fällt ihm schwer, weil es ihm an Kraft dazu fehlt[34]. Eine besonders charakteristische Diagnose für *Stannum* ist die tuberkulöse Kehlkopfentzündung oder die chronische Laryngitis bei Patienten mit Tbc in der Vorgeschichte oder bei den Eltern. H.C. Allen weist auf eine weitere bewährte Indikation hin: die Senkung der weiblichen Geschlechtsorgane bei allgemeinem Schwächezustand. Prolaps < während des Stuhlgangs (mit Diarrhö: *podo*); sie ist so schwach, dass sie sich nicht einfach hinsetzt, sondern sich in einen Stuhl fallen lässt[35]. Auch die bekannten Stannumsymptome der erloschenen Sexualkraft[36],

---

34 Hahnemanns Arzneimittellehre, Narayana 2008
35 Leitsymptome und Nosoden, Henry C Allen, Narayana 2008, S. 415
36 Gesichtete Arzneimittellehre, J. Mezger, Haug 1969, S. 1301

der nächtlichen Samenentleerung ohne sexuelle Träume[37], des sehr rasch und durch geringfügige Reize auslösbaren weiblichen Orgasmus[38], des Samenflusses mit übermäßiger Erschöpfung[39] sind typische Ausdrucksformen von Stadium 14 (kraftlos, kann die innere Kraft nicht halten, entleert sie zu schnell) und der Silberserie (Genitalien).

Weitere Eigenarten von *Stannum* sind die Modalitäten des langsamen Auf und Ab: die Nervenschmerzen steigen langsam bis zu einem Gipfelpunkt und fallen dann ebenso langsam wieder ab, oft synchron mit dem Lauf der Sonne. Die meisten Beschwerden bessern sich durch Druck. Der Auswurf ist meist süßlich oder salzig.

Stannum, Substanzkenntnis

Stannum ist der lateinische Name für Zinn, ein silberweiß glänzendes, sehr weiches Schwermetall, das sich mit dem Fingernagel ritzen lässt. Auffallende Eigenarten sind sein niedriger Schmelzpunkt und die relativ hohe Siedetemperatur. Zinn hat die meisten stabilen Isotope des gesamten Periodensystems[40].

Zinn gehört zu den zehn Metallen des Altertums. Vor allem in seiner Legierung mit Kupfer hat es unter dem Namen der Bronze einer längst vergangenen Ära, der Bronzezeit, ihren Namen gegeben. Zinn lässt sich leicht aus Zinnstein, einem Zinnoxiderz, gewinnen. Es kommt zu über 80% in Schwemmlandablagerungen von Flüssen und auf dem Meeresgrund vor. Das Erz sinkt durch die eigene Schwere zu Boden und sammelt sich an ruhigen strömungsarmen Stellen (Stadium 14). Mehr als ein Drittel des heute verwendeten Zinns wird durch Recycling aus Altmetall von Weißblechdosen gewonnen.

---

37 Hahnemanns Arzneimittellehre
38 Kurzgefasste Arzneimittellehre, Hering, Narayana 2008; Der Neue Clarke, Hahnemann Institut, 2007
39 Hering, s.d.
40 Stabile Isotope haben im Atomkern meist einen Überschuss an Neutronen, die sozusagen das Bindegewebe des Kerns ausmachen.

Zinnpokale erinnern uns an vergangene Siege: Zinn ist in metallischer Form ungiftig. Daher wurde es früher für viele Gebrauchsgegenstände wie Zinnteller oder Becher verwendet. Auch heute noch gibt es Zinnbecher, doch sie stehen meist nur als gebrauchsfreie Pokale in einer Vitrine, damit sie nicht verstauben, und erinnern uns an vergangene Siege (St.14). Als verzinntes Eisenblech (Weißblech) wird Zinn auch heute noch in Konservendosen (engl. tin) verwendet. Als Stanniol wurde es in Folien verarbeitet, doch inzwischen hat sich die billigere Aluminiumfolie durchgesetzt. Zinnfolien kannten schon die Ägypter, die ihre Mumien (St.14) oft damit einwickelten. Als Bestandteil von Legierungen mit niedrigem Schmelzpunkt ist es zum Löten immer noch unersetzbar. Dieses Lötzinn wurde schon von den Römern beschrieben. Früher gab es den Beruf des Zinngießens, das sich heute nur noch als Brauchtum ohne praktischen Bezug im Neujahrszinngießen erhalten hat. Auch die Zinnsoldaten waren einst beliebte Kinderspielzeuge, die heute zugunsten von Computer-Kriegsspielen auf dem Abstellgleis gelandet oder in Vergessenheit geraten sind; alles Stadium-14-Themen.

Die organischen Zinnverbindungen sind im Gegensatz zur metallischen Form sehr toxisch und finden als Fungizide oder Desinfektionsmittel Verwendung.

Zinnpest, Zinnfraß: Ein Phänomen von Zinn ist die sogenannte Zinnpest oder der Zinnfraß. Zinn kann in verschiedenen Kristallgitterstrukturen vorkommen. Bei anhaltenden Temperaturen unter 13 Grad wandelt sich β-Zinn langsam in α-Zinn um (allotrope Umwandlung). Die ideale Umwandlungstemperatur für das Kristallgitter liegt bei sibirischer Kälte, minus 48 Grad. So zerfielen auf Napoleons Russlandfeldzug die Zinnknöpfe der Uniformen seiner Soldaten aufgrund der Kälte. Scott starb bei seinem Wettlauf mit Amundsen zum Südpol, unter anderem angeblich deshalb, weil seine Brennstoffkanister mit Zinn verlötet waren und in der Kälte zu lecken begannen, weil die Zinnpest die Lötstellen auflöste. Diese Veränderung des Zinns breitet sich von einzelnen Zentren langsam aus und führt dabei zur fortschreitenden Zerstörung von Zinngegenständen. Der Zerfall zeigt sich zuerst durch dunkle Flecken an der Oberfläche, gefolgt von Bläschen: vom Erscheinungsbild ganz ähnlich wie die Beulen der Pest. Das Zinn schwillt in seiner Kältestarre an und verliert dabei seine Integrität, indem sich die Kornstruktur auflöst und der Gegenstand schließlich langsam zu einem grauen Pulver zerbröselt. (Siehe dazu auch den Kommentar bei Tellur, Stadium 16). Zusätze von Zink oder Aluminium beschleunigen diesen Prozess, während Zusätze von Antimon, Wismut und Blei ihn verhindern. Der Vorgang ist nicht zu verwechseln mit der Zinkpest, die auf chemisch reagierender Korrosion beruht.

Auch in der anderen Temperaturrichtung gibt es eine allotrope Umwandlung. Oberhalb von 162°C kristallisiert Zinn in die γ-Form um. Auch dabei wird das Metall spröde, es zerbröselt jedoch nicht wie beim Zinnfraß. Dieses γ-Zinn zerspringt beim Herunterfallen in Stücke.

Zinnschrei: Siehe unter Indium (Stadium 13), bei dem dasselbe Phänomen auftritt. Es entsteht, wenn bei der Verbiegung z.b. eines Zinntellers die β-Kristallite (körnige Kristalle der ß-Struktur) aneinander reiben. Das quietschend-brüchige Geräusch tritt nur bei Zinn mittlerer Reinheit auf; sowohl ultrareines als auch stärker verunreinigtes Zinn zeigen diese Eigenschaft nicht. Ebenso verhindern schon geringe Beimengungen von Blei den Zinnschrei.

Stannum in der Praxis

14.1 Stannum metallicum

Spöttischer Versicherungsagent wird in Nebenfiliale abgeschoben: Diskusprolaps mit neurologischer Symptomatik

Ein Mann mittleren Alters. Er kam immer in Anzug und Krawatte und war fast immer höflich, doch seine Höflichkeit hatte etwas glattes, formales. Man spürte keine rechte Herzlichkeit dahinter, eigentlich gab er nichts von sich preis. Er hatte auch kein Interesse an einem echten Gespräch, und wenn man ihm etwas vorschlug, hörte er kaum hin. Manchmal ließ er so nebenbei eine spöttische Bemerkung über die Kompetenz der Homöopathen fallen. Einmal fiel er gar völlig aus der Rolle: er musste zehn Minuten warten, obwohl er einen Termin hatte. Da stand er abrupt auf, brachte seinen Ärger schnaubend bei der Sprechstundenhilfe in der Anmeldung zur Geltung, knallte die Tür hinter sich zu und zog von dannen. Wir dachten, dass er nicht wiederkommen würde, doch weit gefehlt. Als wäre nichts gewesen, war er bald wieder da, weil ihn erneut chronische Bandscheibenbeschwerden mit Schmerzen im Bein und Taubheitsgefühle plagten, gegen die wir ihm im Laufe von sechs Jahren doch immer wieder etwas helfen konnten. Er war zuvor neurochirurgisch behandelt worden, mit wenig Erfolg.

Er war als Versicherungsagent tätig und musste in zahllosen Kundengesprächen eine möglichst hohe Zahl von Abschlüssen tätigen, was ihm aber immer seltener gelang. Er agierte immer hektischer, doch dann wurde er trotz seines vermehrten Einsatzes in eine entlegene Filiale versetzt und mit einer gewissen Summe höflich abgespeist. Das wurmte ihn mächtig, denn er war lange Jahre beim Aufbau seiner Versicherungsfirma aktiv mit dabei gewesen, und als das Geschäft dann recht gut lief, wollte man ihn nicht mehr haben. Er brachte keine Entgegnung heraus und schwieg dazu. Seine Frau hörte, wie er in der Nacht im Schlaf reden wollte; er brachte aber auch da nichts Deutliches heraus, nur ein stöhnendes Flehen, und dann wälzte er sich hin und her. Morgens wusste er nichts mehr davon. *Staphisagria* half ihm nicht. In seiner hektischen Aktivitätsphase kurz vor seiner „Abschiebung" half ihm *Tuberculinum* einmal recht gut. Auch *Carcinosinum* war später mehrfach nützlich gewesen.

Analyse, Mittelgabe und Verlauf

Damals war die Theorie der Elemente noch nicht entdeckt, und so erkannte ich die typische Stannum-Situation nicht. Doch ich hatte von H.V. Müller viele Schriftproben seiner besten Fälle erhalten und fand eine sehr gute Übereinstimmung der Handschrift dieses

Patienten mit den Schriften von zwei Patienten, die er mit *Stannum* geheilt hatte. Diese Schriften wirken klein, wohlgesetzt, leserlich, höflich, etwas pedantisch, mit feinen kleinen pointierten Schwüngen, durchaus künstlerisch, aber doch etwas langweilig[41]. So bekam er *Stannum* 200. Er war eine Woche lang überraschend aggressiv zu seiner Familie, und dann ging es mit seiner Stimmung stetig bergauf. Auch die Beschwerden im Bein waren nach drei Monaten praktisch weg. Nach einem halben Jahr war er beschwerdefrei. Auch bei der Arbeit ging es besser und er hatte viel zu tun. Interessant ist die aggressive Reaktion nach *Stannum*, die schon damals kurz aufblitzte, als er, sonst immer höflich und korrekt, die Tür so überraschend zuknallte, weil man ihn zehn Minuten warten ließ. Die sehr zuverlässige Arzneimittellehre des indischen Autors S.R. Phatak nennt bei *Stannum* „plötzliche leidenschaftliche Ausbrüche" und „Flehen im Schlaf".

Wenn man die Geschichte des Patienten im Nachhinein im Lichte der Theorie der Elemente analysiert, findet man zahlreiche Hinweise auf *Stannum*. Das bestätigt die Theorie auf besonders schöne Weise. Man hat ja damals von diesen Zusammenhängen nichts gewusst, doch wenn man die Anamnese liest, stimmt vieles perfekt mit ihr überein. Silberserie: neurologische Beschwerden, mittleres Management mit vielen Gesprächen, muss viel reden, schweigt jedoch bei Versetzung in andere Filiale, vornehme Arroganz. Stadium 14: Formale Höflichkeit ohne viel Herz, wird abgespeist, versetzt, aufs Abstellgleis geschoben, ironische Bemerkungen, Prolaps.

14.2 Stannum metallicum

Neuroborreliose bei einem Schriftsteller, der kaum mehr sprechen konnte

Er war ein feiner Mann von hohem geistigem Niveau, der mehrere Bücher geschrieben hatte und ein Faible für Sciencefiction-Romane besaß. Seine Bücher hatten jedoch nicht den gewünschten

---

41 Handschrift und Homöopathie, S. 299

Erfolg. Anfangs erregten sie kurze Zeit einiges Aufsehen, doch dann gerieten sie in Vergessenheit. Schon früher hatte er oft eine Stimmbandschwäche gehabt. *Argentum metallicum* hatte ihm in einer akuten Laryngitis gut geholfen. Ein Jahr später bekam er eine Schwäche im rechten Handgelenk, es fühlte sich steif und wie taub an, er hatte keine richtige Kontrolle über die Handbewegungen, die Hand war wie leer und er ließ manchmal Dinge fallen. Da er viel mit der Schreibmaschine schrieb, schob es der Neurologe darauf. Er erhielt schon damals *Stannum 200*, und zwar nach Phatak, der in seinem Repertorium unter: Hände schwach, lässt Gegenstände fallen[42] nur *Bovist* und *Stannum* anführt. In seiner Arzneimittellehre führt er unter *Stannum* folgende Symptome an: „lähmungsartige Schwäche der Hände, lässt Sachen fallen. Lähmung der Hand nach Schreibmaschinenschreiben". Das Mittel half mit einer einmaligen Gabe prompt. Mehrere Jahre später baute er auf einmal kräftemäßig zunehmend ab, und vor allem das Sprechen fiel ihm schwer. Er lag auch tagsüber meist auf der Couch, und es ging ihm immer schlechter. Er fühlte eine unerklärliche Schwäche besonders im Brustkorb, und in der Herzgegend hatte er ein Leeregefühl. Sein Hausarzt bestimmte schließlich die serologischen Antikörpertiter auf Borrelien, die auch im Westernblot deutlich erhöht waren. Da er früher viel in den Wäldern unterwegs war und so manche Zecke gehabt hatte, wurde die Diagnose Borreliose gestellt, und er bekam die übliche antibiotische Therapie, die auch etwas half. Doch er erholte sich nur sehr mühsam, und vor allem das Sprechen fiel ihm weiter schwer. Schon nach wenigen Sätzen war er völlig erschöpft. Es fühlte sich an, als ob die Energie beim Sprechen aus der linken Seite des Halses entweiche und eine Leere hinterließe. Dieser Zustand war besonders ausgeprägt am Vormittag zwischen 10 und 11 Uhr und wurde schlimmer durch jede Art von Kälte. Damals wandte er sich erneut telefonisch an uns und bekam darauf *Stannum 1000*. Er nahm das Mittel nach Bedarf, anfangs über mehrere Wochen täglich, dann seltener. Er spürte die

---

42 Homöopathisches Repertorium, S.R. Phatak, S. 168

wohltuende Wirkung sofort und hatte keinerlei negative Begleiterscheinungen durch die tägliche Einnahme der tausendsten Potenz. Nach 3–4 Monaten war er geheilt und ist nun seit mehr als 12 Jahren wieder voll leistungsfähig und beschwerdefrei.

14.3 Stannum metallicum

Er war ehemals beim Bundesgrenzschutz. Nun ist er Rentner. Er hat sehr formale, höfliche und korrekte Umgangsformen, wirkt wenig flexibel. Seine etwas gespreizte Höflichkeit kann aber nicht darüber hinwegtäuschen, dass er immer noch sehr wachsam ist. Hinter einem wissenden feinen Lächeln entgeht seinen blitzenden Augen nicht das Geringste, und man hat das Gefühl, dass ihm früher nur selten ein Schmuggler durch die Lappen gegangen sein dürfte. *Stannum metallicum 200* heilt seine ausgeprägte Sonnenempfindlichkeit der Haut, die er seit seiner Jugend als konstitutionelles Merkmal mitgebracht hat. Er kann danach eine Stunde lang in der prallen Sonne liegen, was früher undenkbar gewesen wäre, weil er sonst schon nach wenigen Minuten krebsrot war. Gleichzeitig verschwindet eine leichte Hypertonie sowie ein seit drei Jahren bestehendes Zervikalsyndrom. Nach dem Mittel sagt er, er stehe nun mehr über den Dingen, könne sich besser von allem lösen.

Das Mittel wurde durch die klar angegebene Farbvorliebe lila entdeckt. Er kam oft in einem lila Anorak, für einen Grenzer durchaus ungewöhnlich. Er gab in den Farbtafeln des Farbrepertoriums[43] seine Farbe unter der Rubrik 13C an. Diese Rubrik nennt 33 Mittel, darunter *Stannum* dreiwertig. Im Complete Repertory findet man unter allgemeiner Verschlimmerung durch Sonne *Stannum* einwertig. Seine Handschrift als Ausdruck subtiler motorischer Gewohnheiten diente als weiteres Bestätigungssymptom[44]. Die Wirkung von *Stannum*, die er in der abgebildeten Schriftprobe in eigenen Worten schildert, war für ihn innerhalb weniger Tage

---

43 Farben in der Homöopathie, 3. Aufl. S. 34
44 Handschrift und Homöopathie, S. 299

spürbar und machte sich durch das rasche Nachlassen der Zervi-
kalschmerzen, die psychische Erleichterung und einen tieferen,
erholsamen Schlaf bemerkbar. Die Heilung der Sonnenempfindlichkeit bemerkte er erst später, als es Sommer wurde. Der eigentliche Grund seines Kommens war das Zervikalsyndrom gewesen.

14.4 Stannum muriaticum

Bei einer geistig sehr wachsamen Patientin mittleren Alters heilte
Stannum muriaticum 200 eine seit Jahren wiederkehrende Stimmschwäche. Das Mittel besserte auch ihren Tinnitus zumindest so
weit, dass er sie nicht mehr störte. Die Patientin war seit 12 Jahren
in Behandlung und hatte auf kein Mittel so gut angesprochen wie
auf dieses. Sie war immer sehr auf der Hut und ließ sich nicht gern
in die Karten schauen. Sie war in einem Sozialberuf tätig und küm-
merte sich sehr um andere, doch wenn sie selbst krank war, wirkte
sie mitleidheischend und klagsam, was zur Wahl des Chloranteils
(muriaticum) führte. In diesem Fall führte die Stimmschwäche in
Kombination mit ihrer Farbvorliebe 13C und ihrer Handschrift als
bestätigendes Persönlichkeitsmerkmal zur Wahl einer Stannum-
verbindung. Sie sagte, dass ihr noch nie ein Mittel so gut geholfen
hat. Interessant war, dass sie schon ewig nicht mehr geträumt hatte,
doch bereits in der ersten Woche nach der Einnahme von *Stann-m*
begann sie wieder zu träumen. Sie empfand es so, dass sich mit
dem Mittel etwas Wichtiges zu lösen begann, doch sie wollte nicht
sagen, um was es sich handelte.

15. Antimonium

1	2	3	4	5	6	7	8	9	10	11	12	13	14	15	16	17	18
37	38	39	40	41	42	43	44	45	46	47	48	49	50	**51**	52	53	54
Rubi	Stron	Yttr	Zirc	Niob	Moly	Tech	Ruth	Rhod	Pall	Arg	Cadm	Ind	Stann	**Ant**	Tell	Iod	Xen

Stadium 15: Verlust und Niederlage

Es brennt. Man scheitert. Was man aufgebaut hat, geht kaputt. Die Zerstörung ist in vollem Gange. Ein verzehrendes Feuer ist entfacht, und die gewonnene Substanz lodert in hellen Flammen auf wie bei einer floriden Tuberkulose. Wie in einem Feuerwerk explodiert alles und wird verpulvert. Man muss alles wieder hergeben, was einem gehört. Die Atmosphäre ist vergiftet. Man ist überflüssig geworden, man wird gefeuert. Man muss übergeben. Jetzt hilft einem keiner mehr. Man ist bankrott, die Niederlage kann nicht mehr geleugnet werden. Der Gerichtsvollzieher steht vor der Tür. Der Tod klopft an. Es ist wie ein letztes verzweifeltes Aufbäumen. Man klammert sich an jeden Strohhalm. Man mag verzweifelt kämpfen, Widerstand leisten, die Übergabe verweigern, doch man weiß, dass die alte Form dem Untergang geweiht ist und Neuem Platz machen muss. Viele verfallen in hektische Panik oder verzweifeln. Manche opfern sich freiwillig, fallen als Märtyrer, verglühen wie ein Komet und gehen in heldenhaftem Kampf als innere Sieger unter. Andere kapitulieren in Würde, übergeben die Geschäfte mit großzügiger Geste und danken ab. Man muss lernen, loszulassen, zu vergeben, zu vergessen und zu verzeihen: nur dann wird man die nötige Ruhe finden, um die Erinnerungen zu ordnen und einen guten Abschluss zu finden.

Schlüsselbegriffe: Es brennt. Verlieren. Scheitern. Zerstören. Feuern. Vergiften. Übergeben. Untergehen. Kapitulieren. Bankrott. Verzweifeln. Aufbäumen. Panisches Anklammern. Loslassen. Opfern. Vergeben. Den Abschluss finden.

Stadium 15 der Silberserie: Antimon

Stadium 15: Es brennt. Verlieren. Scheitern. Zerstören. Feuern. Vergiften. Übergeben. Untergehen. Kapitulieren. Bankrott. Verzweifeln. Aufbäumen. Panisches Anklammern. Loslassen. Opfern. Vergeben. Den Abschluss finden.	*Silberserie:* Ideen vermitteln. Die Macht der Gedanken. Veröffentlichen. Darstellen. Show. Ruhm. Publicity. Wissenschaft. Kunst. Kultur. Kreativität. Originalität. Ästhetik. Eleganz. Empfindliches Ehrgefühl. Subtile Arroganz. First Lady.

Einige Themen von Antimon

- Verlust des öffentlichen Ansehens: Rufschädigung
- Opfert seine Arroganz: Rufschädigung demütig und gelassen hinnehmen
- Schlechte Gedanken loslassen: die Kunst des Verzeihens
- Unhaltbare Ideen rächen sich: Wissenschaftliche Laufbahn scheitert durch Überalterung
- Die provozierende, radikale Anti-Kunst des Untergangs: Punk
- Musiker verheizt seine Talente in wenigen Jahren und brennt aus: intensiv leben, früh sterben (live fast, die young)
- Alternder Sportler bäumt sich noch einmal auf und verglüht im letzten Sieg
- Gerissener Banker treibt in der schwersten Krise nochmals Milliarden auf und reißt die Gläubiger mit in den Abgrund

Skizziertes Arzneimittelbild von Antimon

Elementares Antimon ist als homöopathisches Mittel erstmals von Jan Scholten beschrieben worden. Das frühere Bild von Antimon wurde hauptsächlich durch *Antimonium crudum* geprägt, dem Grauspießglanz oder Antimonsulfid, chemisch Sb_2S_3. (Die chemische Abkürzung für elementares Antimon ist Sb, Stibium). Die wohlbekannte Romantik und Sentimentalität von *Antimonium crudum* ist jedoch kein Charakteristikum des Antimonanteils, sondern sie ist hauptsächlich auf die drei Schwefelatome zurückzuführen. Lediglich die dichterische Ader der Antimonium-crudum-Patienten und die ekstatische Stimmung bei Vollmondspaziergängen lässt sich aus einer Mischung von Antimon- und Sulfurthemen ableiten: die Silberserie steuert die dichterische Kreativität bei und die innige Beziehung zum Mond, die ihr schweres Herz nach einem herben Verlust (Stadium 15) in lyrischer Weise zum Ausdruck bringen muss, um sich zu erleichtern; der Sulfuranteil gibt die romantische Sehnsucht nach der verlorenen Partnerin hinzu, die wiederum durch den sensiblen idealistischen Silberseriencharakter zum idealen (weiblichen) Wesen verklärt wird. Hahnemann nennt als Prüfungssymptom: „Schwärmerische Liebe und ekstatische Sehnsucht zu einem idealen weiblichen Wesen, das seine Phantasie ganz erfüllte." Henri Voisin schildert die Stimmung von Antimon als „verdrießlich, mürrisch, zänkisch, empfindlich und leicht eingeschnappt"[45].

Der Begriff „*Anti*" charakterisiert eine zentrale Eigenart von elementarem Antimon. Diese Anti-Haltung zeigt sich schon bei Kindern. Sie schmollen bei jeder imaginären Beleidigung und werden in ihrem verletzten Stolz mürrisch, böse und zornig. Man darf ihnen bloß nicht zu nahe kommen. Diese Kinder blicken finster drein und wenden sich schweigend ab, sobald man sie nur ansieht, wenn man sie berühren will oder wenn man über sie redet. Dann bekommt man kein Wort mehr aus ihnen heraus oder sie antworten mürrisch mit ihrem Lieblingswort „Nein". Als Jugendliche drücken sie diese Anti-Haltung z.B. durch schockierendes Verhalten aus. Auch als Erwachsene gehen sie so manchen mit ihrer provozierenden Anti-Haltung gegen den Strich. Die Rufschädigung, also der Verlust (St.15) des öffentlichen Ansehens (Silberserie), ist eine häufige Ursache für Folgebeschwerden, die auf Antimon ansprechen. Als Menschen der Silberserie empfinden sie eine Demütigung besonders stark, und darum ist der Verlust ihres

---

45 Materia Medica des Homöopathischen Praktikers, 3.Aufl., H. Voisin, S. 139

Rufes und der verletzte Stolz von Stadium 15 ein absolutes Desaster für sie. Rufmord kann Selbstmordgedanken auslösen.

In der Steigerung des elementaren Antimon kann bei *Antimonium crudum* eine unglückliche Liebe sogar als Märtyrertum bis hin zum Suizid verklärt werden. So wurde Goethe mit seinen ,*Leiden des jungen Werthers'* quasi über Nacht berühmt. Die Reaktionen auf dieses Werk waren damals extrem kontrovers und durchweg stark emotionalisiert. Es wurde in einigen Großstädten Europas sogar verboten. Offenbar traf es eine gefährliche Stimmung des damaligen Zeitgeistes sehr genau. Das Buch handelt von einem jungen Mann, der als werdender Künstler (Silberserie) allen bürgerlichen Normen widersprach (Antimon). Er wollte seiner unerfüllbaren Liebe (Sulf) durch den verklärten Freitod als Märtyrer (Antimon) ewige Dauer geben, nachdem er sich vergewissert hatte, dass die von ihm idealisierte (Silberserie) Frau, die leider schon vergeben war, ihn ihrerseits auch liebte (Sulf). Das Buch löste eine regelrechte Modebewegung mit allen möglichen Fanartikeln aus, von der Werther-Kleidung bis zu Werther-Gebrauchsgegenständen. Zahlreiche Jugendliche begingen im ,Werther-Fieber' sogar Selbstmord, stilecht in blau-gelber Werther-Kleidung und mit der originalen Vorderladerpistole.

Bewährte klinische Indikationen (besonders von Ant-c) sind: der gelb-schorfige, honigartig krustige Ausschlag an den Wangen, wie z.B. bei Impetigo oder Windpocken; der dicke, milchweiße Belag auf der Zunge; Verhornungen an Nägeln und Fußsohlen. Ein fast vergessenes Mittel ist *Antimonium arsenicosum*, das sich besonders in der Begleitung Sterbender bewährt hat und hier oft bessere Dienste leistet als das allseits bekannte *Arsenicum album*, besonders wenn der Zustand mit einer Bronchitis oder Pneumonie verbunden ist. Die Kombination der drei Elemente Antimon, Arsen und Sauerstoff verstärkt die Aspekte, die typischerweise bei Sterbenden besonders ausgeprägt sind: Antimon entspricht dem Loslassen (15) festgefahrener Vorstellungen (Silberserie) und ist bei Erkrankungen der Lunge (Silberserie) oft nützlich; Arsen ist das Loslassen (15) von Pflichten (Eisenserie), und Sauerstoff steht für den Verfall (16) des Körpers (Kohlenstoffserie). Gawlik[46] erwähnt das Mittel in seinem Geriatriebuch unter dem Namen *Stibium arsenicosum* bei chronischer Bronchitis und Asthma mit nächtlicher Verschlimmerung.

Symptome von *Antimonium metallicum*[47]:
Will nicht angefasst werden; will nicht angesehen werden; will nicht angesprochen werden; will nicht antworten; Abneigung gegen alles; ärgerlich über jede kleine Aufmerksamkeit; beklagt sich; leicht beleidigt; eigensinnige, starrköpfige Kinder; widerspricht; verträgt keinen Widerspruch; unzufrieden mit allem; mit nichts zufrieden zu stellen; schmollt und ärgert sich ohne ersichtlichen Grund; Selbstmordgedanken; Todeswunsch.

Antimonium crudum: Ekstase nachts beim Gehen im Mondschein; exaltierte Liebe; macht Gedichte; ekstatische Sehnsucht zu einem idealen weiblichen Wesen, das seine Phantasie ganz erfüllt; weint bei feierlicher Stimmung, an Weihnachten, wenn die Glocken läuten, bei Kerzenlicht, im Mondschein; romantische Jugendliche.

Antimonkinder zeigen oft ein besonderes Interesse an Dinos[48] oder anderen Urweltmonstern.

Modalitäten: Verlangen nach Gurken; nach Saurem; verträgt Rotwein schlecht; allg. < und > durch Vollmond, Mondlicht; allg. < Strahlungswärme; < Sonne; < 23h, vor Mitternacht.

Antimon, Substanzkenntnis

Antimon gehört zu den zehn Elementen, die bereits im Altertum bekannt waren. *Anti* und *monos* bedeutet ‚gegen Einsamkeit‘, nicht allein sein. Die lateinische Abkürzung im Periodensystem ist Sb, Stibium. Diese lateinische Bezeichnung bedeutet ‚Zeichen, Markierung‘ oder ‚schwarze Schminke‘. Die Ägypter verwendeten das schwarze Antimonsulfid-Pulver als Schminke, als Augencreme und zur Behandlung von eiternden Wunden und Geschwüren.

---

46 Homöopathie in der Geriatrie, W. Gawlik
47 Mitteldetails, A. Seideneder
48 Homöopathie und die Elemente, Scholten, 1997, S. 636

Auch die Chinesen nutzten es als solches schon vor 5000 Jahren. In der Alchemie wurde es ‚Wolf der Metalle' oder ‚letzter Richter' genannt. In Form von Brechweinstein (Antimonium tartaricum) wurde es früher als Brechmittel verwendet. Da viele Brechmittel auch Husten und Schleim lösen, wurde *Ant-t* in der Homöopathie zurecht als bewährtes Hustenmittel bekannt.

Anti: Weder das eine noch das andere; lässt sich nicht formen und verhält sich anormal: Die elektrische und thermische Leitfähigkeit von Antimon ist gering. Es verhält sich eher als elementarer Halbleiter, dessen elektrische Leitfähigkeit durch bestimmte Eingriffe gezielt geändert werden kann und elektrischen Strom dann entweder leitet oder nicht leitet. Diese Ambivalenz trifft auch auf sein Aussehen zu, von dem es weder den Metallen noch den Nichtmetallen zugeordnet werden kann.

Antimon kommt selten gediegen und dann gemeinsam mit Arsen vor. Industriell wird es überwiegend aus Stibnit Sb_2S_3, also unserem bekannten Antimonium crudum (Antimonglanz, Grauspießglanz, Antimonit), gewonnen. Gediegenes metallisches Antimon ist blättrig und spröde. Wegen dieser Sprödigkeit ist es auch nicht formbar: Es lässt sich weder walzen noch ziehen oder prägen. Als Legierungsbestandteil kann es jedoch andere weichere Metalle härten. Früher wurde es mit Blei in Drucklettern verwendet. Auch der Bleischrot in Flintenmunition enthält Antimon. Antimonweiß (Sb_2O_3) wird als weißes Pigment eingesetzt (analog: der weiße Zungenbelag ist ein bewährtes Antimonsymptom). So hat Antimon zusammen mit der alten schwarzen Schminkfarbe beide Antifarben in sich: Weiß und Schwarz verkörpern im Gegensatz zu den emotionalen Buntfarben eine absolute Mentalität und lehnen jede Form von „Gefühlsduselei" ab.

Flüssiges Antimon expandiert als einer von wenigen Stoffen beim Erstarren, was als Dichteanomalie bezeichnet wird und vom Wasser her bekannt ist. Zum Siedepunkt von Antimon existieren in der Literatur mehrere widersprüchliche Angaben, die zwischen 1325 °C bis 1750 °C differieren. Auch hier lässt sich dieses Element offenbar nicht gern festlegen und geht ‚gegen den Strich'.

Organische Antimonpräparate werden als Antibiotika bei tropischen Erkrankungen durch Einzeller verwendet, z.B. bei der Schlafkrankheit.

Antimon in der Praxis

15.1 Antimonium metallicum, Antimonium oxidatum

An der Ehre festhalten und schweigend zum Märtyrer werden

Der schlanke, feingliedrige, pfiffig aussehende Junge hatte sehr wache Augen und wirkte ungewöhnlich. Er hatte ein intelligentes Gesicht und wollte cool und überlegen sein, doch er trat eher gestelzt, altklug und künstlich auf. Seine Mutter sagte, dass er Asthma hat. Das ließ er sich noch gefallen. Sobald sie ihn aber als Nervenbündel bezeichnete und begann, von seinen psychischen Problemen mit den Klassenkameraden zu sprechen, streckte er ihr die Zunge raus, schwieg beleidigt und wandte sich ab. Als sie sagte, dass er mit seinen neun Jahren nachts noch einnässte, weil er wie besinnungslos tief schlief und manchmal bei Vollmond schlafwandelte, begann er seltsame Faxen zu machen. Er lümmelte sich auf seinem Stuhl herum, schniefte und ließ einige kurze, arrogante Bemerkungen ab, die in abgehackten Sätzen zum Ausdruck brachten, dass er so ziemlich der Größte auf Gottes Erdboden sei und sich solche Unterstellungen nicht gefallen lasse. Diese Satzfetzen waren tief ernst gemeint und seine Mimik war leidend, als er so sprach. Sein seltsam steifes Auftreten stand im krassen Gegensatz zu der nach außen getragenen lässigen Langeweile. Zwischendurch stand er auf, stemmte die Hände auf den Schreibtisch und begann wie ein Professor zu dozieren, dann fläzte er sich wieder auf seinem Stuhl und gähnte blasiert. Er wollte demonstrieren, dass er über allem und allen stand und etwas ganz Besonderes war. Genau das löste wohl bei seinen Klassenkameraden eine heftige Abwehr aus, denn sie hassten und sie schlugen ihn. Seine Mutter sagte, dass es für ihn nichts Schlimmeres gibt als einen Angriff auf seine Ehre, und genau da versuchten sie ihn zu packen. Zuerst machten sie sich mit abfälligen Bemerkungen über ihn lustig, dann beleidigten sie ihn heftiger, und als er immer noch schwieg und nur sein hochnäsiges Gesicht zeigte, ließen sie nicht mehr locker und schlugen ihn. Selbst dann wehrte er sich nicht, weil er meinte, dass sie dann doch gewonnen hätten. Seine Gegenwehr bestand eben darin, dass er krampfhaft und verzweifelt an seiner vermeintlich überlegenen Rolle festhielt und lieber schweigend als Märtyrer unterging. Er war tatsächlich in dieser Hinsicht Sieger geblieben, denn er hatte nie geweint. Diesen Triumph hatte er ihnen nie gegönnt. Er hatte bis zum bitteren Ende geschwiegen und auch seinen Eltern kein Wort davon gesagt, weil er selbst das als Niederlage empfunden hätte. Sie erfuhren nur über Umwege davon. So blieb er trotz körperlicher Niederlage allen seinen Gegnern geistig haushoch überlegen. Sein Vater verstand ihn gut, denn er war früher auch der Überzeugung, dass man als Mann nur dann eine Niederlage erleidet, wenn man weint. Auch er hätte sich früher lieber die Zunge abgebissen als zu weinen.

Der Junge träumte von Nessie, die im überschwemmten Rhein schwimmt, und er hat Angst vor der Riesenschlange im Harry-Potter-Film, der man nicht ins Auge blicken darf, denn sonst stirbt man.

Er hatte früher jahrelang immer wieder Bronchitiden gehabt und sehr viele Antibiotika bekommen. Er war oft nachts vor Mitternacht durchgeschwitzt. Schon als kleines Kind konnte er schwer loslassen: er hatte früher den Stuhlgang verhoben, indem er die Pobacken verklemmte, und er konnte sich auch nicht von alten abgetragenen Kleidern lösen. Als die Mutter einmal ein paar alte Socken und ein löchriges T-Shirt ohne sein Wissen in den Abfalleimer warf, bemerkte er den Verlust sofort und suchte so lange, bis er sie im Abfall fand. Er nahm sie wieder heraus und behielt sie. Die Mutter sagte noch, dass er eine „perfektionierte Fäkalsprache" hat, doch hier in der Sprechstunde war davon nichts zu hören.

Seine Farbvorliebe war blautürkis 17 C.

Ich hatte mir über eine Stunde lang Zeit für ihn genommen und ihn am Schluss gefragt, ob er noch einmal herkommen wolle? – „Nein".

Analyse, Mittelgabe und Verlauf

Zuerst verstand ich den Fall nicht und schaute als Anregung im Farbrepertorium bei 17C nach. In dieser Rubrik standen *Ant-c* und *Ant-t*. Unter Antimon hatte ich mir bis dahin einen gröberen, ungepflegteren, korpulenten Typus mit großem Appetit vorgestellt, wie er von *Antimonium crudum* bekannt ist. Doch nach kurzem Nachdenken passten seine abwehrende Antihaltung, sein schweigendes Abwenden und sein allgemeines Nein gut dazu. Im Repertorium war unter Nachtschweiß im Schlaf *Ant-t* vermerkt. Die Hauptverschlimmerungszeit von Antimon ist gegen 23 Uhr, vor Mitternacht. Dann kam langsam Ordnung ins Bild, und erst dann begann ich den Fall langsam zu verstehen: er ging schweigend als Märtyrer unter, was typisch für Antimon ist. Der Verlust der Ehre ist ein Antimonthema. Schlafwandeln bei Vollmond ist Antimon. Warum also nicht einmal *Antimonium metallicum* versuchen?

Wir hatten ca. 20 gute *Antimonium-crudum*-Fälle in unserer Praxis gesehen, weil wir meist diese gängige Antimonverbindung gaben. Diese Fälle entsprachen auch in der Mehrzahl dem bekannten Typus: etwas vergröbert und ungepflegt, korpulent, mit großem Appetit. Doch er passte so ganz und gar nicht zu diesem Bild. Es war das erste Mal, dass ich dieses Element in reiner Form gab.

Er bekam eine Dosis *Antimonium metallicum 200*. Schon nach zwei Tagen begann sich ein Wandel abzuzeichnen. Sonst verhandelte er jeden Abend krampfhaft, dass er später ins Bett gehen durfte als üblich. Das tat er nun nicht mehr und akzeptierte es einfach. Auch sonst wurde er umgänglicher und einsichtiger. Die Mutter sagte nach zwei Wochen, dass er nicht mehr so zugesperrt sei, er sei nicht mehr so blockiert wie sonst. Auch zu seinem Bruder war er netter, nicht mehr so arrogant. Einen Monat später setzte sich diese Verbesserung weiter fort. Als er wieder in die Praxis kam, konnte er sogar höflich und zuvorkommend sein. Das Asthma war weg, er atmete frei, und nachts schwitzte er kaum mehr. Der Wandel im Verhalten war erstaunlich. Seine ganzen Allüren schienen wie weggeblasen. Er bekam nochmals eine Dosis *Ant-met 200* und danach *Ant-met LM6* zur täglichen Einnahme. Nach drei Monaten kam er wieder. Es ging ihm wesentlich besser. Das Asthma blieb weg. Der Nachtschweiß war nur noch minimal, und sein Schlaf war nicht mehr so besinnungslos tief. Allerdings schlief er nun schwerer ein und lag bis zu zwei Stunden lang wach, was vielleicht auch daher kam, dass die tägliche Einnahme der LM6 zu viel war. Nun erwachte er, wenn er Harndrang hatte, und ging auf die Toilette, anstatt einzunässen. Er trennte sich immer noch sehr ungern von alten Sachen. Er konnte nichts von seinem Besitz abgeben; alte Kleider und selbst abgenutzte Buntstifte durfte die Mutter nicht wegwerfen. Sein Faible für alte Kleider konnte ein Hinweis auf ein Oxid oder eine Schwefelverbindung sein. Doch die Enuresis gehört wie die Stuhlverhaltung eher in den Bereich der Oxide als des Schwefels. Auch die Fäkalsprache kann als Hinweis auf ein Oxid gewertet werden.

So bekam er *Antimonium oxidatum 1000*, eine Gabe jedes Wochenende. Darauf schlief er abends vom ersten Tag an innerhalb von 15 Minuten ein und wälzte sich nicht mehr im Schlaf wie sonst. Der Nachtschweiß hörte ganz auf. Nun begann er auch mit seinen Klassenkameraden besser umzugehen. Er konnte seine alten Sachen besser loslassen. Die Mutter sagte, *Antimonium oxidatum* sei noch besser als *Antimonium metallicum*. So vergingen weitere acht Monate. Er brachte ein gutes Zeugnis nach Hause, und auch sein Verhalten war besser. Das Problem mit den Klassenkameraden hatte sich nun auf einen einzigen allgemein gefürchteten Rädelsführer konzentriert, der ihn weiterhin bedrohte. Mit den anderen kam er inzwischen gut klar. Er ging aufrechter. Früher war seine Haltung gebeugt. Das Mittel wurde probeweise abgesetzt. Doch bald wurde er rückfällig, was sich vor allem an aufsässigerem Verhalten zeigte. Als *Antimonium oxidatum* erneut wöchentlich gegeben wurde, ging es sofort besser.

Nach insgesamt eineinhalb Jahren ging es ihm sehr gut. Auch sein Kontrahent ließ ihn nun in Ruhe. Das Asthma war seit dem Beginn der Behandlung nicht mehr aufgetreten, und auch das Einnässen hatte aufgehört. Er schlief nun ruhig durch. Als er die Schule wechselte, konnte er das Mittel ganz weglassen. Doch schon zuvor hatte er das Problem mit dem Rädelsführer klären können, und der Schulwechsel zog nur noch einen endgültigen Schlussstrich unter dieses problematische Kapitel.

15.2 Antimonium phosphoricum, Antimonium muriaticum, Chamomilla

Anti-kommunikativ: protestiert durch schweigende Abwendung

Das kleine rothaarige Mädchen war äußerst willensstark und ließ sich nichts gefallen. Wenn man sie interessiert ansah, drehte sie sich schon als Kleinkind entschieden weg und würdigte einen keines Blickes mehr. Nur wenn man sie nicht beachtete und sie quasi wie Luft behandelte, konnte man aus den Augenwinkeln erkennen, dass sie einen interessiert musterte. Wenn man sich ihr mit der Hand näherte, um sie zu streicheln, schlug sie die Hand weg. Wenn man sie auf den Bauch legte, überstreckte sie sich bogenförmig nach hinten mit einer derartigen Kraft, dass man sich wunderte, wie ein Kleinkind eine solche Spannung aufbauen konnte. Dabei verdrehte sie die Augen nach rechts oben. Das klinische Bild entsprach einem KiSS Syndrom, auch wenn diese Diagnose umstritten sein mag. Sie erbrach sehr häufig, vor allem bei Infekten, bei Fieber und manchmal auch nur aus Protest. Als die Mutter ihr einmal wegen Zahnungsbeschwerden *Chamomilla D6* gab, half das Mittel ausgezeichnet. Innerhalb von wenigen Tagen trat eine allgemeine Änderung ein. Sie war danach wie aufgewacht, zeigte Interesse, wirkte kurzfristig richtig entspannt und blickt einen mit philosophischem Blick an, wenn man sie betrachtete. Doch diese Wirkung hielt nicht an, und eine Wiederholung des Mittels in C30 brachte nichts mehr. Dann hatte sie eine Urosepsis und war im Krankenhaus, wo sie sich gegen die Infusionen so vehement wehrte, dass sie beim Überstrecken mit dem Hinterkopf fast die Fersen berührte. Wenn man sie völlig in Ruhe ließ, ging die Spannung langsam zurück. *Echinacea* und *Cina* brachten nichts. Bald musste sie wieder ins Krankenhaus wegen einer Pneumonie. Doch danach entwickelte sie sich gut, und das Überstrecken hörte auf. Zum Glück heilt die Natur so manches Leiden auch ohne Mittel.

Doch ihre Kontaktaufnahme war immer noch sehr dürftig, und sie sprach wenig. Als sie zwei Jahre alt war, bekam sie eine Mittelohrentzündung. Dabei erbrach sie wieder aus Protest, wenn sich die Mutter nicht zum Einschlafen neben sie legte. In dieser Akutphase half wieder *Cham 200*, doch bald begann sie ihren abweisenden Protest auf den Vater zu richten. *Cham 1000* blieb ohne Wirkung. Sie zeigte wie früher allen die kalte Schulter und strafte die Umgebung mit ihrer altbewährten Taktik: sie protestierte durch schweigende Abwendung. Inzwischen war sie etwas über drei Jahre alt und hatte seit einigen Tagen wieder hohes Fieber. Dieses Mal hatte sie ein wenig hellrotes Blut beim Stuhlgang, was neu war. Die Mutter erwähnte die Sache nur kurz. Sie hatte es eilig und fragte zwischen Tür und Angel noch nach einem Mittel für die Tochter.

Ohne viel nachzudenken gab ich ihr *Antimonium phosphoricum 1000* mit. Die Begründung des Mittels in der Karteikarte war denkbar kurz: blickt weg und schweigt; hellrote Blutung; rothaarig. Dabei steht das schweigende Wegblicken für Antimon, und die hellrote Blutung und die Rothaarigkeit für Phosphor. Die Wirkung war ausgezeichnet. Man konnte gerade zusehen, wie es von Stunde zu Stunde besser ging. Sie war schon am selben Nachmittag fieberfrei und spielte, und dann fing sie auch an zu reden. Nach vier Tagen hustete sie bis zum Erbrechen. *Ant-p 1000* wurde wiederholt. Seit dieser Episode redete sie manchmal so viel, dass es selbst der Mutter zu viel wurde. Doch in Bezug auf Berührung blieb sie immer noch auf Distanz. Auch gegenüber Fremden begann sie nur langsam aufzutauen. Mit ihrer kleinen Schwester begann sie dagegen nun richtig zu knuddeln und hatte sie sehr lieb. Auch im Kindergarten wurde sie sehr fürsorglich gegenüber den Kleineren und half ihnen. Sie genoss diese fürsorgliche Überlegenheit offensichtlich, weil sie in dieser Rolle die Große war und so ihre Überlegenheit endlich auf gute Art ausspielen konnte. Die Mutter hoffte, dass sie auch mal einen Kuss bekommen würde, doch vergeblich. Da wäre sie wieder die Kleine gewesen und damit die Unterlegene. Im Laufe der nächsten fünf Monate entwickelte sie sich sehr gut. Sie wurde sehr umsichtig, selbständig und begann sich selbst zu überprüfen. Wenn sie einen Fehler bei sich entdeckte, bestrafte sie sich selbst und versuchte ihn fortan zu vermeiden. Dann bekam sie wieder hohes Fieber und starke Ohrenschmerzen mit hochrotem Trommelfell, als ein Backenzahn durchdrückte. *Ant-p 1000* wirkte wieder prompt. Direkt nach der Einnahme schlief sie zwei Stunden lang und begann dann zu spielen. Die Nacht blieb ruhig, und am nächsten Morgen war alles in Ordnung. Nach dieser Episode machte sie erneut einen Entwicklungsschub. Sie wurde sehr gewissenhaft, und auch im Umgang mit Erwachsenen wurde sie fast höflich. In der Tat bemerkte die ganze Umgebung den tiefen Wandel zum Guten seit der ersten Gabe von *Ant-p*. Über ein Jahr später hatte sie wieder einen fieberhaften Infekt mit eitrigen Tonsillen. *Ant-p* half wieder prompt, und man konnte erneut geradezu mit ansehen, wie sie mit jeder aufgelösten Gabe bei stündlicher Einnahme gesundete. Was jedoch immer noch auffiel, war das Anklammern an die Mutter abends beim Einschlafen. Inzwischen war sie viereinhalb Jahre alt. Sie begann zu grimassieren. Nun bekam sie versuchsweise einmal *Antimonium muriaticum 1000* wegen des anklammernden Verhaltens an die Mutter, mit der sie einen dauernden Kampf austrägt. Das Grimassieren hörte sofort auf, und auch das anklammernde Verhalten wurde besser. Inzwischen verging ein weiteres halbes Jahr, und sie hat sich prächtig entwickelt.

Kommentar
Die Ähnlichkeit mit *Chamomilla* ist groß. Beide gehen gegen den Strich und können garstig werden, wenn ihnen etwas nicht passt. Der Hauptunterschied ist, dass man bei *Antimonium* das Gefühl hat, eine gewichtige Person vor sich zu haben, die ernst genommen werden will und mit der nicht zu spaßen ist. Man kann sie mit guten Worten oder freundlichen Gesten nicht umstimmen. Wenn man sich aber unter sie stellt und sich ernstlich bei ihnen entschuldigt, kann das Wunder wirken und sie im Nu umstimmen, während das bei *Chamomilla* auch nicht hilft. *Chamomilla* ärgert sich und damit basta. Es ist widerborstig und schreit böse, wenn ihm etwas nicht passt, vor allem, wenn man es wie ein kleines Kind behandelt. Man kann ihm nichts recht machen. Es ist chaotischer

und löst spontan bei der Umgebung Widerwillen aus. Besonders schlimm wird es, wenn man es gut mit ihm meint und ihm etwas recht machen will: dann erntet man genau das Gegenteil. Eine weitere sehr einfache Unterscheidung bietet die Farbvorliebe. *Chamomilla* liebt Ockergelb 2–3C, während die Antimonsalze entweder Blautürkis 17C oder Magenta 11 C-E bevorzugen. Man kann in dem geschilderten Fall die Wirkung des Phosphoranteils schön erkennen: die Kommunikation und Kontaktaufnahme im näheren Umkreis der Familie ändert sich. Das Mädchen beginnt nach dem Mittel zu sprechen und sich um die Schwester und die kleineren Kinder zu kümmern, was typisch für *Phosphor* ist[49].

Antimon Typologie 1

Die klassische Literatur schildert immer wieder das wenig schmeichelhafte Antimon-Bild des magenkranken mürrischen Vielfraßes. Das mag bei *Antimonium crudum* in einigen Fällen zutreffen. Unsere Erfahrung zeigt aber, dass elementares Antimon die verfeinerten, künstlerischen Züge der Silberserie trägt und nicht vergröbert wirkt. Die etwas gröberen Züge (crudum heißt grob) findet man manchmal bei *Antimonium crudum*. Auch die Neigung zum Übergewicht ist eher bei *Antimonium crudum* zu finden als beim metallischen Antimon. Die sinnlich vollen, roten Lippen des Schwefels sind nur bei *Antimonium crudum* zu sehen; bei den anderen Antimonpatienten haben wir sie nicht beobachtet. So sind die Lippen der beiden Kinder eher schmal, besonders die Oberlippe. Sie lächeln etwas spöttisch, überlegen, wissend, spitzbübisch, vielleicht auch schon verbissen:

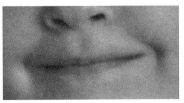 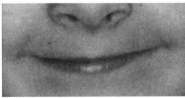

---

49 Homöopathie und Minerale, Scholten, S. 89ff

Die Lippen zweier Antimonium-crudum-Patientinnen sehen dagegen so aus:

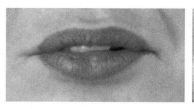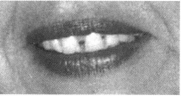

15.3 Antimonium crudum

Ich male, weil ich mich mit Worten nicht ausdrücken kann

Die junge Frau suchte uns neun Jahre lang nur sporadisch als Hausarzt bei akuten Infekten auf. Sie hatte oft eine Bronchitis, vermehrt
seit ihr Vater starb. An ihm hatte sie sehr gehangen und ihn sehr
lieb gehabt, obwohl sie sich mit ihm sehr oft heftig gestritten hatte.
Sie war emotional erregbar und litt oft unter Einschlafstörungen,
wobei das rechte Bein zuckte. Sie ging zu einem Psychotherapeu-
ten, der ihr unter anderem helfen konnte, besser einzuschlafen. Sie
hatte Angst, dass sie alles nicht mehr schaffen würde, und sie fühlte
sich allein, weil sie keinen Partner hatte. Eine Zeitlang war sie mit
einem trockenen Alkoholiker befreundet, doch als der wieder zu
trinken begann, wies sie ihn aus dem Haus. Danach litt sie lange
unter Liebeskummer, denn er fehlte ihr doch. Eines Tages kam sie
wieder in die Praxis wegen einer „Kopfgrippe". Sie war stark parfü-
miert. Dieses Mal weinte sie sofort los und legte eine dramatische
emotionale Szene hin, ohne genau zu sagen, um was es ihr eigentlich ging. Sie sagte nur, dass sie alles nicht mehr erträgt, alle wollen
immer nur was von ihr und sie kann sich nicht mehr abgrenzen.
Auf genaueres Nachfragen schaute sie nur verständnislos, als ob
man doch wissen müsse, um was es ging. Es ging natürlich um
Beziehungsprobleme. Jeder Mann sei doch nur wie ihr Vater.
Wieder brach sie in Tränen aus. Es war ein einziger Aufschrei
nach Liebe.

Spätestens jetzt könnte man meinen, dass es sich hier kaum um einen Fall aus der Silberserie handelt, denn ihre Probleme mit Beziehungen sind ein Ausdruck der Siliziumserie. Sulfur ist ein Element der Siliziumserie. Doch diese Problematik ist nur die Hälfte der Wahrheit. Die Patientin war im Innersten eigentlich eine Künstlerin, doch weil sie glaubte, davon nicht leben zu können, arbeitete sie in einem mittelständischen Betrieb als Kundenberaterin. Sie hatte sich das Malen selbst beigebracht und malte sehr schöne Bilder. Erst kürzlich hatte sie ihre erste Ausstellung gehabt, über die eine Lokalzeitung ausführlich berichtete. Die Reporterin hatte fein recherchiert und beobachtet: „Ich male, weil ich mich mit Worten nicht ausdrücken kann... Ich mache mir Gedanken über das Leben und das Weltgeschehen... Seit dem zwölften Lebensjahr ist mir die Kunst ein Mittel, um mich selbst auszudrücken... Nun wollte ich mit meiner Kunst an die Öffentlichkeit gehen... Meine künstlerische Aussage ist eine Art lyrischer Malerei, doch ich lasse mich auf keinen bestimmten Stil festlegen... Ich befasse mich viel mit Sprachen und ihrem Ursprung... Häufig male ich Themen über den Krieg und über die Ausbeutung in der dritten Welt... Das Bild mit dem großen Pferd, das von allen Seiten eingezwängt ist, soll aussagen: Wenn der Geist willig ist, springt er drüber."

Der aufmerksame Leser wird inzwischen leicht die Fülle an Hinweisen auf die Silberserie und auf einen ausgeprägten Eigensinn erkennen. So ging es jedenfalls mir, als ich den Bericht las. Ich hatte die Patientin über die Zeitung besser kennen gelernt als in der Praxis, und die Reporterin hatte sich als bessere und verständigere Zuhörerin erwiesen. So überlegte ich, welches Mittel sie eigentlich braucht. Ihr Begriff „lyrische Malerei" gefiel mir. Diese Mischung aus Sprache, Malerei und Romantik charakterisierte sie gut. Sie malt auf diese Weise, weil sie sich mit Worten nicht ausdrücken kann. Das ist typisch für *Antimonium crudum*. Antimon schweigt protestierend, in seiner Ehre verletzt, und wenn es gut kompensiert auftritt, drückt es diesen Protest in künstlerischer Form aus. In ihrem Fall war es durch die Malerei, die z.B. Kriegsszenen aus Bosnien interpretierte. All das ist Antimon. Ihre romantische Ader wird durch den Sulfuranteil (crudum) beigesteuert. Ihr Vater war eine problematische Leitfigur, an dem sie (un)bewusst jeden ihrer Partner maß. Er war lange Jahre unser Patient gewesen und hatte sie motiviert, ebenfalls in die Praxis zu kommen. Er hatte selbst viele prägende Erfahrungen von Stadium 15 gemacht, denn er hatte den Krieg in Russland als junger Panzerfahrer bis zur Niederlage mitgemacht und kannte keinen Pardon (Antimon). Dennoch war er im Innersten ein herzensguter und liebenswürdiger Mann (Sulfur) geblieben, und deshalb mochte sie ihn auch trotz seiner Härte so gern. Da sie keine Sonne vertrug und rote, volle Sulfurlippen hatte, nahm ich das als bestätigende Symptome für den Sulfuranteil und wollte ihr nächstes Mal *Antimonium crudum* geben.

Kurz danach kam sie also mit ihrer „Kopfgrippe" in die Praxis und bekam nun *Antimonium crudum 200/1000* im Abstand von einem Tag. Danach überschlugen sich die Ereignisse. Die „Kopfgrippe" bewertete sie nun als Nervenzusammenbruch, und zwei Tage nach dem Mittel hatte sie erneut einen Nervenzusammenbruch. Zwei Nervenzusammenbrüche innerhalb einer Woche! Doch dann ging es steil bergauf. Nach einer Woche fühlte sie sich wie neugeboren. Sie war zwar körperlich noch schlapp, doch psychisch sei alles wie neu. Dann kam ein heftiger Schnupfen, den sie als Reinigung empfand, und wieder sagte sie, sie sei wie neugeboren. Sie wirkte gefasster, reifer, und sie bedankte sich trotz der Reaktion herzlich für das Mittel. Zwei Monate später ging es ihr „viel viel besser", und sie erkannte Dinge über sich, die ihr vorher nicht klar gewesen waren. So sagte sie, dass ihr Wunsch nach Anerkennung und Liebe sie abhängig gemacht hätte. Wieder sagte sie, das Mittel hätte bei ihr eine Neugeburt ausgelöst. Nach einem halben Jahr wurde sie nervös und unruhig und hatte Herzstolpern. Sie bekam wieder *Ant-c 1000*, und wieder half das Mittel prompt, doch diesmal ohne Reaktion. Innerhalb von neun Monaten nach der ersten Gabe hatte sie ohne eine Diät oder Kur 10 kg Gewicht abgenommen. Sie sah ganz anders aus, feiner, künstlerischer, und die etwas gröberen Züge waren verschwunden. Bald darauf verkaufte sie ihr Haus und vertraute ganz auf ihre Kunst und sich selbst. Sie ging nach Chile und malte mit Straßenkindern, und später malte sie in Australien mit den Ureinwohnern. Danach ging sie wieder nach Südamerika. Fünf Jahre später war sie einmal auf Besuch und kam in der Praxis vorbei, um sich nochmals zu bedanken, weil wir ihr damals so gut helfen konnten. Weitere fünf Jahre später war sie wieder auf Besuch. Es geht ihr gut, sie hat einen netten Mann gefunden, mit dem sie ein Kind hat. Ihr Interesse geht nun in Richtung Ethnobotanik.

15.4 Antimonium crudum

‚Und allem Weh zu Trotze bleib ich verliebt in die verrückte Welt'

Die Patientin war bei ihrem ersten Besuch Ende 40 und beim Sozialamt tätig. Sie musste beruflich viel reden, was ihr aber schwer fiel. Sie war nach einer Entbindung depressiv geworden und hatte Suizidgedanken. Das Kind war gestorben. Sie hatte Sehstörungen und Gelenkschmerzen. *Aurum* hatte ihr damals sehr geholfen. Sie hatte danach im Laufe eines halben Jahres etwa 20 kg abgenommen und war wieder beschwerdefrei geworden.

So waren 20 Jahre vergangen, bis sie wieder in die Praxis kam. In einer Art Tribunal sei sie vor vier Jahren von den Kollegen „abserviert" worden. Sie wollte weiter arbeiten, doch die Mitarbeiter stellten sich quer. „Man hat mich abgewürgt, zum Schweigen gebracht. Andere durften ihre Vorwürfe äußern, nur ich nicht. Man hat mich nicht angehört. Meine Arbeit hat keiner gewürdigt. So ein Scheiß. Das hat mir den Boden unter den Füßen weggezogen. Das hat meine Ehre verletzt. Bis heute hat sich keiner bei mir entschuldigt. Ich bin wie entwurzelt." Sie erzählte das so frisch, als sei es gestern gewesen. Sie liebte Eichen. Es half ihr, wenn sie sich unter diesen schweigenden alten Riesen aufhielt. Diese Orte der Kraft gaben ihr Ruhe. Sie liebte das Gedicht von Hermann Hesse „Gestutzte Eiche". In ihm fand sie sich selbst wieder:

> Wie haben sie dich, Baum, verschnitten,
> Wie stehst du fremd und sonderbar!
> Wie hast du hundertmal gelitten,
> Bis nichts in dir als Trotz und Wille war!

Ich bin wie du, mit dem verschnittnen,
Gequälten Leben brach ich nicht
Und tauche täglich aus durchlittnen
Roheiten neu die Stirn ins Licht.

Was in mir weich und zart gewesen,
Hat mir die Welt zu Tod gehöhnt,
Doch unzerstörbar ist mein Wesen,
Ich bin zufrieden, bin versöhnt.

Geduldig neue Blätter treib ich
Aus Ästen hundertmal zerspellt,
Und allem Weh zu Trotze bleib ich
Verliebt in die verrückte Welt.

Analyse, Mittelgabe und Verlauf
Quercus 1000, die potenzierte Eiche, tat überraschenderweise
nichts. So einfach ging es also nicht. Darauf wurde im Repertorium
nach den Modalitäten geschaut. Sie vertrug sauren Wein[50] sehr
schlecht (ant-c dreiwertig). Ihre Farbvorliebe[51] war 11D, ein dunkles Magentarot (ant-c dreiwertig). Beides wies auf *Antimonium
crudum* hin. Erst dann fiel es wie Schuppen von den Augen. Natürlich! Sie war abserviert worden, Stadium 15. Sie war abgewürgt,
zum Schweigen gebracht worden, sie hatte nichts mehr zu sagen:
Antimon. Sie fand sich in einem Gedicht wieder, das trotzig und
schweigend den kruden Grobheiten der Welt widersteht:
Antimon. Auch ihre Hoffnung, dass sich wenigstens einer bei ihr
entschuldigen würde, ist typisch für Antimon. Und dass sie „all
diesem Weh zum Trotze – verliebt in diese verrückte Welt" blieb,
das ist *Antimonium crudum*. Sie bekam dieses Mittel als LM6 zur
täglichen Einnahme, und es half ihr, über die Demütigung hinweg-
zukommen. Schon zwei Tage danach kam eine große Erleichterung auf. Es ging ihr kontinuierlich besser. Sie sah um Jahre jünger

---

50 Complete Repertory, S. 2504
51 Farben in der Homöopathie, 3. Aufl. S. 34

aus. Sie wirkte heller und achtete wieder mehr auf ihr Äußeres, trat gepflegter auf. Sie begann zu verstehen, was sie selbst falsch gemacht hatte. „Ja, es stimmt schon. Man hat mich einfach abserviert, ganz ohne Verabschiedung. Man hat mich nicht angehört. Doch eigentlich bin ich ja nur in meiner Ehre verletzt worden. Darüber muss ich hinwegkommen, es hilft alles nichts. Ganz überwunden ist es zwar noch nicht, doch es wird besser. Ich muss lernen, das alles loszulassen." Nach einem halben Jahr bekam sie eine Gabe *Ant-c 1000*. Zwei Tage lang war sie sehr müde, doch danach konnte sie wieder joggen gehen und kam selbst bergauf nicht mehr so rasch außer Atem. Im Laufe eines Jahres war das Trauma der Entlassung aus dem Sozialdienst kein Thema mehr.

Antimon Typologie 2

Eine weitere Beobachtung, die sich aus der Analyse unserer Fotos von Antimonpatienten ergab, ist eine auffällig hochgezogene Augenbrauenpartie bei den Antimonium-crudum-Patienten. Sie war bei den anderen Antimonpatienten nicht vorhanden. Sie gibt dem Gesicht einen fragenden und herablassenden Ausdruck. Bei den älteren Patienten wirkt das Auge müde und hängend, ungefähr so, als ob die Fensterläden etwas herabgelassen sind.

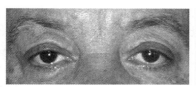 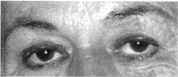

Dieser leicht fragende, etwas traurig-melancholische Gesichtsausdruck scheint schon bei Ant-c-Kindern erkennbar zu sein:

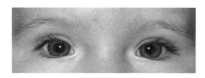

16. Tellurium

1	2	3	4	5	6	7	8	9	10	11	12	13	14	15	16	17	18
37	38	39	40	41	42	43	44	45	46	47	48	49	50	51	**52**	53	54
Rubi	Stron	Yttr	Zirc	Niob	Moly	Tech	Ruth	Rhod	Pall	Arg	Cadm	Ind	Stann	Ant	**Tell**	Iod	Xen

Stadium 16: Verfall und Versöhnung

Nach dem Brand sind nur noch Reste übrig. Die Zeiten der Fülle sind lange vorbei, doch auch abgerissen lässt sich's leben, wenn man ein wahrer Lebenskünstler ist und nachlässig genug, dass einen die Ruinen, der Dreck und die verrottenden Abfälle nicht stören. In Erinnerungen an frühere Größe lebt so mancher Philosoph am Rande der Gesellschaft immer noch recht unbeschwert in den Tag hinein und verführt auch andere gern zum Faulenzen. In seiner Einbildung ist er immer noch der Größte. Der Egoismus stellt seine berechtigten Forderungen, selbst Lumpen können schön sein. Wozu der Ekel? Wenn alles korrupt und verlottert ist, wozu sich mühen? Nimm's leicht. Besser die letzten warmen Novembertage genießen, die einem noch bleiben. Der Körper, die Lust, die verliebten Zeiten, die Arbeit und die Ideale, alles vergeht, nur die Erinnerungen bleiben. Lass es hingehen, bald kommst auch du an deine letzte Stätte. Vergiss es. Der Tod versöhnt uns alle. Da ist der König dem Bettler gleich. Du kannst nichts mitnehmen außer deiner Seele, so du eine hast. So ähnlich mag das Lied von Stadium 16 klingen, und dann kann es trotz aller Asozialität eine entspannte Note haben. Häufiger ist jedoch der Ekel vor dem hässlichen, stinkenden Verfall und der vergebliche Versuch, von den alten Gedanken loszukommen.

Schlüsselbegriffe: Letzte Reste. In Erinnerung an frühere Größe. Philosophie. Einbildung. Verfall. Ruinen. Ekel. Eiter. Abszess. Gestank. Locker. Lose. Nachlässig. Faul. Lumpen. Betteln. Verführen. Vergangen. Vergessen. Verstoßen. Am Rand der Gesellschaft. Versöhnung.

Stadium 16 der Silberserie: Tellurium

Stadium 16: Letzte Reste. In Erinnerung an frühere Größe. Philosophie. Einbildung. Verfall. Ruinen. Ekel. Eiter. Abszess. Gestank. Locker. Lose. Nachlässig. Faul. Lumpen. Betteln. Verführen. Vergangen. Vergessen. Verstoßen. Am Rand der Gesellschaft. Versöhnung.	*Silberserie:* Ideen vermitteln. Die Macht der Gedanken. Veröffentlichen. Darstellen. Show. Ruhm. Publicity. Wissenschaft. Kunst. Kultur. Kreativität. Originalität. Ästhetik. Eleganz. Empfindliches Ehrgefühl. Subtile Arroganz. First Lady.

Einige Themen von Tellurium

- Neue Ideen vernachlässigen: schlechtes Kurzzeitgedächtnis
- Zerstreuter alter Professor
- Verachtet kulturelle Errungenschaften, nutzt sie aber selbst gern: inkonsequenter Philosoph
- „Ist erst der Ruf mal ruiniert, dann lebt sich's völlig ungeniert"
- Verführerisch elegante Finanzkonstrukte: Investmentbanker verschulden die öffentliche Hand noch mehr und machen sogar aus dem Ruin ein Geschäft
- Wissenschaftliche Gewinnung von Heilmitteln aus Eiter oder infektiösen Seren: Impfstoffe, Nosoden
- Früher war er berühmt: gealterter Star erwartet immer noch Bewunderung
- Kreative neue Songs vom Rande der Gesellschaft; Kunst mit Schrott; abstoßende Kunst; eklige Kunst[52]

---

52 - Beuys installierte in einer Kunstakademie ranzige Butter („die Fettecke"), die von einer Putzfrau wieder entfernt wurde. Ranzige Butter als Kunst ist bildhaft typisch für Tellurium nitricum. Es gab ein großes öffentliches Theater um den Sinn und Wert dieser Kunst. Sein Kommentar war: „Eine Fettecke ist ja nicht deswegen gemacht, um einen Tisch mit Fett zu beschmieren, sondern eine Fettecke ist deswegen gemacht, um als Fettecke im Gegensatz zu stehen zu anderen Prozessen, die ein solches plastisches, anfälliges Material macht, in Raum und Zeit, also gerade die Sachen mit Fett erheben einen großen Anspruch auf Theorie. Und diese Theorie ist natürlich vielleicht nicht immer da, wenn Menschen im Museum so eine experimentelle Anordnung sehen."

Skizze des Arzneimittelbildes von Tellurium

Hering führte *Tellur* in die Homöopathie ein. Er beschreibt die Persönlichkeit des Mittels als „rough and angular". Das wird meist mit rauh und kantig oder mit grob und sperrig übersetzt. Man könnte also denken, dass man es bei *Tellur* mit einem Grobian zu tun hat, doch das stimmt so nicht. Wenn es nur zwei Worte sein sollen, so wäre „schroffe Unnahbarkeit" besser. Doch diese Beschreibung sagt noch nichts über das Motiv ihrer Schroffheit aus. Die Tellurpatienten lassen sich nur ungern berühren. Man kommt nicht ohne weiteres an sie heran, weil sie eine unterschwellige Angst haben, dass man sie an einem empfindlichen geistigen Punkt treffen könnte. Man könnte entdecken, dass etwas faul ist, dass sie z.B. selbst nicht so handeln wie sie es den anderen predigen. Das hätte einen schmerzlichen Gesichtsverlust zur Folge. Diese berührungsfeindliche Abwehrhaltung hat eine gewisse Ähnlichkeit mit *Arnica* und der ganzen Familie der Asteraceae, die sich ebenfalls verwundbar fühlen und sich deshalb mit einem Panzer umgeben. Doch während *Arnica* als pflanzliches Eisenserienmittel eher Angst hat, dass eine vernachlässigte Pflicht entdeckt wird und den harten Typ mimt, der jeden Schmerz aushält, gibt sich *Tellur* als Silberserienelement cool und überlegen und hat dabei Angst vor dem völligen Ruin seines öffentlichen Ansehens. Sie könnten entlarvt werden, dass doch nicht alles ganz so easy ist wie es scheint, dass also trotz aller Überlegenheit irgendwas faul ist. Sie sind dabei nicht böse und wollen eigentlich keiner Fliege was zuleide tun, sie können aber mit morbiden Phantasien kokettieren, die den Verfall glorifizieren.

Kent beschränkt sich in seinem Arzneimittelbild auf körperliche Symptome, doch er schildert einen interessanten Tellurfall: ein 4-jähriger Junge kam beim Runterrutschen auf dem Treppengelän-

---

- von Hagens macht plastinierte anatomische Präparate zu Kunstwerken.
- Udo Lindenbergs Spätwerke „Wenn du durchhängst" und „Verbotene Stadt" haben viele Tellurthemen.

Weitere Gemeinsamkeit dieser drei älteren Herrn: Beuys, v. Hagens und Lindenberg haben den typischen (Tellur?)Schlapphut als Markenzeichen.

der zu Fall und schlug mit dem Kopf heftig auf den Steinfußboden auf. Er war bereits drei Tage lang bewusstlos, als Kent ihn sah. Der anfangs behandelnde Chirurg hatte eine schwere Schädelbasisfraktur diagnostiziert und dem Jungen keine Chance mehr gegeben, denn es tropfte wässrige Flüssigkeit aus dem Ohr, die er für Liquor hielt. Die Atmung war nur noch röchelnd. Kent entdeckte, dass die wasserklare Absonderung die umgebende Haut reizte und kleine Bläschen verursachte, was für Liquor nicht typisch ist. Wo immer dieser Ausfluss mit der Haut in Kontakt kam, rötete sie sich. Kent wollte zuerst *Arnica* geben, doch dann entschied er sich wegen des fressenden Ohrflusses intuitiv für *Tellur*. Zwei Stunden danach erbrach das Kind, kam wieder zu Bewusstsein und erholte sich vollständig innerhalb von zwei Wochen. Kent erwähnt eine besonders bewährte Indikation, in der er sich auf Hering bezieht: ringförmiger Herpes und andere ringförmige Ausschläge wie z.B. bei Flechten. Clarke sagt, dass er mit keinem anderen Mittel so viele Ringflechten geheilt hat wie mit *Tellur*. Ferner zitiert er drei klinische Beobachtungen von Shelton, bei denen eine empfindliche Schmerzstelle bei der geringsten Berührung bis in entfernte Körperteile ausstrahlte. In einem eigenen Fall schildert er die Heilung eines chronischen Gähnzwangs, der sich als Nebeneffekt bei der erfolgreichen Behandlung eines Ausschlags ergab. Nash betont, dass er zahlreiche Fälle von chronischer Absonderung aus den Ohren nach Scharlach heilen konnte. Julian beschreibt eine Prüfung, in der stinkende Absonderungen vorkommen (fischartig riechender Ohrfluss, Fußschweiß). Auch der knoblauchartige Mundgeruch, der aus Vergiftungen mit Tellur bekannt ist, wird erwähnt.

Die Hauptrichtung des Mittels geht auf die Ohren, und in zweiter Linie auf die Augen, Lunge und Genitalien, was für alle Mittel der Silberserie zutrifft. Eine weitere bewährte Indikation ist das eitrigborkige, nässende Ekzem hinter den Ohren, besonders wenn es zusammen mit Mittelohrproblemen auftritt[53].

---

53 Hering, Vithoulkas; siehe Heilmittelarchiv, A. Seideneder, S. 11261, Narayana 2008

Einige Symptome und Indikationen:

- Furcht vor Annäherung, weil er berührt werden könnte / Furcht vor Berührung empfindlicher Teile / allgemeine Berührungsempfindlichkeit.
- Schmerz strahlt bei geringster Berührung in entfernte Körperteile aus.
- Gedächtnisschwäche im Beruf / vernachlässigt alles / geistige Arbeit ist nicht mehr möglich.
- Stinkende Absonderungen, besonders knoblauchartig (übelriechende Hautausdünstung, knoblauchartiger Mundgeruch, Ohrfluss riecht wie Heringslake, übelriechender Fußschweiß).
- Ringförmige Ausschläge, Ringworm, Tinea.
- Lumbago und Ischiasschmerzen < Husten, Niesen, Lachen.
- Folgen von Schädel-Hirn-Traumata: Wenn man die Ähnlichkeit der Prüfungssymptome von *Tellur* mit *Arnica* und die Nervenbeziehung der Silberserie berücksichtigt, müsste *Tellur* ein gutes Mittel bei Verletzungsfolgen mit Neuralgien sein wie z.B. bei Folgezustand nach Schädel-Hirn-Traumen oder Wirbelverletzungen. Kents Fall bestätigt diese vernachlässigte Seite des Mittels. Auch Clarke schildert einen Fall, bei dem *Tellur* eine Berührungsempfindlichkeit heilte, die als Spätfolge eines Sturzes aufs Kreuzbein lange bestanden hatte.
- Gähnzwang (Clarke entdeckte dieses Symptom aus einer klinischen Beobachtung: er heilte einen Hautausschlag mit *Tellur* und der Patient berichtete, dass auch sein Gähnzwang verschwunden war).
- Lockere Gelenke, Luxationen (klinische Beobachtung).

Tellurium, Substanzkenntnis

Kristallines Tellur (Symbol Te) ist ein silberweißes Halbmetall, das im Aussehen seinen Nachbarn Zinn und Antimon ähnelt. Es reagiert wie sie spröde auf mechanische Belastung und kann leicht pulverisiert werden. Es ist ungefähr so selten wie Gold, mit dem es auch verschiedene Verbindungen als Goldtelluride eingeht und zu dem es die größte Affinität aller Elemente besitzt. In chemischen Verbindungen gleicht es den Nichtmetallen Schwefel (St.16 Siliziumserie) und Selen (St.16 Eisenserie), doch in Legierungen zeigt es (halb-)metallische Eigenschaften. In gediegenem Tellur kommt oft auch Selen vor. Technisch hergestelltes amorphes Tellur ist ein schwarzbraunes Pulver, das ab 25°C langsam von selbst in die kristalline, metallische Form übergeht. Natürliches Tellur ist schwerer als das nachfolgende Jod mit höherer Atomzahl, eine Anomalie, die dadurch entsteht, dass Tellur als Mischelement aus acht Isotopen besteht, die insgesamt schwerer sind als das Reinelement Jod, das nur aus einem einzigen Isotop besteht.

Tellur wurde 1782 in Siebenbürgen entdeckt und anfangs als *metallum problematicum* bezeichnet, weil es sowohl metallische als auch nichtmetallische Eigenschaften aufwies. Sein Entdecker Müller von Reichenstein vermutete, dass es sich um ein neues, bisher unbekanntes Halbmetall handelte. Erst 16 Jahre später bestätigte Klaproth, dass es sich um ein neues Element handelte, und benannte es nach „der alten Mutter Erde" (lat. *tellus* = Erde).

Hohe Gedächtnisleistungen in neuen Speichermedien durch Tellur: Kristallines Tellur ist ein elektrischer Halbleiter und wird neuerdings in Form von Germanium- und Antimontelluriden, deren Leitfähigkeit sich je nach amorpher oder kristalliner Phase schnell ändert (phase-change-Technologie), in wiederbeschreibbaren CDs und anderen modernen elektronischen Speichermedien eingesetzt. Dabei wird der rasche Phasenwechsel, der nahezu beliebig wiederholbar ist, ausgenutzt. Da beide Phasen stabil sind, wird dieses Speicherprinzip neuerdings als Alternative zu Flash-Speichern in USB-Sticks oder Festplatten gesehen.

Weitere Verwendungen findet Tellur in der Umwandlung von Licht (Lichtwellenleiter, Fotodioden, Dünnschicht-Solarzellen) und in der Umwandlung von Wärme (Wärmedetektoren, Stromerzeugung aus Wärme, Kälteelemente), und zur Vulkanisierung von Gummi.

Tellur schwärzt Eiterbakterien: Tellur besitzt eine interessante Selektivität für Staphylokokken und wird deshalb in der Mikrobiologie zum Nachweis dieser typischen Eiterbakterien (St.16) verwendet. Sie reduzieren nämlich Te^{4+}-Kationen zu elementarem Tellur, das sie einlagern und sich dadurch schwarz färben. Die Bakterienkolonien erscheinen dabei auf dem Agar als kleine schwarze Kugeln.

Tellur stinkt: Lösliche Telluride sind giftig, da sie im Körper Dimethyltellurid bilden, das zur Schädigung von Blut, Leber, Herz und Nieren führen kann. Dieses Dimethyltellurid riecht man bei Tellurvergiftungen als intensiven Knoblauchgeruch in der Atemluft, im Schweiß und im Urin, der monatelang anhalten kann. Auch andere Elemente von Stadium 16 haben einen Bezug zum Gestank. So ist der typische Schwefelgeruch von H_2S nach faulen Eiern jedem Schüler als „Stinkbombe" bekannt. Die Selenverbindung H_2Se stinkt noch schlimmer „so etwa in Richtung faulige Zwiebel", und H_2Te vertreibt schließlich jeden („ich erinnere mich an diesen ekligen Gestank nur ungern - fauliger Rettich scheint mir die treffendste Umschreibung zu sein... auf alle Fälle riecht Knoblauch im Vergleich zu H_2Te noch nach Veilchen..."). Die Rüstungsforschung wollte das sogar waffentechnisch einsetzen.

Schwinden der metallischen Spannkraft von Indium bis Tellur und Jod: Die elastische Spannkraft eines „gesunden" Metalls geht von Stadium 13 bis 17 sukzessive verloren, bis der Metallcharakter ganz dahin ist: Bei Indium in Stadium 13 ist schon der erste Aufschrei zu hören, und dann ist der Zinnschrei von Stadium 14 das erste konkrete Anzeichen, dass die elastische Spannkraft der metallischen Kristallstruktur nur noch als Fassade aufrecht steht. Zinn verliert bei arktischer Kälte langsam seine Festigkeit, und der Zinnfraß beginnt. Antimon verliert im Stadium 15 vollends seinen widerstandsfähigen Metallcharakter und zerbröselt als sprödes Halbmetall rascher als Zinn. Bei Tellur hängt der Metallcharakter so richtig durch und rafft sich auch kaum wieder auf. Tellur zerfällt schon bei Zimmertemperatur in die amorphe Phase, es zerbröselt wie eine Ruine und wird zu Pulver und Staub. Bei Jod (Stad.17) werden die letzten Reste des Metallcharakters, die bei Tellur noch standen, vollends beseitigt, und bei dem Edelgas Xenon (Stadium 18) haben wir schließlich die gasförmige Phase als natürlichen Zustand.

Tellurium in der Praxis

16.1 Tellurium

Ich habe meine Stimme geschrottet

Neben ihrem Alltagsjob in einem Sozialberuf ist sie Künstlerin, Sängerin und spielt in einer Theatergruppe. Immer wieder hat sie Bammel, dass sie einen Soloauftritt nicht mehr packt, weil sie schon länger nicht mehr aktiv und eigentlich schon fast draußen ist. Sie springt oft ein, wenn eine andere Sängerin erkrankt. Sie vernachlässigt ihr Äußeres, es ist ihr ziemlich egal. Sie hat oft ein Taubheitsgefühl an verschiedenen Stellen, besonders am linken Unterarm, und dann mag sie es gar nicht haben, wenn man sie dort berührt. Sie leidet unter Heuschupfen. Manchmal ist es so schlimm, dass der ganze Hals anschwillt und ein Kloßgefühl entsteht. Dafür nahm sie einmal ein homöopathisches Komplexmittel und sah im selben Moment am eingedruckten Datum, dass es abgelaufen war. Voller Ekel spuckte sie die Tropfen sofort wieder aus und war besorgt, ob durch die Einnahme nach dem Verfallsdatum etwas passieren könnte.

Seit neun Jahren ist ihre Farbvorliebe konstant dunkelblau 16E. Leider wurde diese Farbrubrik nicht ernst genommen, und erst als sie eines Tages wieder in die Praxis kommt und sagt, dass sie letzte Woche ihre Stimme geschrottet hat, fällt der Groschen. Der bevorstehende Soloauftritt einer Sängerin als Auslöser der Heiserkeit deutet auf ein Mittel der Silberserie. Schrott ist Stadium 16. ‚Fast draußen' ist Stadium 16. Auch der Ekel vor dem Verfall ist Stadium 16. Erst dann fällt auf, dass in der Nachbarrubrik ihrer Farbe[54]

---

54 Farben in der Homöopathie, 3. Aufl. S. 35

bei 16D Tellur zweiwertig steht. Ihre Handschrift passt sehr gut zu einem der beiden sehr verschiedenen Schrifttypen, die wir von anderen Tellurpatienten gefunden haben. Die Angst vor Berührung ist ein Prüfungssymptom von *Tellur* und bestätigt das Mittel.

So bekommt sie *Tellur 200*. Nach vier Wochen hört man, dass der Auftritt ein großer Erfolg war, obwohl sie einmal falsch gesungen hat. Die Berührungsempfindlichkeit am Unterarm ist wieder normal. Ein halbes Jahr später kommt sie, weil ihr alles auf den Bauch schlägt, sie hat Bauchkrämpfe. Auch hat sie immer wieder Analfissuren. Ihr Leben ist wie in einer Endlosschleife, es tut sich nichts mehr. Es fehlt der Kick, nur noch Langeweile. Nach einer erneuten Dosis *Tellur* sieht sie alles gelassener. Sie hat keine Bauchschmerzen mehr, und auch die Analfissuren sind abgeheilt. Nach einem weiteren halben Jahr kommt sie mit einer leichten Angina. Sie ekelt sich vor dem Eiter und hat panische Angst, dass es ansteckend sei, obwohl die Mandeln nur geringfügig belegt sind. Sie bekommt *Tellur C30*. Der zu ihrer Beruhigung angefertigte Rachenabstrich zeigt keine Streptokokken. Die Angina klingt rasch ab. Im Laufe der nächsten Wochen beendet sie ihr Engagement mit der Theatergruppe. Seither nimmt sie wieder alles gelassener. Ihr Zyklus kommt nun eine Woche verspätet.[55] *Tellur 200* wird wiederholt, und der Zyklus normalisiert sich wieder. Im Lauf des folgenden Jahres ist sie immer wieder erkältet mit Beschwerden der oberen Atemwege, Fieber um 39 Grad und Zerschlagenheitsgefühl. Offenbar hilft Tellur nur partiell. Auch *Eupatorium* hilft immer nur im Akutfall. Über drei Jahre nach der ersten Tellurgabe kommt sie wieder wegen Heiserkeit vor einem Soloauftritt. Auch die Analfissur ist wieder da. Zwei Wochen zuvor hat sie Lippenherpes gehabt, der gerade abzuheilen beginnt. *Tellur 200* hilft wieder prompt. Die Fissuren sind am nächsten Tag abgeheilt, der Herpes bessert sich weiter, und bei der ersten Probe singt sie bereits mit guter Stimme.

---

55 Complete Repertory, R. Zandvoort 1996, S. 1476: Menses too late, tell 1-wertig

Kommentar

Tellur hat zwar gewirkt und mehrfach bei Heiserkeit, Analfissuren, Berührungsempfindlichkeit und verspäteter Regel geholfen, aber die Anfälligkeit für Infekte hat es nicht geheilt. In der Folge klagt sie über Überlastung. Alles hängt an ihr, alle wollen immer nur versorgt werden, besonders die Sorgen mit dem Kind muss sie ganz alleine tragen, der Mann hilft ihr nicht bei der Erziehung: alles Muriaticum-Themen, wie auch der Herpes und ihre hauptberufliche Tätigkeit im Sozialbereich in den Muriaticum-Formenkreis gehören. Man hätte nun gerne *Tellurium muriaticum* als Folgemittel gegeben, doch das Mittel ist bisher nicht hergestellt worden. Von praktisch jedem anderen Element, das Chlorverbindungen eingeht, gibt es ein Muriaticum, nur bei Tellur nicht – obwohl vier verschiedene Chlorverbindungen existieren, Te_2Cl, $TeCl_2$, Te_3Cl_2 und $[TeCl_4]_4$. Wie kommt das? Nun, die Tellurverbindungen sind wohl entweder vergessen oder vernachlässigt worden, was beides zum Charakter dieses Mittels passt.

16.2 Tellurium

Furchtbar stinkende Blähungen; vergisst was er sagen wollte

Der 11-jährige Junge hat häufig Atemwegsinfekte, seit er im Alter von fünf Monaten einen schweren Keuchhusten durchgemacht hatte, wegen dem er sogar ins Krankenhaus musste. Auch blutet er sehr oft aus der Nase. Er schläft schlecht, wacht zwischen 2 und 3 Uhr auf und bekommt dann Nasenbluten. Ferner hat er Heuschnupfen. Was die ganze Familie jedoch am meisten belastet, sind seine fürchterlich stinkenden Blähungen, die jeden vertreiben, der sich gerade im Zimmer aufhält.

Der Kollege, der den Fall aufnahm, schreibt: ein netter unkomplizierter Junge, selbstsicher, stark. Liest gern, hat sich mit fünf Jahren das Lesen selbst beigebracht, interessiert sich fürs Mittelalter, will später mal Flugzeugingenieur werden. Spielt gern Computerspiele: mittelalterliche Siedlungen aufbauen, Städtebau. Spielt Trompete, macht gern Sport, fernöstliche Selbstverteidigung. Ist gern mit Freunden zusammen. Seine Farbvorliebe ist blau 15C.

Analyse, Mittelgabe und Verlauf
Anfangs erhält er eine Dosis *Pertussin 1000*, weil seine Anfälligkeit für Atemwegsinfekte nach dem Keuchhusten begann. Das Nasenbluten hört auf und der Schlaf wird besser. Doch weiterhin beklagt sich die Familie über den Gestank. Dieses zentrale Symptom gibt den ersten Hinweis auf *Tellur*. Es könnte sich um ein Mittel der Silberserie handeln: er hat sich das Lesen selbst beigebracht, hat geistige und künstlerische Interessen, will Flugzeugingenieur werden, spielt Trompete. Seine Farbvorliebe steht in der Nachbarrubrik von Tellur. So wird *Tellur 1000* gegeben. Es wirkt sofort. Schon am nächsten Tag steht er erfrischt auf, und die Blähungen bleiben aus. Die Wirkung hält sechs Wochen an, dann kommen das Nasenbluten und die Blähungen wieder. Eine Wiederholung des Mittels hilft erneut, doch die beschwerdefreien Intervalle werden nicht länger. Er bekommt *Tellur LM6* und nimmt es bei Bedarf. Langsam wird er stabiler, er braucht es immer seltener. Auch die Anfälligkeit für Infekte schwindet.

So vergehen vier Jahre, und die Sache gerät in Vergessenheit. Er ist nachlässig geworden, alles scheint ihm von selbst zuzufallen, er braucht sich nicht anzustrengen, macht kaum Hausaufgaben und hat dennoch gute Noten. Seine gähnende Langeweile und seine Begabung für Sprachen führen dazu, dass er in der Schule das Buch der nächsten Klasse liest, weil er den Stoff, den seine Mitschüler pauken, schon beherrscht. Er träumt oft vor sich hin, lebt lieber sein eigenes Leben und kann abwesend wirken. Es ist mehrfach vorgekommen, dass er sich zerstreut meldet, doch wenn ihn der Lehrer dran nimmt, hat er vergessen, was er sagen wollte. Er vernachlässigt das Lernen immer mehr, und so lässt seine Leistung doch nach, die Noten werden schlechter. Er ist schweigsam geworden, doch er ist groß und stark, und wenn ihn einer zu sehr anmacht, kann er schon mal zuschlagen, obwohl er von Natur ein friedlicher Typ ist. An den Pubertätsritualen der Klasse beteiligt er sich nicht. Dieser ganze Beziehungskram mit Mädchen und Tanzen und Party ist ihm zu blöd. Er spielt lieber ausgiebig Tenorhorn und hört gern Heavy Metal. Besonders die finnischen Brutalbands haben es ihm angetan. Er wird trotz seiner Eigenarten allseits respektiert. Bei aller Kraft wird er sehr wehleidig, wenn er sich verletzt hat. Dann darf man ihn nicht berühren, sonst tut es ihm furchtbar weh. Zur Zeit hat er wieder vermehrt Heuschnupfen. Seine Mutter sagt, dass er seit Jahren täglich einen halben Liter Yogurt isst, das sei doch nicht normal. In Scholtens ,Repertory of the Elements' gibt es dieses Symptom auf S. 206: *Ant-m*. Antimon ist das Nachbarelement von *Tellur*. Mit *Ant-m 200* wird der Heuschnupfen mitten in der schlimmsten Saison um 50% besser, doch das Nasenbluten kommt wieder, hellrotes Blut aus der linken Seite. Eine Verschiebung der Symptomatik. So wird nach all den Jahren doch wieder *Tellur 1000* gegeben. Schon nach zwei Tagen ist alles in Ordnung. Der Heuschnupfen ist weg, das Nasenbluten auch, die Stimmung bessert sich, er ist lustiger und gelöster. Als das Bluten nach einer Woche wiederkehrt, nimmt er wieder wie früher *Tellur LM6* bei Bedarf, und damit geht es gut. Er wird aktiver, hängt nicht mehr so rum. In der Folge krempelt er sein Leben um und packt seine weitere Laufbahn voller Initiative an, denn er will ein IT-Studium machen.

Als er den vorliegenden Text zu lesen bekommt, antwortet er kurz, dass es lustig sei, von seinem Leben so zu lesen, er sei mit der Veröffentlichung einverstanden. Bis jedoch diese Antwort von vier Zeilen – in den Text hineingekritzelt – endlich eintrifft, sind über vier Wochen vergangen. Das käme wegen seiner Zerstreutheit. Ganz so tief kann das Tellur also doch nicht gewirkt haben!

16.3 Tellurium

Take it easy

Seit über 20 Jahren kommt der Patient immer wieder zu spät in die Praxis. Manchmal vergisst er den Termin auch ganz. Auch in der Begleichung seiner Arztrechnungen kann man ihn mindestens als nonchalant bezeichnen. Trotzdem kann man ihm nicht böse sein.

Er ist ein Mensch, der das Leben von der leichten Seite nimmt und sich über Probleme mit einem Lachen hinwegsetzt. Nur wenn man ihn auf einen Fehler festnageln will, kann er grob oder schroff werden. Bei Konflikten grinst er breit und das war's dann, man lacht am besten mit. Er strahlt eine gewisse Überlegenheit mit subtiler Arroganz aus, er sieht gut aus, ist groß und gut gebaut, sportlich und muskulös. Trotzdem ist er sehr ängstlich, wenn er mal krank ist. Dann wittert er hinter jedem Symptom eine schwere Krankheit und ist jedes Mal froh, wenn nicht Böses dahinter steckt. Er ist oft auf Reisen in ferne Länder und hat sich im Alter von 38 Jahren ein kleines Geschäft damit aufgebaut, denn er handelt mit seltenen und schönen Gegenständen, die er von seinen Reisen mitbringt. Doch auch diese Tätigkeit nimmt er zu leicht, das Geschäft trägt sich nicht. So repariert er in seiner eigenen kleinen Werkstatt kaputte alte Autos, denn auch das kann er gut. Nebenher hat er einen Abschleppdienst und zieht damit Aufträge an Land. Er fährt selbst einen jahrzehntealten seltenen französischen Kombi mit einfacher Technik und günstiger Versicherung, an dem er alles selbst richtet; keinen vollrestaurierten teuren Oldtimer, sondern ein typisches altes Gebrauchsauto, aber mit dem gewissen Etwas. Abends ‚arbeitet' er in seiner Kneipe und ist beliebt bei den Jugendlichen, die dort aus- und eingehen und ihn bewundern. Von seiner ebenfalls gutaussehenden Frau hat er sich getrennt, doch sie sehen sich bald nach der Trennung wieder und leben nun in loser Beziehung recht gut zusammen. Auch die Tochter aus dieser Beziehung ist selbstbewusst, sie sieht gut aus und weiß sich auch in schwierigen Lagen zu helfen.

Krankheits- und Behandlungsverlauf

Seit einer Faszialisparese rechts im Jahr 1979 leidet er oft unter Ohrensausen (es pfeift rechts) und unter Schwindel mit Sehstörungen. Das rechte Mittelohr ist oft entzündet und die Entzündung greift manchmal auf die linke Seite über. Er hat Angst vor einem Hirntumor und beobachtet seine Symptome fast hypochondrisch, was mit seiner sonstigen Überlegenheit kontrastiert. Unter Alkoholeinfluss werden die Beschwerden besser, das entspannt ihn. 1990 hat er zum ersten Mal einen ringförmigen Ausschlag im Nacken, der zuerst für einen Herpes circinatus (ringworm) gehalten wird und sich bis 1991 auch an anderen Stellen schließlich als Tinea versicolor (Ringflechte) entpuppt, die im Inneren des Rings einen hellen Hautfleck hinterlässt[56]. In dieser Zeit erhält er zum ersten Mal *Tellur 200*, weil dieses Mittel als bewährte Indikation für Ringflechte gilt. Innerhalb von zwei Wochen werden die Ringe größer, und die Haut beginnt sehr stark zu spannen. Vier Monate später sagt er, dass er nach einem Gespräch mit einem guten Freund sein ganzes Denken umgestellt hat, er hat sich innerlich gewandelt. Es geht ihm gut, er hat seitdem keinerlei Beschwerden mehr. Nach weiteren vier Monaten kommt er wieder, weil seine ganze linke Thoraxseite sehr berührungsempfindlich geworden ist. Der linke Arm fühlt sich taub an. Ein Tellursymptom, das aber leider nicht als solches erkannt wird. Auch die positive innere Entwicklung seit der Tellurgabe wird nicht im Zusammenhang mit dem Mittel gesehen, weil man von *Tellur* nur die Wirkung bei Ringflechte erwartet hat. So schränkt unser ‚Wissen' die Wahrnehmung leider allzu oft ein! Er erhält *Kali-c 200*. Damit geht die Berührungsempfindlichkeit zwar sofort weg, doch bald darauf kommt sein alter Schwindel wieder: eine Symptomverschiebung in die falsche Richtung durch die teilweise Ähnlichkeit eines Mittels, das den Kern der Sache nicht berührt. Erst durch erneute Durchsicht der Vorgeschichte wird der eigentliche Verlauf endlich begriffen. So erhält er wieder *Tellur 1000*. Nach zwei Wochen beginnt es über dem rechten Auge zu ziehen, was ihn an die frühere Faszialisparese erinnert. Das Mittel wird in der C1000 wiederholt, und dann hört man über zwei Jahre lang praktisch nichts mehr von ihm, weil es ihm gut geht, bis er 1995 wieder eine Ringflechte an der linken Hüfte bekommt. Die ganze Umgebung ist berührungsempfindlich und etwas schmerzhaft und strahlt bei Berührung weiträumig bis in den linken Hoden aus. Er bekommt *Tellur 200/1000*. Im Verlauf von zwei Tagen werden die Hodenschmerzen stärker. Darauf klingt

---

56 Es handelt sich nicht um eine Vitiligo, die ähnlich aussieht und daher oft verwechselt wird.

die ganze Symptomatik ab und die Flechte verschwindet. Schon seit der ersten Gabe der 1000sten Potenz sind die Sehstörungen und der Schwindel nicht mehr aufgetreten und er ist psychisch stabiler. Auch sein Lebenswandel ist solider geworden. Weitere drei Jahre später kehrt die Ringflechte noch einmal zurück. Wieder wird *Tellur 1000* gegeben, und es hilft prompt. Seither sind zehn Jahre vergangen, und er hat das Mittel nicht mehr gebraucht. Es geht ihm gut.

16.4 Tellurium, Sulfur

Ich würde später gern bei Manchester United spielen, aber zum Training hab ich keine Lust

Sie ist die Tochter des vorigen Patienten und wurde schon kurz vorgestellt. Sie hat keine Geschwister. Schon als Kind war sie eine kleine Diva, sehr hübsch, eigenwillig und immer gut angezogen. Stilvolle Kleidung liebte sie schon damals, vor allem große Hüte (später waren es markante Sportmützen). Sie stand gern im Mittelpunkt und genoss ihren Auftritt. Wenn sie krank war, war sie wehleidig und weinerlich, was zu ihrem sonstigen Zustand kontrastierte. Dann wies sie jede Berührung schroff zurück. Sie hatte oft Mittelohrentzündungen und Infekte der oberen Atemwege und Nebenhöhlen, auch mehrfach Pneumonien. Nach einer Lungenentzündung hatte sie eine ringförmige Röschenflechte, bei der man bereits an *Tellur* hätte denken können. Sie hatte vom Kinderarzt häufig Antibiotika erhalten. Bei einer erneuten Otitis media rechts musste sie zwei Wochen lang Erythromycin nehmen, doch kaum war es aufgebraucht, gingen die Ohrenschmerzen von neuem los, nun auf der linken Seite (gen. re. -> li. sulf1). Das Ohr tat auch weh, wenn sie aufstoßen musste (sulf1). In der Nacht hatte sie glühend heiße Füße, die sie aus dem Bett streckte. Auch war sie überempfindlich auf Toilettengeruch und speziell auf den Geruch des eigenen Stuhls, was sogar Erbrechen auslöste (weitere typische Sulfursymptome). Also erhielt sie *Sulfur 1000* mit gutem Erfolg. In zwei Tagen war sie wieder gesund. Danach wurden auch die Infekte seltener, doch nun hatte sie öfter krampfartiges Bauchweh. Auch begann sie, zu schnarchen und mit offenem Mund zu schlafen. Daraufhin wurden die Nasenpolypen entfernt, und dann ging es ihr gut. Die Infekte hörten auf, sie schlief ruhig und war gesund. Bereits im Kindergarten war sie unter Gleichaltrigen tonangebend. Sie war ehrgeizig und wollte die Erste sein.

Im Schulalter trat sie mit cooler Überlegenheit auf, sehr selbstbewusst und etwas herablassend, ähnlich wie ihr Vater, nur sein gewinnendes Lachen hatte sie noch nicht drauf. Sie begann früh zu pubertieren. Seit dieser Zeit war sie fasziniert von Wildkatzen und schmückte ihr ganzes Zimmer mit Bildern von Wildkatzen. Sie wollte Tierforscherin werden. Seit Beginn der körperlichen Entwicklungsmerkmale bekam sie meist am Wochenende morgens beim Erwachen Kopfschmerzen über dem linken Auge, als ob jemand draufdrückt, < Bücken. Schwindelgefühl bis zum Erbrechen. Morgens in der Schule Schluckauf. Sehr häufig übelriechenden Mundgeruch mit Durst. Die Oma sagte, sie sei sehr träge und faul geworden, sie würde ihr am liebsten dauernd einen Schubs geben. Da die Prüfungssymptome der Katzenmilch diesen migräneartigen Kopfschmerzen über dem Auge ähneln und sie als angehende Tierforscherin von Wildkatzen so fasziniert war, wurde zuerst *Lac felinum 200* gegeben, was als Akutmittel immer wieder half. Innerhalb einer Stunde waren die Beschwerden jedes Mal weg, doch die periodische Wiederkehr der Beschwerden konnte das Mittel nicht lösen.

Sie spielte gern Fußball und wollte Profifußballerin werden, aber zum häufigen Training hatte sie keine Lust. Sie träumte, dass sie bei Manchester United spielt. Erst als die Oma bei einem Praxisbesuch über sie erzählte und nochmals auf den üblen Mundgeruch und ihre faule, nachlässige Art hinwies, kam der Gedanke an die frühere Wirkung von *Sulfur*, an Stadium 16 und schließlich auch an *Tellur* als Mittel ihres Vaters. Profifußball bei ManU (Silberserie) und keine Lust zum Training (Stadium 16), das würde gut zu *Tellur* passen. Sie las auch sehr gern Krimis, oft ein ganzes Buch an einem Tag. Das regt die kreativen Gedanken besser an als Fernsehen. Besonders das Buch „*Der geheime Garten*" hatte es ihr angetan.

In diesem Buch fand sie sich selbst wieder. Es soll hier kurz skizziert werden, denn es sagt viel über sie und über Tellur aus. Es geht in dem mehrfach verfilmten Buch um ein trotziges, stolzes und verwöhntes Mädchen, das als Einzelkind in Indien aufwuchs und nie lachte. Sie wurde von den Eltern in ihren geistigen Bedürfnissen vernachlässigt und von den Dienern verhätschelt. Dann kam die Cholera und machte sie zur Vollwaise. Ihre ganze Familie wurde dahingerafft. So kam sie nach England auf das einsame Schloss ihres Onkels mütterlicherseits, der ihre wahren geistigen Bedürfnisse ebenfalls vernachlässigte und sie durch Angestellte betreuen ließ, weil er oft auf Reisen war und sich zerstreute. Durch die Pflege eines zufällig entdeckten, völlig verwahrlosten geheimen Gartens, den keiner betreten durfte, lernte sie die ersten Ansätze, wie sie sich durch eigene Aktivität aus dem geistigen Sumpf der Faulheit und des Selbstmitleids ziehen konnte. Dann entdeckte sie auf dem Schloss in einem abgedunkelten Zimmer ihren scheinbar todkranken jungen Vetter, den man vor ihr verborgen gehalten hatte. Er litt unter verschiedenen eingebildeten Krankheiten, mit denen er als Hilfsbedürftiger von seiner Umgebung praktisch alles bekommen konnte, was er wollte. Sowohl der Junge als auch der Garten waren vor ihr geheim gehalten worden, weil in diesem Garten die Mutter des Jungen gestorben war, als sie ihn dort durch eine Sturzgeburt gebar. Diese Mutter war die Zwillingsschwester der ebenfalls verstorbenen Mutter des Mädchens. Der Schlossherr wurde damals durch den Tod seiner Frau so tief getroffen, dass er nie wieder an dieses Trauma erinnert werden wollte und es nach besten Kräften zumauerte, um mit diesem Leid nicht mehr konfrontiert zu werden. Das Mädchen verstand das Problem des Jungen, weil es ihr in vieler Hinsicht ähnlich ergangen war. Sie pflegte ihn und gab ihm trotz aller Zuwendung keinen Pardon in Bezug auf seine hypochondrischen Ängste. So half sie ihm, sich nicht mehr innerlich hängen zu lassen und heilte ihn und sich selbst vor den Schatten der Vergangenheit und versöhnte auch den Schlossherrn mit seinem Schicksal – eine wunderbare Tellurgeschichte, die auch viele Bezüge zu der Biografie der Patientin hat.

So bekam sie *Tellur 1000*. Schon am nächsten Tag wurde der Mundgeruch besser, und nach vier Wochen war alles in Ordnung. Kein Rückfall, erst nach acht Monaten hatte sie wieder einen leichten Schwindel. Weil sie manchmal Nägel kaute, bekam sie *Tellurium bromatum 200*, übrigens das einzige Tellursalz, das bislang potenziert erhältlich ist. Das Mittel half wieder prompt, und sie nimmt es bei Bedarf.

Zur Farbe und Handschrift von Tellur

Sowohl die Farbvorliebe als auch die Handschrift von Tellur spiegelt den Halbmetallcharakter des Elements wider. Sie sind doppeldeutig, können sowohl das eine als auch das andere sein. H.V. Müller, der Begründer der Farbvorliebe als homöopathisches Symptom, filterte aus seinen Tellurfällen die Farbvorliebe dieses Mittels im mittleren Dunkelblau 15-16 D heraus. In unseren Fällen bestätigt sich dies nur zum Teil, und die Farbvorliebe variiert zwischen mindestens zwei Farben. Drei gute Fälle haben Sonnenblumengelb 2 C als erste oder zweite Farbvorliebe genannt, und wenn man die Persönlichkeit des Tellurpatienten 16.3 berücksichtigt, lässt sich dies auch verstehen, denn Gelb nimmt das Leben gern von der leichten Seite, es ist unbeschwert und pfeift auf strapaziöse Pflichten.

Auch in der Handschrift der Tellurpatienten haben wir zwei gegensätzliche Muster gesehen. Zwei Handschriften von Müller und eine aus unserer Praxis sind in „Handschrift und Homöopathie" auf S. 314 abgebildet. Sie sind aufrecht, fast linkssteil, und füllig. Doch gerade die Handschrift von Fall 16.3 passte gar nicht zu diesem Schriftbild. Der Patient schrieb mit flüssigem Duktus rechtssteil und eher komprimiert. Eine interessante Beobachtung ist, dass die Tochter des Patienten, also der Fall 16.4, in der Pubertät zwischen zwei völlig verschiedenen Handschriften wechselte. Sie sagte, dass sie ihre Handschrift noch sucht und zwischen zwei verschiedenen Schriften experimentiert. Die eine Schrift entspricht sehr gut den aufrechten, fülligen Handschriften der Fälle Müllers, und die andere, bei der sie schließlich blieb, ähnelt verblüffend der Schrift ihres Vaters.

17. Iodum

1	2	3	4	5	6	7	8	9	10	11	12	13	14	15	16	17	18
37	38	39	40	41	42	43	44	45	46	47	48	49	50	51	52	**53**	54
Rubi	Stron	Yttr	Zirc	Niob	Moly	Tech	Ruth	Rhod	Pall	Arg	Cadm	Ind	Stann	Ant	Tell	**Iod**	Xen

Stadium 17: Furioses Finale

Nun ist endgültig Schluss. Auch der letzte Rest wird ausgelöscht und getilgt. Selbst die Erinnerungen sind Hindernisse, die man beseitigen muss, wenn man wirklich frei sein will. Man muss alles hinter sich lassen und vergessen. Man kann diese Radikalität als existenzielle Bedrohung empfinden, besonders wenn sie einem aufgezwungen wird: dann gibt es nur du oder ich, friss oder stirb. Man muss sich losreißen, Hals über Kopf fliehen, und alles wird einem genommen. Oder man reißt alles an sich und nimmt sich, was man will. Dieses Finale, diese letzte Steigerung kann zu völligem Kontrollverlust führen, im Guten wie im Schlechten. Es gibt keine Zurückhaltung, keine Rücksichten mehr. Man hat keine Rechte mehr, ist verdammt oder verurteilt oder muss ins Exil. So kann man auch einfach rauben, anstatt jemanden zu fragen oder zu bitten. Man vergisst alles und setzt sich über alles hinweg. Wer alles vergisst, kennt auch keine Skrupel. Selbst das Lügen geht auf einmal ganz leicht. Weil Lachen böse Gedanken löst, sucht man Zuflucht zum Witz (Jod). Wer echten Humor entwickeln kann, ist befreit. Egal wie, es muss reiner Tisch gemacht werden, um Platz für Neues zu schaffen. Wenn man sich festgebissen hat, geschieht diese radikale Wegnahme unter Zwang und kann mit großem Leid verbunden sein. Sie kann aber auch ungeheuer befreiend wirken, wenn man über sich selbst hinauswächst und alle Fesseln freiwillig abstreift.

Schlüsselbegriffe: Endgültig Schluss. Auslöschen. Vergessen. Existenzielle Bedrohung. Flucht. Sich losreißen. An sich reißen. Maßloses Nehmen. Letzte Steigerung. Skrupellos. Sich über alles hinwegsetzen. Lüge. Witz. Humor.

Stadium 17 der Silberserie: Iodum

Stadium 17: Endgültig Schluss. Auslöschen. Vergessen. Existenzielle Bedrohung. Flucht. Sich losreißen. An sich reißen. Maßloses Nehmen. Letzte Steigerung. Skrupellos. Sich über alles hinwegsetzen. Lüge. Witz. Humor.	*Silberserie:* Ideen vermitteln. Die Macht der Gedanken. Veröffentlichen. Darstellen. Show. Ruhm. Publicity. Wissenschaft. Kunst. Kultur. Kreativität. Originalität. Ästhetik. Eleganz. Empfindliches Ehrgefühl. Subtile Arroganz. First Lady.

Einige Themen von Iodum

- Ohne Rücksicht auf Ästhetik oder Sitte wird in einer Orgie der Gier alles vertilgt: „Das große Fressen"
- Letzte Steigerung der Kunst: genialer Musiker spielt, als ob es um sein Leben ginge, und gibt in einer Sternstunde das beste Konzert seines Lebens
- Vertreibung fremder Kultur: ethnische „Säuberung"
- Sein Existenzrecht in einer fremden Kultur behaupten
- Raub geistiger Urheberschaft (reißt sich die originellen Ideen anderer unter den Nagel): gekonntes Plagiat
- Die Macht der Gedanken skrupellos zum eigenen Vorteil verdrehen: die Menschen durch geschickte Lügen über die Medien manipulieren
- Ideen auslöschen: vergessen oder völlig verdrängen
- Endgültig Schluss machen mit der maßlosen intellektuellen Arroganz: nur völlige Bescheidenheit löst das Problem

Skizze des Arzneimittelbildes von Iodum

Schilddrüse, Lymphknoten, Drüsen: Das Element Iodum, auf deutsch Jod genannt, ist ein altbekanntes Heilmittel und wurde von Hahnemann geprüft. Es gibt wenige Elemente, die physiologisch so stark an ein bestimmtes Organ gebunden sind wie Jod an die Schilddrüse. Doch als potenziertes Heilmittel hat sich Jod bei den verschiedensten Drüsenstörungen und allgemein bei Erkrankungen des Halses bewährt. Außer bei Struma und deren Folgeerkrankungen (meist hyper-, selten hypo- oder euthyreot) sind auch Erkrankungen der Lymphknoten, Mandeln und der oberen Atemwege, Hoden, Ovarien, Brustdrüsen und des Pankreas gute Indikationen für Jodverbindungen, wenn die typischen Modalitäten und die psychische Verfassung gegeben sind. Auch Akne und Heuschnupfen kommen oft vor.

Unruhig und hitzig: Patienten, die potenziertes Jod oder eine seiner vielen Verbindungen brauchen, sind meist unruhig und getrieben. Sie können kaum einmal stillhalten in ihrer getriebenen, bebenden, zittrigen Unruhe, doch ihre Aktivität ist oft zu ziellos, um richtige Früchte zu tragen. Meist haben sie dunkle, funkelnde Augen mit leidenschaftlichem, ruhelosem Blick und einen dunklen Teint. Sie sind rasch und wendig in ihren Bewegungen, schlank und rank, obwohl sie hungrig sind und immer etwas zu essen haben wollen. Es ist ihnen meist zu warm und sie frieren selten. Sie brauchen viel Bewegung im Freien. In der Wohnung fühlen sie sich oft wie eingesperrt, besonders wenn es zu warm ist und viele Leute da sind. Dann müssen sie die Fenster aufreißen oder am besten gleich raus ins Freie und laufen. Trotzdem geht es ihnen am Meer meist schlechter.

Windet sich heraus; Kontrollzwänge: Die geistige Verfassung ist ebenfalls charakteristisch. Zum Beispiel können sie ganz wild werden, wenn man sie physisch festhält oder sie geistig festnageln will, indem man sie zur Rede stellt wegen einer eigenen unliebsamen Aussage, Idee oder Schandtat. Dann reißen sie sich mit aller Kraft los oder winden sich mit allen erdenklichen Tricks oder Lügen aus der Klemme und drehen einem das Wort im Mund herum, dass einem Hören und Sehen vergeht. In Gedanken würden sie den Gegner am liebsten auf der Stelle umbringen. Oft findet man Kontrollzwänge. Sie müssen sich ständig vergewissern, ob sie die Tür doppelt verschlossen haben, ob der Herd aus ist etc. Religiöse Rituale oder genaueste Einhaltung von Speisevorschriften sind für sie wie eine Rückversicherung, die peinlich genau befolgt wird, um eine reale oder eingebildete Schuld zu tilgen und einen strafenden Gott gnädig zu stimmen. Das kann bisweilen bizarre Züge annehmen und so weit gehen, dass durch das Ritual gewissermaßen mit Gott ein schlauer Deal gemacht wird, um dann wieder wie bisher weitermachen zu können.

Hunger und Raffgier: Hunger und Essen sind im physischen wie im übertragenen Sinne ein zentrales Thema. Fasten tut ihnen nicht gut. Sie meinen, dass man ihnen alles weggegessen hat und sie leer ausgehen müssten. Das hungrige Aufzehren von Resten erkennt man auch in der resorptiven Kraft des Mittels bei geschwollenen Lymphknoten oder dicken Mandeln. Die Schwellungen können geradezu wegschmelzen, wenn das Mittel eindeutig angezeigt ist. Der maßlose, gierige Hunger kann sich auch darin zeigen, dass sie mit erstaunlicher Dreistigkeit die unverfrorensten Ansprüche geltend machen und alles an sich reißen, wenn man nicht sehr auf der Hut ist. Wenn man ihnen diese Ansprüche vorenthält, werden sie böse und sinnen auf Rache, Zahn um Zahn.

Fazit: Am besten ist es, sie haben immer genug zu essen, sind irgendwie beschäftigt und in Bewegung, möglichst im Freien. Wenn ihnen eines dieser Bedürfnisse oder gar alle drei verwehrt sind, können sie irrational werden und völlig ausrasten.

Ausgewählte Symptome:

- Angst beim Fasten; bei Hunger, besser durch Essen; bildet sich ein zu fasten; beständiger Hunger bei Abmagerung
- Geistig und allgemein besser durch Essen, nach Essen
- Angst besser durch Gehen im Freien
- Delirium, springt plötzlich aus dem Bett und entflieht, bei Fieber
- Versucht zu entfliehen; auf der Flucht
- Eile und Hast beim Gehen

- Wie getrieben, ist gezwungen sich zu bewegen; Impuls zu rennen; will reisen
- Geschäftig und ständig beschäftigt, aber Abneigung gegen körperliche Arbeit
- Ruhelos; allgemeines Gefühl von Unruhe, das den Körper in beständiger Tätigkeit erhält; muss Tag und Nacht unaufhörlich in Bewegung bleiben; sie läuft unaufhörlich herum und kommt nicht zum Sitzen, schläft nachts auch nicht, so dass man sie für verrückt halten muss; mit Hunger; besser durch Essen
- Extravagant; Impuls, Sonderbares zu tun; Selbstlosigkeit
- Furcht vor Unheil, mit übertriebener Vorsicht[57]; befürchtet bei jeder Kleinigkeit, dass dieses oder jenes Übel daraus entstehen könne[58]
- Fixe Ideen; Monomanie; rituelles Verhalten; Zwangshandlungen
- Verträgt keinen Spaß
- Mangelnde Wahrhaftigkeit
- Hartnäckige Gedanken an Mord; plötzliche manische Impulse, jemanden umzubringen; plötzlicher, fast unwiderstehlicher Impuls, eine Frau zu töten, ohne irgendeinen ersichtlichen Grund
- Gewalttätig durch erzwungene Ruhe
- Jähzornig und gewalttätig in einem plötzlichen Impuls, es braucht kein äußerer Grund vorzuliegen
- Zerreißt Sachen; reißt alles in Stücke; Zerstörungssucht
- Selbstmordneigung, stürzt sich in die Tiefe

Jod, Substanzkenntnis

Jod und die Schilddrüse: Jod tritt in der Natur nie elementar auf, sondern nur in Verbindungen, die sich in geringen Konzentrationen

---

57 Heilmittelarchiv, A. Seideneder, Zitat Hering (Guiding Symptoms)
58 Hahnemanns Arzneimittellehre

in allen Gesteinen, Böden, Seen, Mineralquellen, Meeren und sogar in der Luft finden. Reines Jod wurde erstmals 1811 in Paris aus der Asche von Seetang gewonnen und 1813 von Davy und Gay-Lussac, der zuvor auch das Bor entdeckte, als neues Element erkannt und benannt (*ioeidés* ist der griechische Ausdruck für violett, veilchenartig – gasförmiges Jod ist violett). Jod ist ein sehr seltenes Element; es wird jedoch durch verschiedene Lebewesen angereichert, beim Menschen und bei Säugetieren vor allem in der Schilddrüse, in der es für die Produktion des Schilddrüsenhormons essenziell ist. Thyroxin (T4) und Triiodthyronin (T3) enthalten vier bzw. drei Jodatome. Jod wurde schon im Altertum für die Behandlung von Schilddrüsenerkrankungen verwendet. Man nahm dazu die Asche von Schwämmen oder die Schilddrüsen von Schafen. Organische Jodverbindungen kann man aus Meeresalgen, Tangen und Schwämmen (bis zu 14 Gramm Jod pro Kilogramm Trockenmasse) isolieren. Auch der Efeu scheint ein Jodsammler zu sein, wie Julius Mezger in seiner Prüfung von Hedera helix zeigen konnte: es traten viele Jodsymptome auf.

Jod ist ein Reinelement: Als solches besteht es in seinen Verbindungen in der Natur zu 100 % aus seinem einzigen stabilen Isotop ^{127}I. Die weiteren 36 möglichen Isotope sind bis auf eine Ausnahme, ^{129}I, kurzlebig. Diese entstehen z.B. bei der Kernspaltung und können für den Menschen gefährlich werden, da sie sich nach einem radioaktiven Fallout in der Schilddrüse anreichern und dort unter Strahlung zerfallen. Das bei Reaktorunfällen immer wieder empfohlene Kalium*jodid* soll sozusagen die freien Plätze für Jod in der Schilddrüse besetzen, bevor es die radioaktiven Isotope tun. Kalium*jodat* ist weniger leicht oxidierbar und wird deshalb zur Jodierung des Speisesalzes verwendet. Aromatische Jodverbindungen werden als Röntgenkontrastmittel in der Diagnostik eingesetzt.

Jod kann viele Farben annehmen: Jod ist unter Normalbedingungen ein kristalliner Feststoff mit Halbleitereigenschaften, der grauschwarze, metallisch glänzende Schuppen bildet. Es verdampft beim Erwärmen direkt aus dem Festzustand ohne flüssige Zwischenphase und sublimiert zu einem violetten Gas. Beim raschen Erhitzen schmilzt es zu einer dunkelbraunen Flüssigkeit. Braune Jodtinktur (Jod löst sich gut in wässrig-alkoholischer Lösung von Kaliumjodid und färbt sich dabei braun) wirkt sehr stark keimtötend und dient als Antiseptikum. Vernetztes Polyjodid wird unter intensiver Blaufärbung als empfindlicher und spezifischer Stärkenachweis verwendet. Die Blaufärbung kann bis zum tiefen Schwarzblau gehen und ergibt sich mit der Einlagerung der Jodketten in die schraubenförmigen Windungen pflanzlicher Stärke, die man Helix[59] nennt. In Benzol löst es sich mit roter, in Chloroform mit violetter Farbe.

Explosiver Jodstickstoff: Jod darf niemals mit Ammoniak in Verbindung gebracht werden, da sich sonst explosiver Jodstickstoff bilden kann. Diese Kombination erscheint auch im homöopathischen Sinn verständlich, da sich die Verbindung von Raffgier (Jod) und expansivem, körperbezogenem Ego (Stickstoff) zu einem besonders gefährlichen Mix verstärkt.

Elementares Jod in der Praxis

17.1 Iodum

Kind versteckt sich vor der Müllabfuhr, um nicht entsorgt zu werden

Ein nettes, lebhaftes schwarzafrikanisches Mädchen aus schwierigen Verhältnissen kam im Alter von 12 Jahren erstmals in die Praxis wegen schwerer Akne im Gesicht, auf dem Rücken und unter dem Hals. Sie war von ihren Eltern verstoßen worden und hatte in vier verschiedenen Familien Unterschlupf gefunden, bis sie als Notfall vom Jugendamt zu einem liebenswerten deutschen Ehepaar vermittelt wurde, wo es ihr endlich gut ging. Doch die Vergangenheit hatte Spuren hinterlassen. Obwohl sie normalerweise das liebste Kind war und immer den schwächeren und kleineren

---

59 Auch die jodhaltige Efeupflanze, Hedera helix, hat als sich windende Schlingpflanze den Beinamen der Spirale, der Helix.

Kindern half, ihnen die Schuhe zuband und andere Gefälligkeiten erwies, konnte sie manchmal ganz plötzlich und ohne ersichtlichen Grund ausrasten. Dann tobte sie mit einer solchen Wut, dass sie ihr Zimmer demolierte, die Blumentöpfe umwarf und die ganze Tischdecke samt Teller und allem herunterriss. Als kleines Kind hatte sie Angst vor Männern gehabt, und die größte Angst war die vor den Müllmännern. Sie dachte immer, dass sie kommen würden, um sie mitzunehmen und sie zusammen mit den Abfällen zu beseitigen. Nachts hatte sie Angst, dass ein Mann kommt und sie mitnimmt, und deshalb ließ sie immer die Tür einen Spalt offen, dass etwas Licht hereinkommt und als Fluchtweg. Auch in ihren Träumen erlebte sie Schreckliches: ein Mann kam zum Dachfenster rein und griff sie mit einem Messer an, sie versteckte sich und machte sich ganz klein; oft stürzte sie aus großer Höhe in die Tiefe; ihrem Papa wurde ein Bein abgehackt und sie schrie laut.

Sie turnt sehr gern und ist ein schlankes, sehr bewegliches und agiles Kind, das sich nicht gern festhalten lässt. Sie mag keine Paprika, Auberginen, Oliven und kein Fett. Innerhalb von zwei Jahren hat sie verschiedene Mittel bekommen (bell, hep, lac-leo, tub, Aknekapseln Wala), jedoch ohne überzeugende Wirkung.

Analyse, Mittelgabe und Verlauf

Nur wegen der bewährten Indikation von Jod bei Akne und der Typologie (schlank, ruhelos, will nicht festgehalten werden) wurde damals *Jod D6* täglich zehn Tropfen versucht, und es wirkte wunderbar. Die Akne heilte innerhalb von zwei Monaten ab. Danach wurde *Jod LM18* weiter gegeben, denn die Mutter sagte, dass sie sich mit dem Mittel auch allgemein prima entwickelte. Ihre jahrelangen Aggressionen seien vorbei, auch die Alpträume hätten aufgehört. Das ist eigentlich nicht verwunderlich, wenn man das oben geschilderte Jodbild mit der Geschichte des Mädchens vergleicht. Auch nach der Theorie der Elemente, die damals noch nicht bekannt war, entschlüsselt sich die Geschichte völlig zwanglos. Stadium 17: Die Eltern haben sie verstoßen; sie hat Angst vor der

Müllabfuhr, die sie beseitigen will; Träume von existenzieller Bedrohung; entweder hat sie plötzliche, heftigste Aggressionen oder sie ist das liebste Kind; auf der Flucht, immer einen Fluchtweg offen haltend; versteckt sich und macht sich ganz klein. Auch für die Silberserie findet man Hinweise: fällt aus großer Höhe; aus ihrer ursprünglichen Kultur vertrieben (Jod).

Nach 11 Jahren kam sie wieder in die Praxis. Sie ist eine sehr feine Frau geworden, mit klarem, freundlichem, ruhigem Blick und abgeklärter Haltung. Sie arbeitet nun mit Kindern. Vor kurzem traf sie zufällig eine Therapeutin wieder, mit der sie eine Rückführungstherapie gemacht hatte. Sie wollte dem Kontakt mit ihr ausweichen, weil ihr diese Therapie nicht gut getan hatte. Doch die Therapeutin ließ nicht locker und wollte sie umarmen. Sie hatte das Gefühl, damit wieder in ihren Bannkreis zu kommen. Da war es passiert: bei der Umarmung rastete sie aus. Sie schrie laut auf und war wie von Sinnen. Es war, als ob eine fremde Macht Besitz von ihr ergriffen hätte. Sie riss sich los, und es dauerte lange, bis sie sich wieder einigermaßen unter Kontrolle hatte. Sie hatte das Bedürfnis, sich zu duschen, die Berührung abzuschütteln und sich mit Essig abzuwaschen. Noch Tage später, als sie in die Praxis kam, war sie verstört. Auch hier verhalf ihr *Jod 1000* rasch wieder zu seelischem Gleichgewicht.

17.2 Iodum – vier Fälle aus der Literatur

Zwei Fälle aus Seideneders Heilmittelarchiv:

Maniker mit Größenwahn: Dieser Fall wird aus der AHZ zitiert: Ein 25-jähriger Mann begann seine Einkünfte zu verschleudern und war voller großartiger Ideen. Er glaubte, die Welt würde untergehen und er sei zum Richter über die Menschheit bestimmt. Er magerte immer weiter ab, obwohl sein Appetit enorm gesteigert war und er große Mengen aß, wobei es ihm ziemlich gleich war, was er zu sich nahm. Durch *Jod 200*, drei Pulver jede Nacht, gewann er sein geistiges Gleichgewicht vollständig wieder.

Maniker mit Mordimpulsen: Dieser Fall wird aus New England Medical Gazette zitiert: Ein schlanker, leicht erregbarer, sehr leidenschaftlicher Mann war durch schlechten Einfluss auf die schiefe Bahn gekommen und wurde manisch. Wenn er nachts über wirklich erlittenes und eingebildetes Unrecht nachdachte, bekam er so heftiges Herzklopfen, dass er den Herzschlag in der Herzgrube und in den Kopfarterien pochen spürte. Dieses heftige Herzklopfen und die arterielle Erregung trieben ihn nachts aus dem Bett, um sich durch kalte Güsse und feuchtkalte Tücher Linderung zu verschaffen. Zuweilen überfielen ihn fürchterliche Gedanken. Einmal war er sogar versucht, eine Frau umzubringen, die ihn wohlwollend auf die rechte Bahn bringen wollte. (Diese Anfälle von Manie traten zu völlig unerwarteten Zeiten auf und er wagte kaum nach Hause zu gehen aus Furcht, diese schreckliche Untat zu begehen). Der Zustand war am schlimmsten in der Ruhe und wenn er sich selbst und seinen Gedanken in melancholischer Stimmung überlassen blieb; unter heftiger Anstrengung war er am freiesten von solchen Einfällen seines Wahns. *Jod 200*, täglich eine Gabe, heilte ihn innerhalb eines Monats.

Zwei Fälle von J. H. Clarke aus seinem 'Dictionary of Practical Materia Medica':

Frau will sich nach Nervenzusammenbruch zu Tode hungern: „Das Fehlen des Appetits gehört ebenso in den Einflussbereich von Jod wie der unstillbare Heißhunger. Ich setzte es einst mit ausgezeichneter Wirkung bei einer jungen Frau ein, die einen schockartigen Nervenzusammenbruch erlitten und mit ihrem Lebenswillen auch jeglichen Appetit verloren hatte. Sie war schon völlig abgemagert und hatte innerlich beschlossen, ihrem Leben durch Verhungern ein Ende zu setzen. Ich gab ihr *Jod D3*, jeweils 5 Tropfen in einem Glas Wasser eine halbe Stunde vor den Essenszeiten, und ihr Appetit kehrte mit solcher Vehemenz zurück, dass ihr nichts anderes übrig blieb als zu essen. Sie war geistig und körperlich bald wieder gesund."

Abmagerung nach Schockzustand: „In meinem Buch über Verdauungsstörungen habe ich einen weiteren Fall geschildert, in dem ein Schockgeschehen rasche Abmagerung mit Erbrechen auslöste und in dem ebenfalls Jod half. Beide Patienten waren von dunklem Teint. Jod ist besonders geeignet für Menschen mit dunklem Haar und dunklem Teint mit dunkel-gelblicher, herbstfarbener Haut."

Kommentar zu den Jodfällen

Wir haben in unserer Praxis nur den einen reinen Jodfall gesehen, den wir eingangs geschildert haben. Zahlreiche weitere Fälle, in denen Jod eine anfängliche Wirkung zeigte, sprachen auf Jodverbindungen noch besser an. Darunter sind *Magnesium iodatum, Calcium iodatum, Natrium iodatum, Zincum iodatum* etc. Doch es gibt auch jodhaltige Pflanzen, in denen man das Jodbild in pflanzlicher Form erkennt, wie *Spongia, Fucus vesiculosus, Cetraria islandica* und *Hedera helix.* Das reine Jod stellt eine Extremsituation dar, wie man leicht aus den geschilderten Jodfällen erkennt. Solche Extremsituationen sind in unserer zivilisierten Gesellschaft eher selten, doch z. B. in Flüchtlingscamps dürfte das Mittel häufig angezeigt sein. Ähnlich verhält es sich mit den anderen Halogenen Chlor und Brom, die noch reaktionsfreudiger sind als Jod. Fluor ist so hochreaktiv, dass es elementar gar nicht zu potenzieren ist, weil es mit jedem Potenziermedium sofort chemisch reagiert und damit nicht mehr in elementarer Form verrieben oder verschüttelt werden kann. Diese extreme Reaktivität entspricht den Elementen von Stadium 1, mit denen sich die Halogene auch besonders gern verbinden: Natrium, Kalium, Hydrogen, Lithium. Die Ähnlichkeit von Stadium 17 und Stadium 1 ist groß. So sind besonders die Lithiumverbindungen bekannt für Maniker. Doch Stadium 1 ist unbekümmert, spontan und ohne Hintergedanken, für sie ist alles noch neu und unbeschwert, während Stadium 17 alles hinter sich hat und direkt vor dem Aus steht.

18. Xenon

1	2	3	4	5	6	7	8	9	10	11	12	13	14	15	16	17	18
37	38	39	40	41	42	43	44	45	46	47	48	49	50	51	52	53	54
Rubi	Stron	Yttr	Zirc	Niob	Moly	Tech	Ruth	Rhod	Pall	Arg	Cadm	Ind	Stann	Ant	Tell	Iod	Xen

Stadium 18: Pause; keine Reaktion

Nach dem Ende jedes Zyklus kommt die große Stille. Frei schwebend wie ein einsamer Satellit zieht man seine Bahn. Es herrscht Ruhe, nichts geschieht. Der Zustand ist so träge, dass kaum eine Reaktion mehr erfolgt. Es ist wie eine träge Ruhepause in der Mittagshitze. Da kein Bezug oder Kontakt besteht, kann diese Isolation zur Verwirrung führen. Man ist allein. Im Übergang von einer Serie zur nächsten entsteht eine Lücke, die wie bei einer scharfen Zäsur eine schwer überbrückbare Trennlinie schafft. In diesem kausalen Zwischenzustand ist man nicht erreichbar, quasi unsichtbar. Es ist wie die Zeit zwischen den Jahren, wie Ferien auf einer Insel oder wie in einer Klausur. Zustände wie Tiefschlaf, Koma, Nahtoderlebnisse, außerkörperliche Zustände gehören dazu. Alles ist nur latent vorhanden, die Kontakte sind gleich Null, man ist wie hermetisch abgeschlossen. Man ist wie im Niemandsland, losgelöst, träge und inaktiv. Doch nur äußerlich passiert nichts. Innerlich kann sich wie in einem Kokon eine unsichtbare Verwandlung abspielen, die unbewusst abläuft und ohne Erinnerung bleibt.

Schlüsselbegriffe: Ruhe nach dem Sturm. Reaktionslos. Inaktiv. Träge. Isoliert. Bezugslos. Schwebend. Verwirrt. Stille. Schlaf. Koma. Unsichtbar. Latent. Zäsur. Klausur. Hermetisch abgeschlossen. Kokon. Umwandlung im Verborgenen. Null Kontakt.

Stadium 18 der Silberserie: Xenon

Stadium 18: Ruhe nach dem Sturm. Reaktionslos. Inaktiv. Träge. Isoliert. Bezugslos. Schwebend. Verwirrt. Stille. Schlaf. Koma. Unsichtbar. Latent. Zäsur. Klausur. Hermetisch abgeschlossen. Kokon. Umwandlung im Verborgenen. Null Kontakt.	*Silberserie:* Ideen vermitteln. Die Macht der Gedanken. Veröffentlichen. Darstellen. Show. Ruhm. Publicity. Wissenschaft. Kunst. Kultur. Kreativität. Originalität. Ästhetik. Eleganz. Empfindliches Ehrgefühl. Subtile Arroganz. First Lady.

Einige Themen von Xenon

- Jede geistige Aktivität ruht, die Gedanken sind wie abgeschnitten: bewusstlos; Sekundenschlaf
- Narkolepsie bei geistig aktiven Personen
- Keinerlei Reaktion auf Publicity: gleichgültig gegen Ruhm oder Verleumdung
- Null Ehrgefühl: gleichgültiger und verwirrter Künstler, wie in Trance
- Stille Ästhetik: Schönheit an sich, ohne Show, ohne Darstellungsabsichten
- Die scharfe Zäsur zwischen reiner Wissenschaft und dem Willen zur Macht

Xenon, Substanzkenntnis

Fremd, selten und nobel: Das Element wurde von Sir William Ramsay entdeckt, der zwischen 1894 und 1898 auch die anderen Edelgase Argon, Helium, Neon und Krypton entdeckte und ihre Position im Periodensystem am Ende jeder Serie fand. Nur Radon war ihm anfangs noch entgangen. „*Xenos*" (griech.) bedeutet „Fremder, Gast". Weil Xenon das seltenste nichtradioaktive Element ist, bekam es diesen Namen.

Licht, Lunge, Stimme; Weltraumantrieb: Nach dem Einatmen des Gases verschiebt es die Frequenz der menschlichen Stimme in den Bass (entgegengesetzt zu Helium, das die Stimme zu einem hohen Quieken verändert). Seine bekannteste Verwendung ist heute in den Xenonlampen moderner Autos, die ein besonders helles und kaltes, bläulich-weißes Licht ausstrahlen. Ferner wird es in den Flachbildschirmen von Plasmafernsehern zusammen mit Neon als Lichtquelle eingesetzt. Radioaktive Xenon-Isotope werden zur Lungenszintigrafie verwendet. Auch als Ionenantrieb für Raumfahrzeuge wird es eingesetzt, doch dieser Antrieb funktioniert nur im Vakuum, also im Weltraum.

Ideales Narkosegas: Xenon ist das ideale Narkosegas. Alle Edelgase haben gewisse narkotische Eigenschaften, doch bei Xenon sind sie am ausgeprägtesten. Ab Konzentrationen um 50% wirkt Xenon narkotisierend, eine Vollnarkose wird bei ca. 80% erreicht. Das reaktionsträge Edelgas ist medizinisch und ökologisch den üblichen Inhalationsnarkotika überlegen. Die Patienten wachen bereits etwa zwei Minuten nach Beendigung der Xenon-Zufuhr aus der Narkose auf und sind meist nach 5-10 Minuten wieder voll orientiert. Trotz des raschen Aufwachens bleibt die Schmerzhemmung noch mehrere Stunden nach dem Eingriff erhalten. Sowohl der Schlaf als auch das Aufwachen aus der Narkose wird subjektiv nicht als unangenehm empfunden. Während einer Xenon-Narkose bleiben die Kreislaufverhältnisse stabil, so dass sie besonders für Patienten mit Herz-Kreislauf-Störungen geeignet ist. Bisher wurden auch keine Wirkungen auf andere Organsysteme beobachtet. Es gewährleistet kurze An- und Abflutungszeiten und ist deshalb sehr gut steuerbar. Trotz dieser idealen Eigenschaften ist es für den täglichen Einsatz im OP immer noch ein Exot, weil es zu teuer ist. Vor einigen Jahren wurden deshalb Verfahren entwickelt, das ausgeatmete Xenon aufzufangen und wiederzuverwerten. Auch eine parenterale Anwendung gibt es inzwischen. Bei einem an der Universitätsklinik Ulm entwickelten Verfahren wird Xenon in einer lipophilen Flüssigkeit gelöst und intravenös injiziert. Da sich das Xenon nur über die Blutbahn verteilt, wird bei diesem Verfahren erheblich weniger benötigt (für eine zweistündige Narkose 150 ml Xenongas statt ca. 12 Liter beim Beatmungsverfahren). 1951 wurde erstmals eine Xenon-Narkose beim Menschen durchgeführt, doch erst seit 2005 ist Xenon als Arzneimittel in Deutschland zugelassen.

Ulm als Stadt zwischen zwei Bundesländern hat die Xenon-Narkose weiterentwickelt: Es ist eine merkwürdige Laune der Geschichte, dass die Xenon-Narkose gerade in Ulm über Jahrzehnte so hartnäckig weiterentwickelt wurde. Ulm ist eine Universitätsstadt (Silberserie), die schon im frühen Mittelalter ein führendes Handels- und Kunstzentrum (Silberserie) war. Zwischen zwei Bundesländern aufgeteilt, liegt rechts der Donau der neue bayrische Teil Neu-Ulm, der Geburtsort Einsteins, der sozusagen schon jenseits der Silberserie liegt, und links der Donau der alte württembergische Teil der Ursprungsstadt mit seinem bekannten Münster und dem höchsten Kirchturm der Welt.

Xenon in der Praxis

18.1 Xenon

von Bhawisha Joshi

Dieser interessante Xenonfall[67] zieht sich über vier Seiten hin und soll hier nur im Abriss wiedergegeben werden:
Sie ist eine 16-jährige indische Schülerin mit ausgezeichneten schulischen Leistungen und hohem inneren Anspruch. Sie lebt wie in ihrer eigenen Welt, sie hat kaum Freunde und praktisch keine sozialen Kontakte. Selbst in ihrer eigenen Familie versteht sie keiner so recht, und mit den Eltern gibt es wenig Austausch. Ihre Tante bringt sie zum Arzt. Sie fühlt sich zu schwach um zu leben und weint oft allein im Stillen. Sie ist wie abgekapselt. Dann krümmt sie sich und fällt wie in sich zusammen. Ihre Regelblutung ist schwach und schmerzhaft.

„Ich komme aus meinem Kokon einfach nicht heraus. Ich lebe in meiner eigenen Sphäre. Die Barriere zwischen mir und den

---

67 Homöopathie und die Struktur des Periodensystems. Teil 1. Joshi 2009

anderen kann ich nicht überwinden. Dennoch würde ich gern der Welt helfen, ähnlich wie Sie es als Ärztin tun. Aber ich kann anderen Menschen nicht so begegnen wie zum Beispiel bei einer Arzt-Patientenbeziehung. Ich kann sie nicht einfach bei der Hand nehmen und sie über die Schwelle geleiten. Da müsste ich direkte Verantwortung für andere übernehmen, doch dazu fehlt mir der Mut. Wenn ich schon keinen direkten menschlichen Kontakt zustande bringe, so möchte ich doch wenigstens auf indirektem Weg helfen, wie zum Beispiel als kreative Forscherin. Ich weiß, ich müsste einfach rausgehen und den anderen direkt begegnen, doch das bringe ich nicht fertig. Ich bin zwar recht zufrieden mit meiner Lage, doch ich lebe wie abgeschnitten von der Welt. Ich bin nur auf der einen Seite des Fensters und schaue hinaus. Ich frage mich, ob ich je auf die andere Seite kommen werde."

So lauten sinngemäß die Worte der Patientin.

Analyse, Mittelgabe und Verlauf

Die Situation des Kokons mit scharfer Trennlinie zwischen sich und der Welt entspricht einem Edelgas. Ihre Berufsvorstellung als Forscherin und ihr hoher innerer Anspruch an sich passt zur Silberserie. Sie spürt, dass sie Verantwortung für andere übernehmen müsste (Goldserie), doch das bringt sie noch nicht fertig (Stadium 18 als Abschluss der Silberserie und direkt vor dem Beginn der Goldserie – wie im Niemandsland zwischen den beiden Serien). So bekommt sie eine Gabe *Xenon 200*. Nach einem halben Jahr hat sie sich sehr verändert. Sie geht mehr auf andere zu, sie hat mehr Kontakt mit ihren Eltern und Lehrern. Ihre Schmerzen bei der Regel sind verschwunden, und die Blutung ist kräftiger.

18.2 Traum eines Prüfers nach Xenon 1000

Der Traum trat in der Nacht nach der Einnahme auf:

„Von einem Werbeeinsatz kommen verschiedene Freunde und jüngere Kollegen rein. Eine junge Frau, die Abteilungsleiterin, trägt eine Schildmütze mit Aufschrift „Go". Sie hat offenbar das Sagen. Viel los, viel Action. Im Haus liegen überall Werbeposter und To-do-Listen herum. Ich will meine Ruhe haben, mag die ganze Action nicht und finde ganz am Ende des Gebäudes einen stillen Ruheraum, abseits des Trubels. Der ist staubig und offenbar seit Jahren nicht mehr benützt worden. Als ob man eine andere Welt betritt. Wie in einer alten Künstlerbude und nicht aufgeräumt. Ein schwarz gewordener verstaubter Tisch, daneben ein alter Bettkasten aus geschwärztem Holz. Darauf ein offener Armeeschlafsack. Auf diese Szene mit Tisch und Bett fällt in das Zimmer von schräg oben helles Sonnenlicht aus einem Fenster und gibt dem Raum trotz seiner Dürftigkeit etwas Freundliches und Warmes. Die Stimmung ist ungefähr wie in einer alten schmutzigen Junggesellenbude eines Künstlers, im Spitzwegstil. Halbwegs gemütlich, das Nötigste ist da. Ich lege mich auf das Bett und ruhe mich aus, Stille. Doch dann kommt ein Fernmeldetechniker und will was installieren. Er stört. Ich bewege mich nicht, verhalte mich völlig passiv wie ein Gegenstand. Er will auf dem Boden irgendein elektrisches Kästchen anschrauben. Er weiß noch nicht genau wohin damit. Ich bewege mich nicht und schaue nur zu. Er schleicht sich langsam ran und schraubt es dann an. Er benützt mich als seitlichen Gegenhalt, um seinen Apparat senkrecht am Boden festzuschrauben. Ich halte passiv dagegen, ohne selbst etwas zu tun. So sieht er, dass ich da bin und lebendig, nicht bloß wie ein Gegenstand, an den er sein Gerät anlehnt. Ich fühle mich gestört, er ist aufdringlich. Selbst im Ruheraum herrscht keine völlige Ruhe."

Am nächsten Morgen erwacht der Träumer erschöpft mit wüstem Gefühl im Kopf und will am liebsten niemanden sehen. Tags lebt er wie in einer Gegenwelt. Wo er kann geht er anderen aus dem Weg und richtet seine Arbeit so ein, dass er allein am Arbeitsplatz ist, möglichst weit weg von den Kollegen. Er will am liebsten völlig allein sein, was ihm großteils auch gelingt.

18.3 Xenon und Anästhesie

Von Jan Scholten (www.interhomeopathy.org - November 2008):

Die Anästhesie wird in der Schulmedizin sehr oft bei Operationen eingesetzt. Die Narkosetechnik hat einen so hohen Grad an

Perfektion erreicht, dass unter der Narkose selten größere Probleme auftreten. Doch immer wieder gibt es Patienten, die über Nachwirkungen klagen.

Beschwerden nach Narkose

Die Anästhesie kann viele unerwünschte Nachwirkungen haben. Es sieht dann so aus, als ob die Anästhesie zumindest teilweise weiter fortwirkt. Es ist, als wäre der Patient nicht ganz aus der Narkose zurückgekommen, als ob diese Patienten nicht ganz zur Erde zurückgekehrt sind, als ob sie nicht richtig in ihren Körper zurückgefunden haben.

Die häufigsten Symptome sind:

- Konzentrationsstörungen
- Vergesslichkeit
- Mangel an Vitalität
- Energielosigkeit
- Geistesabwesenheit
- Schwindel
- Produktivitätsverlust

Xenon-Narkose

Erwünschte Eigenschaften einer Xenon-Narkose:

Amnesie +
Ausschaltung der Reflexaktivität (Analgesie) +
Bewusstlosigkeit, Angstlösung (Analgesie) +
Muskelrelaxation, Bewegungslosigkeit +

Unerwünschte Eigenschaften anderer Narkosemittel, die bei Xenon fehlen:

Kardiovaskuläre Instabilität –
Exzitation, Krämpfe –
Übelkeit –
Zittern etc. –

Opium

Früher wurde bei dem Syndrom ‚Folgebeschwerden nach Narkose‘ homöopathisch meist *Opium* verordnet. Die Erfahrungen mit *Opium* sind auch in meiner Praxis recht gut. Doch es gab auch Fälle, in denen *Opium* wenig oder gar keine Wirkung zeigte. Seit zehn Jahren nehme ich in diesen Fällen lieber *Xenon*. Es wirkt meist schneller und besser als *Opium*. Man kann es auch vorbeugend vor einer Operation geben, besonders wenn ein Patient Angst vor der Narkose und vor Folgebeschwerden hat.

Edelgase

Xenon ist eines der sechs Edelgase im Periodensystem. Die Edelgase sind inert, was bedeutet, dass sie mit anderen Elementen nicht reagieren. Deshalb werden sie „edel" genannt; sie bleiben was sie sind, sie gehen keine chemischen Bindungen ein. Es ist eine interessante Tatsache, dass diese inerten, reaktionslosen Elemente trotzdem Wirkungen auf Lebewesen wie Menschen haben. Hauptsächlich handelt es sich um anästhetische Wirkungen. Sie rufen Symptome der Betäubung hervor, man fühlt nichts mehr, man ist nicht mehr da. Genau diese Anästhesie wird bei Operationen gebraucht, damit die Patienten keine Schmerzen haben.

Xenon

Xenon hat die stärkste anästhetische Wirkung aller Edelgase. Beim Einatmen des Gases tritt eine vollständige Anästhesie bis zum Koma ein. Im OP-Saal wäre es das ideale Narkosemittel, wenn es nicht so teuer wäre.

Nach dem Ähnlichkeitssatz ist klar, dass dieses Gas ein großes Mittel für Koma und ähnliche Zustände sein muss, also auch für Folgen nach Narkose und bei Koma nach Unfällen.
Die folgenden Fälle zeigen die exzellente Wirkung von Xenon bei Situationen von Koma und Anästhesie.

Fall 18.3.1

Eine Frau leidet unter Gedächtnisschwäche, seit man ihr den Uterus entfernt hat. Sie vergisst Namen und Ereignisse. Ihr Denken ist deutlich verlangsamt. Sie spricht und handelt langsam und findet die rechten Worte nicht. Im Geist sucht sie lange nach Worten. Sie hat das Gefühl, als hätte sie keine eigene Vergangenheit, als ob sie nur im Jetzt existiere. Nach *Xenon MK* verschwinden alle diese Beschwerden innerhalb eines Monats.

Fall 18.3.2

Eine Frau leidet seit einer Herzoperation unter Gedächtnisschwäche. Sie findet die Worte nicht. Sie hat das Gefühl, als ob eine Mauer um sie herum sei. Als ob sie nicht heraus kann und andere nicht herein können. Nach *Xenon MK* verschwinden alle Beschwerden innerhalb einer Woche.

Fall 18.3.3

Eine 25-jährige Frau hatte einen Unfall. Der Oberschenkel war gebrochen und sie war kurz bewusstlos gewesen. Ein Jahr später ist sie immer noch müde und fühlt sich wie in Watte gepackt, besonders morgens. Sie hat keine Energie und es fällt ihr schwer, sich zu konzentrieren. Sie kann sich Dinge nur mit Mühe merken. Manchmal fühlt sie ihren Körper überhaupt nicht. Nach *Xenon MK* bessert sich ihre Konzentrationsfähigkeit in sehr kurzer Zeit, und gleichzeitig wird ihr Gedächtnis besser. Innerhalb eines Monats wird auch ihr Körpergefühl wieder normal.

B. Differentialdiagnose der Stadien

In den didaktisch geschilderten Fällen sind die Stadien gut voneinander abgrenzbar. Doch in der Praxis gibt es Aspekte, in denen sich einzelne Stadien sehr ähnlich sind und sich daher manchmal schwer unterscheiden lassen. Diese differentialdiagnostischen Aspekte wollen wir deshalb näher beleuchten. Wir wiederholen bewusst alle zentralen Ideen jedes Stadiums, denn sie sind die Kernbegriffe, die man gut kennen muss. Dann wollen wir sehen, welche Stadien in welchen Bereichen gleich aussehen können und wo sie sich unterscheiden. Die Reihenfolge entspricht dabei der Wichtigkeit. Nur wer diese Unterscheidung beherrscht, kann mit genügender Sicherheit bestimmen, welches Element dem gegebenen Fall am nächsten kommt und damit die besten Aussichten zur Heilung bietet. Diese neue Art der Ähnlichkeitsbestimmung ist mindestens ebenso wichtig wie die übliche Differenzierung anhand von Symptomen. Bei den gut geprüften Elementen ergänzen sich beide Methoden hervorragend, doch für die ungeprüften Elemente sind wir allein auf diese Art der Unterscheidung angewiesen. Wer würde sonst mit begründeter Aussicht auf Erfolg z.B. *Niobium* verordnen können? In den gängigen Repertorien findet man es praktisch nicht. Zudem kommt es weder in den klassischen umfassenden Arzneimittellehren von Boericke, Murphy, Vermeulen, etc. noch in Seideneders Heilmittelarchiv vor. Nach klassischen Gesichtspunkten kann man es also nicht verordnen. Doch in der Differenzierung nach Serien und Stadien kommt ihm keine geringere Bedeutung zu als *Stannum* oder *Antimon*, und auch in unserer homöopathischen Praxis ist es nicht weniger wichtig als diese sogenannten großen Mittel, die nur deshalb groß sind, weil sie gut geprüft sind. Wir haben allein mit der Differenzierung nach Serien und Stadien, also ohne Verwendung eines Repertoriums wie Kent, Complete oder Synthesis, mehrere Patienten mit Niob heilen oder signifikant bessern können, deren Krankheiten (bis zu einem schweren Fall von M. Parkinson) mit der klassischen Methode zuvor nicht beizukommen war. Man sieht also, wie wichtig und von welchem Nutzen eine gute Kenntnis der Stadien und der Serien ist.

In ihrer dynamischen Bewegung sind die Stadien der Form einer Gauß'schen Glockenkurve oder einer Bergbesteigung vergleichbar: Es geht zuerst nur leicht bergan, dann wird es steil, dann kommt die Abflachung der Kurve bis zum Gipfel und dann dieselbe Form wieder umgekehrt abwärts bis zum Ausgangsniveau. Das Thema jeder Serie, im Falle unserer Silberserie also die Welt der Ideen, Künste und Wissenschaften, wird am Beginn der Serie von Stadium 1 bis 3 in ersten Schritten umrissen und beschnuppert. Hier steigt unsere Kurve nur leicht an, und bei unserer Bergbesteigung befinden wir uns noch in der Ebene am Fuß des Berges oder in den ersten sanften Hügeln. Dann geht es ab Stadium 4 bergan, im Stadium 5–6 wird es richtig steil, ab Stadium 7 geht es wieder etwas sanfter zu, und bei Stadium 10 erreicht man den Gipfel. Dann geht es bei Stadium 11 wieder erst leicht bergab, bei 12 sieht man den jähen Abgrund direkt vor sich, bei 13–15 geht es richtig steil abwärts, und ab 16 wird es wieder etwas sanfter, bis bei Stadium 18 der restliche Teil der Kurve flach in die Ebene ausläuft. Diese 18 Stadien sind in der Eisenserie, der Silberserie, der Serie der Lanthanide, der Goldserie und der Uranserie immer die gleichen, und darum ist es relativ leicht, gute Mittel zu finden, wenn man sich in der Dynamik der Stadien gut auskennt. Es ist ein höchst lohnender Aufwand, sich die Stadien gut einzuprägen, die Begriffe gegen einander abzugrenzen und ihren Sinn zu verstehen.

Bestimmung des Stadiums: zuerst annähernd, dann exakt

Um das genaue Stadium zu bestimmen, ist es am einfachsten, sich zuerst eine ungefähre Vorstellung zu machen. Man wägt innerlich ab, wie selbstsicher die betreffende Person im Gesamteindruck wirkt: ist sie sicher oder unsicher. Sicher sind die Stadien rechts der Mitte, unsichere sind links. Grob kann man so drei Bereiche schaffen: die Stadien links oder rechts der Mitte oder um die Mittellage. Diese ungefähre Bestimmung fällt sogar Anfängern leicht, wie die Erfahrung in vielen Seminaren gezeigt hat. So kann man bereits eine Gruppe von fünf bis sechs Stadien in die engere Wahl ziehen und damit zwei Drittel der Stadien so gut wie ausschließen.

Erst dann geht man ins Detail, um das genaue Stadium zu finden. Es hat sich gezeigt, dass man im Zweifel auch die Patienten selbst bitten kann, sich die Beschreibungen dieser wenigen Stadien durchzulesen und sie zu fragen, ob sie sich da wiederfinden würden, und wenn ja, wo genau. Man bekommt oft überraschend genaue Antworten. Es gibt noch weitere Grobeinteilungen, die sich als hilfreich erwiesen haben. Wenn man sie mit der Rechts-Links-Methode kombiniert, lässt sich das Stadium oft schon auf zwei bis drei Stadien oder noch genauer eingrenzen. Nehmen wir an, wir ziehen bei einem Künstler mit Ischialgie ein Element der Silberserie in die engere Wahl. Wenn diese Person konservativ ist (St.11–14), und wenn sie deutliche Zeichen von Misstrauen (St.12–15) an den Tag legt, so werden diese beiden Eigenschaften nur von den Stadien 12, 13 und 14 überlappt. Damit hat man es entweder mit *Cadmium, Indium* oder *Stannum* zu tun, und eine Differenzierung dieser drei Elemente dürfte anhand der Arzneimittellehre nicht schwer fallen, da diese drei Mittel geprüft und klinisch bekannt sind. Mit Zuhilfenahme der Farbvorliebe kann man zumindest *Indium* differenzieren, das grün 20-22C mag, während die Cadmiumsalze und *Stannum* beide violett mögen[68], *Cadmium* 12-14DE und *Stannum* 12-14C. Dieser Unterschied ist zu gering, um wirklich sicher differenzieren zu können. Hier kann man die Handschriften heranziehen, denn da sind die beiden sehr verschieden[69].

Übergreifende Themen der Stadien

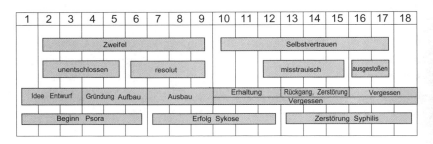

---

68 Farben in der Homöopathie, 3. Aufl., S .34
69 Handschrift und Homöopathie, S. 80, 184

Zweifel – Selbstvertrauen

- Zweifel: Stadien 2–9
- Selbstvertrauen: 10–17

unentschlossen – entschlossen

- Unentschlossen: 2–5
- Entschlossen, resolut: 6–9

Idee – Aufbau – Erhaltung – Zerstörung – Vergessen

- Idee und Entwurf: 1–3
- Gründung und Aufbau: 4–6
- Ausbau: 7–9
- Erfolg und Erhaltung des Besitzes: 10–13
- Konservativ: 11–14
- Rückgang, Zerstörung und Vergessen: 13–18
- Ausgestoßen: 16–17
- Vergessen und Auslöschen aller Erinnerungen: 16–18

Miasmen und Stadien

- Beginn oder Psora: 1–6
- Erfolg oder Sykose: 7–12
- Zerstörung oder Syphilis: 13–18

Rudimentäre oder volle Entfaltung der Stadien in den einzelnen Serien

Während die Silberserie 18 Elemente enthält, sind die Kohlenstoffserie (Serie 2) und die Siliziumserie (Serie 3) schon mit acht Elementen vollständig. So könnte man meinen, dass es bei ihnen auch nur acht Stadien gibt. Das ist jedoch nur bedingt richtig, und es ist vernünftiger, auch bei ihnen von 18 Stadien zu sprechen, wobei einzelne Stadien zusammengefasst gedacht werden müssen, weil sie nur latent vorhanden sind. Diese einfacheren Serien sind mit einem Bäumchen vergleichbar, dessen spätere Struktur sich schon in seiner Kindheit und Jugend als Ganzes abzeichnet. Nur ist die feine Differenzierung aller späteren Äste noch nicht vollständig. So sind in der Kohlenstoff- und Siliziumserie die Stadien 1–3 schon differenziert zu erkennen, doch die Stadien 4–9 sind noch nicht ausdifferenziert und nur latent im Stadium 3 enthalten. In der Kindheit (Kohlenstoffserie) braucht man sich für einen Beruf (Eisenserie) eben noch nicht offiziell festzulegen (St.4 ist daher noch kein Thema), und so ist auch die Ausbildung entsprechender Fähigkeiten (Stadien 5–9) in dieser Serie noch kein Thema. Der Gipfelpunkt wird auch in der Kohlenstoffserie als Stadium 10 bezeichnet, weil er die gleichen Eigenschaften wie das Stadium 10 der vollständig differenzierten Serien hat. Im Abstieg gilt das spiegelbildlich Umgekehrte, sodass die Stadien 11–14 nur latent im Stadium 15 enthalten sind. Die Stadien 16–18 sind wieder voll vorhanden und damit die gleichen wie in den schweren Serien ab der Eisenserie. Einzig die Wasserstoffserie ist anders. Sie hat keine Nuancen, keine Differenzierungen und keine Wachstums- und Niedergangsphasen, keinen Höhepunkt und keine Entwicklung. Sie ist deshalb auch nur bedingt als Serie zu bezeichnen. Hier gibt es nur Sein oder Nichtsein, denn mit den zwei Elementen Wasserstoff und Helium ist diese „Serie" bereits vollständig. Obwohl Helium erst das zweite Element ist und damit schon die gesamte „Serie" zum Abschluss bringt, kann man es begründet als ein Stadium-18-Element bezeichnen, denn es hat alle Eigenschaften der anderen Edelgase, die auch als Abschluss jeder Serie fungieren.

Also werden die Stadien der ersten Serie mit nur zwei Schritten durchmessen. In der zweiten und dritten Serie sind es acht Schritte, und erst ab Serie vier sind alle 18 Stadien voll differenziert vorhanden.

Stadium 1: Spontaner Beginn
– ein impulsiver Start

Hydrogen, Lithium, Natrium, Kalium, Rubidium, Caesium, Francium

Beginn. Spontan. Einfach. Naiv. Instinktiv. Impulsiv. Unüberlegt. Simpel. Närrisch. Einseitig. Einsam. Allein. Verlassen. Total. Bedingungslos. Manisch. Unberechenbar. Alles oder nichts. Ja oder nein. Eins.

Ein impulsiver Beginn. Spontan und völlig naiv stürzen sie sich in etwas hinein. Sie tun es einfach so und ohne viel zu überlegen. Weil sie alles total sehen und sich begeistert mit Haut und Haaren in eine Sache einbringen, können sie auch andere begeistern und mit ihrem bedingungslosen Schwung anstecken und mitreißen. Dieses instinktive Verhalten kann aber auch kindisch oder gar närrisch wirken, weil es allzu simpel und unüberlegt ist. Durch die Unfähigkeit, die Dinge ausgewogen zu sehen, können sie einseitig und stur werden. Wegen dieser Einseitigkeit werden sie oft zu Einzelgängern und fühlen sich dann einsam, allein und verlassen, obwohl sie durch ihre Unbekümmertheit leicht Kontakte schließen könnten. Sie können unberechenbar sein, denn je nach Stimmung kann die eine oder die andere Laune sie voll in Besitz nehmen und zu manischen oder zyklothymen Störungen führen. Nach einer manischen Phase der Begeisterung können sie plötzlich in ein tiefes depressives Loch fallen. Es ist immer ein Entweder-Oder, ein Ja oder Nein.

DD St.1/10: Beide sind überhaupt nicht unsicher oder misstrauisch; sie tun, was sie für richtig halten; auch können beide sprunghaft und unberechenbar sein. Während 10 aber rigide ist und auf andere herabblickt, ist 1 eher naiv und unverblümt. 10 ist nicht naiv und sieht die verschiedenen Aspekte wohl; es hat die Überlegenheit dessen, der selbstverständlich im Mittelpunkt steht; es kennt sich gut aus, während 1 unüberlegt handelt und dazu neigt, einseitig bei seiner Sichtweise zu bleiben oder sich an eine einzige Person zu binden und dabei den Kontext außer Acht zu lassen.

DD St.1/17: Beide können alles auf eine Karte setzen und bedingungslos vorgehen; doch 1 hat dabei immer etwas vom idealistischen Zauber des Anfangs, der den Naiven beschützt und ihm hilft, während 17 meist mit allen Wassern gewaschen ist und sich einfach nimmt, was ihm seiner Meinung nach zusteht. Beide können maßlos sein, doch 1 ist dabei manisch und gibt alles, während 17 rücksichtslos werden kann und alles nimmt, weil es sich dazu berechtigt fühlt. Nicht von ungefähr verbinden sich auch die Elemente von Stadium 1 und 17 besonders leicht (z.b. nat-m, kali-i, lith-br, HCl = mur-ac).

DD St.1/4: Beide beginnen etwas, und alles ist noch neu. Während 1 einfach loslegt und so etwas wie Unsicherheit nicht zu kennen scheint, kann 4 panische Angst beim Start haben und sich bis zur Handlungsunfähigkeit blockieren, weil es sich vorstellt, was nach dem Sprung ins kalte Wasser alles passieren könnte; 1 springt einfach.

Stadium 2: Schüchtern und angepasst
– Standortbestimmung

Beryllium, Magnesium, Calcium, Strontium, Barium, Radium

Schüchtern. Schutz suchen. Standort bestimmen. Wo bin ich hier? Nachgeben. Zudecken. Überfordert. Beobachtet. Kritisiert. Angepasst. Entscheidungsschwach. Unterstützen. Halt geben. Verhärten. Zwei.

Er sucht seinen Platz und hat noch keine Ahnung, wo er steht und wo es lang geht. Wo bin ich hier? Was soll ich hier? Schüchtern blickt er als Neuling um sich und will sehen, ob man ihn überhaupt bemerkt. Er vergleicht und schätzt die Lage ab, kann sich aber nicht entscheiden. Aus Unsicherheit überlässt er die Entscheidungen anderen und versteckt sich hinter einer Leitfigur, die Sicherheit verspricht und der er sich ganz anpasst. Sobald ein anderer die Initiative ergreift, gibt er nach, denn er kann nicht nein sagen. Als Jasager reagiert er ängstlich, wenn ihn jemand einschüchtert und wird fassungslos bei Kritik. Schwierige Aufgaben decken ihn förmlich zu. Er ist hoffnungslos überfordert. Man möchte ihm Schutz geben, ihm Halt und Unterstützung gewähren und ihn vor weiteren Schwierigkeiten abschirmen. Er beobachtet und wird beobachtet; so richtet er das eigene Verhalten nach anderen aus. Er sieht es genau, wenn die anderen die Konventionen nicht einhalten. Dann kritisiert er sie aus sicherer Deckung und verhärtet sich in seiner angepassten Meinung. Wie eine weiche Muschel, die in ihrer harten schützenden Schale bleibt, sich nur einen Spalt öffnet und herausblinzelt. Der Klügere gibt nach und schwimmt mit dem Strom. Der Halt der Gemeinschaft gibt die Festigkeit, um zu bestehen.

DD St.2/3: Die Unsicherheit ist in Stadium 2 und 3 am größten. Beide haben massive Selbstzweifel und passen sich lieber an, doch 2 ist passiver als 3. Die Unsicherheit wird bei 2 durch kritiklose Übernahme von konventionellem Verhalten und Normen kompensiert und führt dazu, dass dafür andere um so mehr kritisiert werden. Stadium 3 probiert in ersten zögernden Schritten Neues aus, ohne sich aber wirklich festlegen zu wollen. Beim geringsten Widerstand weichen sie auf alles mögliche andere aus, während 2 beim angelernten Verhalten bleibt und starrsinnig werden kann.

DD St.2/4: Beide können aus Unsicherheit in Panik verfallen. Nur hat 4 den Sprung ins kalte Wasser schon gemacht und wundert sich dann, dass es doch nicht so schwierig ist wie gedacht. Es ist nicht so passiv wie 2.

DD St.2-5: Unentschlossenheit. Bei 2 wird nur der eigene Standort bestimmt, bevor man an eine Besteigung des Gipfels überhaupt ernsthaft denkt. Noch ist man fern von einem Entschluss und studiert nur die allgemeine Lage der Umgebung des Berges, sieht sich die Landkarten an und lauscht den Geschichten anderer, die schon einmal da oben waren. Diese Unschlüssigkeit ist auch bei 3 noch groß, denn da macht man die ersten Spaziergänge am Fuß des Berges und schnuppert etwas Höhenluft, ohne sich ernsthaft zu einem tatsächlichen Aufstieg aufzuraffen. Erst bei 4 gibt man sich einen Ruck und tut den ersten ernsthaften Schritt, indem man sich eine

Ausrüstung zulegt und sich zur ersten Hütte auf den Weg macht. Doch kaum dort angelangt, wird das Wetter schlecht, es fällt über Nacht Neuschnee, eine Lawine hat den weiteren Weg blockiert und die Füße tun weh. Soll man da tatsächlich weitermachen? Man bleibt einen Tag auf der Hütte. Und am nächsten Morgen scheint die Sonne, die Füße sind besser, und der Berg liegt herrlich vor einem. Das ist die optimistische Seite des Beginns von Stadium 5. Doch dann geht es so steil bergauf und der Rucksack drückt, dass man nie gedacht hätte, überhaupt so weit zu gehen. Dann sieht man in weiter Ferne kurz den Gipfel und meint, das sei völlig unrealistisch, das ist zu weit weg. Vielleicht rutscht man noch aus, und spätestens dann kehrt man ins Lager zurück und plant das weitere Vorgehen. Bis hier hat man immer noch die Möglichkeit, ohne allzu große Schande wieder umzukehren; man hat es immerhin versucht. (Erst bei 6 fällt der definitive Entschluss, von dem es kein Zurück mehr gibt. So sind die Stadien 4–6 die Stadien der Gründung eines Unternehmens – offizielle Gründung bei 4 – und dann dessen Aufbau bis zu einer konsolidierten Wachstumsstufe bei 6).

Stadium 3: Suchen, zweifeln, unverbindlich bleiben
– die ersten Schritte
Bor, Aluminium, Scandium, Lanthan, Actinium

Suchen. Abtasten. Prüfen. Probieren. Entdecken. Unverbindlich. Ungebunden. Ein bisschen. Wankelmütig. Ja – aber. Unterschätzt Schwierigkeiten. Zögernd. Dilettant. Sperrig. Verwirrt. Drei.

Langsam kommt man etwas aus der Deckung und beginnt, nach einem eigenen Weg zu suchen. Die ersten Schritte sind noch zögernd. Man schnuppert nur, untersucht und probiert verschiedenste Dinge aus. Hier mal ein Häppchen, da ein bisschen. Ungebunden interessiert man sich neugierig für alles. Doch allzu leicht zweifelt man an seiner Wahl und ändert seine Meinung wieder. Diese wankelmütige Suche wird von anderen noch nicht ganz ernst genommen, weil keine echte Entscheidung getroffen wird und man allzu oft dieses ‚Ja – aber' von ihnen hört. Sie wollen sich auf keinen Fall festlegen. Sie packen deshalb auch selten richtig an und können durch ihre fragenden Zweifel richtig sperrig werden. Sie unterschätzen Schwierigkeiten und kommen zu keinem rechten Ergebnis. Manchmal treten sie auch dilettantisch auf. Ernsthafte Widerstände verwirren sie. Dann geben sie auf und probieren das Nächste. Durch ihr unschlüssiges Zaudern werden sie übergangen. Man traut ihnen keine verantwortlichen Aufgaben zu. So werden sie häufig ein Opfer der Umstände. Ihre fragende Verwirrung kann bis zur sperrigen Handlungsunfähigkeit gehen. Wenn man sie machen lässt, beruhigen sie sich wieder.

DD St.3/2: Die Unsicherheit ist in Stadium 2 und 3 am größten. Beide haben massive Selbstzweifel und passen sich lieber an, doch 2 ist passiver als 3. Die Unsicherheit wird bei 2 durch kritiklose Übernahme von konventionellem Verhalten und Normen kompensiert und führt dazu, dass dafür andere um so mehr kritisiert werden; während 3 in ersten zögernden Schritten Neues ausprobiert, ohne sich aber wirklich festlegen zu wollen; beim geringsten Widerstand weichen sie auf andere Gebiete aus, während 2 beim angelernten Verhalten bleibt und starrsinnig werden kann.

DD St.3/4: Beide können als blutige Anfänger noch unsichere Dilettanten sein, doch bei 3 ist dieser Aspekt besonders ausgeprägt. Die Unsicherheit von 4 entsteht bei definitiven Entscheidungen. Sie können sich bei einem festgelegten Termin völlig blockieren, weil sie nicht wissen, was da alles auf sie zukommt, oder sie versagen beim Antritt einer neuen Laufbahn. Stadium 3 nimmt's etwas leichter und blockiert bei einem Hindernis nicht, sondern fängt einfach etwas anderes an.

DD St.3/5: Beide sind unsicher, bringen Angefangenes selten zu Ende und schwanken; doch das Schwanken von 5 ist nicht mehr so unverbindlich wie bei 3. Stadium 5 hat sich entschieden und nach echten Anstrengungen viele Fehlschläge erlebt, erst durch diese dauernden Rückschläge verzagt es. Der Aufstieg ist einfach zu steil, während 3 noch keine großen Anstrengungen unternommen hat und nur eine geringe Steigung vor sich sieht. Damit ist die quälende Bemühung von 5 bei 3 auch nicht vorhanden. Stadium 5 ist weniger leichtfertig als 3 und schiebt die Dinge weit mehr vor sich her, weil es aus bitterer Erfahrung weiß, wie schwierig die Durchführung ist, während 3 die Schwierigkeiten unterschätzt.

Stadium 4: Hat sich festgelegt und tritt über die Schwelle
– es geht aufwärts

Titanium, Zirconium, Cerium, Hafnium, Thorium

Über die Schwelle. Festlegen. Bestätigen. Definitiv. Gründung. Offiziell. Durchlass. Übergang. Brücke. Schlüssel zum Tor. Halb hüben, halb drüben. Zweifel: ob es glückt? Nebliges Ziel. Ungewisse Zukunft. Alles ist neu. Staunen.

Nun wird es ernst. Man hat sich offiziell festgelegt und findet einen Durchgang. Mit einem ersten definitiven Schritt überquert man die Schwelle in eine ungewisse Zukunft. Mitten auf der Schwelle hält man inne. Ob das wohl gut gehen wird? Alles ist so neu. So viele unbekannte Faktoren lassen das Risiko hoch erscheinen. Man hat den Schlüssel noch in der Hand und ist gerade durch das Tor geschritten, doch was nun? Ein großes Hindernis steht wie eine Blockade im Weg, und was dahinter kommt ist vage, nicht greifbar, wie in einem milchigen Dunst, doch man will wissen, was sich dahinter verbirgt. Auf halbem Weg steht man wie im Nebel mitten auf der Brücke, das andere Ufer ist nur schemenhaft zu erkennen. Wer sich durch die vielen unbekannten Faktoren verunsichern lässt, der scheitert mitten im offiziellen Beginn. Doch wer sich aufrafft, sich einen Ruck gibt und handelt, selbst wenn die Zukunft ungewiss ist, für den wird plötzlich alles einfacher als man denkt, und es klappt. Es geht aufwärts. Ein ungläubiges Staunen kommt auf: Kann das wirklich so einfach sein? Es ist wie ein Sprung ins kalte Wasser. Man betritt Neuland.

DD St.4/5: Beide haben sich festgelegt, sind aber noch unsicher und zweifeln am Ausgang der Geschichte. Während jedoch 4 wie vom Donner gerührt an der Schwelle steht und das Ziel nur schemenhaft ahnt, hat 5 schon die ersten Versuche und Rückschläge hinter sich und sieht das Ziel bereits, wenn auch in weiter Ferne und kaum erreichbar.

DD St.4/6: Beide haben sich festgelegt und haben Probleme mit diesem definitiven Entschluss. Beide können verschlossen sein. Während 4 aber noch zweifelt, ist 6 entschlossen, blickt nicht mehr zurück, legt voll los und lässt nicht mehr locker. Stadium 6 verdeckt eine tiefsitzende Schwäche durch besondere Tapferkeit. Es muss beweisen, dass es fähig ist, in einem einzigen massiven Schlag alle Zweifel auszuräumen. Es tritt eher wie ein Hasardeur auf, wie ein tollkühner Draufgänger, der durch seine demonstrative Tapferkeit seine Schwäche überspielt, während 4 seine Schwäche kaum verdeckt und sich nur staunend fragt, wie es weitergehen soll.

DD St.4/2: Beide können aus Unsicherheit in Panik verfallen. Nur hat 4 den Sprung ins kalte Wasser schon gemacht und wundert sich dann, dass es doch nicht so schwierig ist wie gedacht. Es ist nicht so passiv wie 2.

DD St.4/1: Beide beginnen etwas, und alles ist neu. Während 1 einfach loslegt und so etwas wie Unsicherheit nicht zu kennen scheint, kann 4 panische Angst vor dem Start haben und sich bis zur Handlungsunfähigkeit blockieren, weil es sich vorstellt, was nach dem Sprung ins kalte Wasser nicht alles passieren könnte; 1 springt einfach.

DD St.4/9: Beide können kurz vor einer entscheidenden Situation dekompensieren, doch aus ganz verschiedenen Gründen; 4 ist vor allem durch die vielen neuen Eindrücke und seinen Mangel an Praxis verwirrt, während 9 eher dem Fuchs gleicht, der bereits so viele Tricks kennt, dass er in der Eile vor lauter Wissen durcheinander kommt und nicht weiß, welchen speziellen Trick er jetzt gerade anwenden soll.

DD St.4/18: Beide sind in einer Übergangssituation, auf der Schwelle zu neuen Ufern. Besonders das Lanthanid Cerium (St.4) ist den Edelgasen sehr ähnlich, weil es gerade die Schwelle zur inneren Welt überquert hat und nun vor Staunen wie abgeschnitten ist von der Außenwelt. Doch 18 ist inaktiv und hat keine Unsicherheit, während 4 aktiv ist und die hemmende Unsicherheit überwinden will; 18 schwebt eher beziehungslos im Raum.

DD St.4-6: Gründen, erbauen. Bei 4 wird ein Unternehmen gegründet, bei 5 wird geplant, wie es weitergeht, und bei 6 ist die erste konsolidierte Wachstumsstufe erreicht. Nach der Gründungs- und Aufbauphase folgt der Ausbau ab 7.

Stadium 5: Immer neue Anläufe und Rückfälle
– schwankender Fortschritt

Vanadium, Niobium, Praseodymium, Tantalum, Protactinium

Vorbereitungen. Fortschritte. Wie soll es weitergehen? Pläne. Vorschläge. Optionen. Steiler Anstieg. Schwierigkeiten türmen sich. Schiebt Dinge vor sich her. Vermeiden. Immer neue Anläufe. Auf und Ab. Quälend. Unrealistisch. Tragisch.

Das erste große Hindernis ist überwunden: Optimismus kommt auf. Man macht Fortschritte. Die Richtung stimmt, doch nun tun sich sehr viele Optionen auf. Wie soll es weitergehen? Die nötigen Vorbereitungen werden getroffen, damit der Aufstieg gelingt. Hochfliegende Pläne werden geschmiedet. Doch das Vorhaben erscheint bald zu groß, nachdem die ersten Anläufe scheitern. Man steht wie vor einem hohen unbezwingbaren Berg, bei dem man das Ziel in weiter Ferne schon erkennt. Immer wieder setzt man an, doch nach vielen quälenden Rückschlägen siegt die alte Skepsis: das Ziel ist zu weit weg und erscheint immer unrealistischer. Dann fehlt dem erneuten Anlauf der Biss, weil man schon zu oft gescheitert ist. Man hat sich übernommen. Man bereitet nur noch vor und vermeidet echte Anstrengung, man schiebt die Dinge vor sich her. Es scheint, als ob sich alles gegen einen verschworen hat, ein tragisches Schicksal hat einen zum Scheitern verurteilt. Es ist wie bei dem Fuchs, dem die Trauben zu sauer sind, weil er nicht an sie herankommt.

DD St.5/3: Beide schwanken, sind unsicher und lassen vieles halbfertig liegen, doch 3 ist unverbindlicher und nicht so gequält wie 5. Stadium 3 hat sich noch nicht entschieden, alles ist noch offen, und wenn das eine nicht klappt, so probiert man halt was anderes aus, während 5 sich entschieden hat und sich bei der zunehmend unrealistischer werdenden Aussicht auf Erfolg schwer tut und zweifelt, ob es weitermachen soll oder doch lieber alles hinwirft und völlig entnervt aufgibt.

DD St.5/4: Beide sind noch unsicher und zweifeln an ihren Fähigkeiten; sie haben immer noch mit den üblichen Anfängerschwierigkeiten zu kämpfen, wenn auch etwas gekonnter als 2 oder 3. Stadium 4 sieht das ferne Ziel noch nicht, die Zukunft ist verschwommen und wie im Nebel. Sein ganzes Trachten ist nur darauf gerichtet, das vor ihm liegende Hindernis, das sich nach dem ersten offiziellen Schritt aufgetan hat, zu überwinden. Dann wird man sehen, wie es weitergeht. St. 5 erkennt dagegen zum ersten Mal das Ziel in weiter, weiter Ferne. Anfangs ist es optimistisch: Seien wir Realisten und versuchen das Unmögliche. Doch nach den ersten Rückschlägen siegt der alte Zweifel wieder. Ob man da jemals ankommen wird? Das kann doch gar nicht gehen, dieses Ziel ist unrealistisch.

DD St.4-6: Die Stadien 4 bis 6 sind in der Gründungsphase. St.4 hat den ersten offiziellen Schritt dieser Phase getan, 5 ist mittendrin und 6 bringt sie zum Abschluss. St.4 ist mit dem ersten Hindernis auf der Schwelle beschäftigt, 5 ist unschlüssig, schwankt und alterniert, 6 ist betont resolut und schwankt nicht mehr.

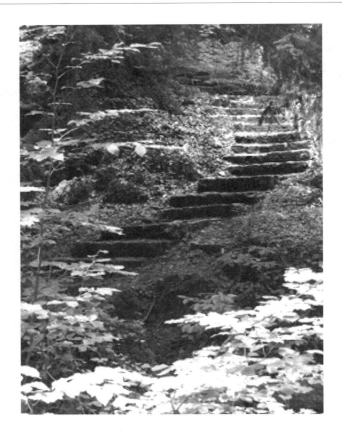

Stadium 6: Herausforderung: den Beweis antreten
– die Hälfte ist geschafft

Chrom, Molybdän, Neodym, Wolfram, Uran

Beweisen. Herausfordern. Zupacken. Wagemut. Resolut. Tollkühn. Gefährlich. Feuertaufe. Draufgänger. Gezwungen. Unvermeidlich. Absolut notwendig. Keine Unsicherheit zeigen. Hart.
Gepanzert. Verdeckt. Heimlich. Blamage.

Er tritt den Beweis seiner Fähigkeiten an. Entschlossen stellt er sich
der Herausforderung. „Ich wag's! Jetzt oder nie!", sagt er sich und
beißt sich in wildem Entschluss fest. Resolut packt er den Stier bei

den Hörnern, nachdem er eine Zeitlang wie die Katze um den heißen Brei herumgeschlichen war. Er stellt sich, er muss sich stellen, und kneifen gilt nicht mehr. In einer tollkühnen Mutprobe, einer Feuertaufe zeigt er demonstrativ, was in ihm steckt. Zum Handeln gezwungen, kann er dem Unvermeidlichen nicht mehr aus dem Wege gehen, denn die Notwendigkeit der Tat ist jedem klar. Er hat alle Brücken hinter sich abgebrochen. Gefordert ist nur der letzte Entschluss, der kein Zurück mehr kennt und nur noch an eines denkt: vorwärts. Mut, Härte und Tapferkeit zeigen sich im Extrem als tollkühnes Draufgängertum. Eventuelle Schwächen und Unsicherheiten werden unter einem Panzer der Unbesiegbarkeit verdeckt. Man darf unter keinen Umständen mehr sehen, dass sich darunter eine große insgeheime Angst vor dem Versagen verbirgt. Eine Blamage wäre fürchterlich. Deshalb probt er diesen Härtetest auch zuerst lieber allein, klammheimlich und ohne Zuschauer.

DD St.6/8/12: Diese drei Stadien treten sehr sicher, kämpferisch und wehrhaft auf und vertreten ihren Standpunkt mutig, kampfbereit und kompromisslos. Stadium 6 nimmt den Kampf zuerst abwartend mit gepanzerter Abwehrhaltung auf und agiert dann überraschend resolut und so demonstrativ, dass man sich unwillkürlich fragt, warum das nötig ist. Sie fühlen sich herausgefordert und man hat den Eindruck, dass sie wie mit einem einzigen Befreiungsschlag ein für alle Mal klar unter Beweis stellen müssen, dass sie zu Höherem fähig sind. Diese einmalige Anstrengung, die alles auf eine Karte setzt und damit Kompetenz demonstriert, kontrastiert mit 8, denn dieses kämpft ausdauernd; es muss sein hohes Tempo halten und reagiert gereizt und unduldsam. 8 hasst all diese inkompetenten Schwätzer, die einem mit ihrem dauernden Wenn und Aber doch nur die Zeit stehlen. 12 neigt zu misstrauischen Überreaktionen und kann gefährlich werden, wenn man nicht sofort gütlich einlenkt und seinen eigenen Fehler einräumt.

DD St.6/13: Beide können unvermittelt attackieren und in einem Bravourstück großen Mut zeigen, doch aus ganz verschiedenen Motiven: während 6 sich auf dem Vormarsch durch eine Heldentat beweisen muss, trägt 13 die Ausfallattacke auf dem Rückzug vor. Stadium 6 ist verdeckter und zeigt nach einer Herausforderung mit einem einzigen tollkühnen Streich, dass es durchaus Meister werden kann, während 13 schon Meister war (das muss es keinem mehr beweisen) und nur zeigt, dass mit ihm noch zu rechnen ist; es will die verlorene Position wiedergewinnen.

DD St.6/14: Beide pokern gern und handeln verdeckt, weil sie ihr Gesicht wahren müssen. Beide sind also alles andere als offen und verdecken damit eine Schwäche, doch diese Schwäche ist von ganz verschiedener Natur. Stadium 6 gewährt einem im Gespräch wenig Einblick in sein Innenleben und kann unvermittelt heftig werden, wenn es sich herausgefordert fühlt. Dieser nach außen getragene Mut von 6 kann beeindrucken, denn einem solch tollkühnen Vorgehen zollt man unwillkürlich Respekt. Man denkt vielleicht zuerst, dass man es bei einem solchen Draufgänger mit einem besonders sicheren Stadium wie 10 zu tun zu hat, doch wenn man diese spezifische Kombination von gepanzerter Verschlossenheit und tollkühnem Angriff sieht, wird man vielleicht entdecken, dass dieser coole Ritter seinen scheinbar so selbstverständlichen Trick im Geheimen vielfach geübt hat, um sicher zu gehen, dass keiner seine verborgene Schwäche entdeckt, denn eine Blamage wäre für ihn tödlich. 14 ist da ganz anders. Es zeigt zwar auch nach außen Stärke, doch es weicht einer Herausforderung lieber aalglatt aus und gibt sich blasiert-cool. Ihm geht dieses Zupackende, dieser Biss von 6 völlig ab. Dafür ist es erfahrener, denn es ist wirklich mit allen Wassern der Diplomatie gewaschen, hat es doch den Zenit der Serie längst hinter sich. Bei 14 wird eine Schwäche des Niedergangs durch geschicktes Ausweichen übertüncht. Eine glatte Fassade soll verdecken, dass der innere Kern schon lange hohl und leer ist. Stadium 14 vermittelt auch kein latentes Gefühl von Unsicherheit. Diese Menschen wirken eher ironisch-süffisant und wissen Bescheid. Sie müssen nichts mehr beweisen und ziehen sich lieber elegant aus der Affäre, als sich wie 6 durch eine Provokation aus der Reserve locken zu lassen. Sie handeln selbst nicht und lassen lieber den Gegner ins Leere laufen und machen ihn dann mit einer ironischen Bemerkung über die Nutzlosigkeit allen Heldentums lächerlich. Auch der „Humor" von 6 ist entsprechend anders, doch für den mitfühlenden Menschen leider ebenso unangenehm: weil es durch demonstrative Entschlossenheit seine recht großen Selbstzweifel komplett verdecken muss, steht es unter großer Anspannung, die sich nur selten durch ein befreiendes Lachen löst. Diese Gelegenheit ergibt sich vielleicht nur dann, wenn ein anderer in peinlicher Lage bloßgestellt wird. Je nach Güte ihres Charakters lachen sie dann aus Schadenfreude besonders laut.

Stadium 7: Lernen und Lehren, Lob und Tadel
– jetzt läuft es gut

Mangan, Technetium, Promethium, Rhenium, Neptunium

Üben. Studieren. Dazulernen. Verbessern. Lehren und Lernen. Lob und Tadel. Komplimente. Feedback. Teamgeist. Erweitern. Assistieren. Hilfsbereit. Kooperativ. Fehlender Zuspruch verbittert.

Die erworbenen Fähigkeiten sind sicherer geworden. Man beherrscht sein Gebiet inzwischen recht gut, doch man muss noch dazulernen. Durch geduldiges Üben wird man immer besser. Manchmal scheint die Meisterschaft schon in greifbare Nähe zu rücken, doch dann erkennt man, dass andere noch viel mehr können. Mit der Spitzengruppe kann man immerhin schon mithalten. Diese gute Position im oberen Mittelfeld liegt zwischen den Extremen. So kennt man die eigenen Unvollkommenheiten und Fehler nur zu gut und ist bescheiden und hilfsbereit. Was man selbst kann, bringt man auch anderen geduldig bei. Es sind gute Lehrer, die selbst lernfähig sind, die kooperativen Teamgeist schätzen und die Fehler anderer mit Geduld korrigieren, ohne sie durch unnötige Dominanz zu demütigen. Man schätzt Rückmeldungen von oben und unten, solange sie zur Erweiterung der eigenen Fähigkeiten dienen. Lob und Komplimente sind ein wahres Elixier für sie, und ihr eigener Tadel ist selten bitter. Wenn dieser Zuspruch jedoch fehlt, werden sie traurig, verbittern oder vertrocknen förmlich.

Dieses Stimulans brauchen sie, und deshalb werden sie öfter als andere ein Opfer von Schmeicheleien.

DD St.6-9: Entschlossenheit. Man kann die große Spanne des Zweifels, die von Stadium 2 bis 9 reicht und damit fast alle Elemente links der Mitte umfasst, in zwei Abschnitte unterteilen: den Abschnitt des unentschlossenen Zweifels von 2 bis 5 und den Abschnitt des entschlossenen Zweifels von 6 bis 9. Dieser entschlossene Viererblock von 6 bis 9 will die unentschlossene Schwäche der Stadien 2 bis 5 durch den unwiderruflichen Entschluss von 6 ein für alle Mal hinter sich lassen. Die Stadien 6 bis 9 sind sattelfest geworden und streben resolut nach vollem Erfolg. Durch ihren festen Entschluss gestärkt, bauen sie ihre restlichen Zweifel von 6 bis 9 vollends ab. Stadium 6 ist demonstrativ, weil es durch besondere Entschlossenheit seine doch noch recht großen Selbstzweifel komplett verdecken muss: eine wahrhaft herkulische Aufgabe, die nur unter großer Anspannung gelingt. Eine Entlarvung ihrer restlichen Schwächen ist ihnen höchst peinlich. Auch wenn ein anderer bloßgestellt wird, ärgern sie sich entweder, oder sie lachen besonders laut aus Schadenfreude, je nach Güte ihres Charakters. Die in 6 gewonnene Entschlossenheit gibt 7 die Gewissheit, dass es in nicht allzu ferner Zukunft vollen Erfolg haben wird. Durch die peinliche Erfahrung seines Vorgängers bescheidener und einsichtiger geworden, gibt 7 auch seine Zweifel zu, weil es lernen will, wie man sie vollends ablegen kann. Es ist weniger gespannt und umgänglicher als seine direkten Nachbarn 6 und 8. Es hat wie in einer kreativen Verschnaufpause zwischen zwei besonders anstrengenden Tagen etwas mehr Zeit und Muße. Das folgende Stadium 8 hat keine Zeit mehr für solche Geduld. Es steht unter Zeitdruck und zweifelt nur, ob die Termine eingehalten werden können. 9 steht so kurz vor dem Ziel, dass es nur noch einen letzten Zweifel gibt: ob nicht trotz bester Vorbereitung eine letzte Achillesferse getroffen wird.

DD St.7/9: Beide belehren andere und wissen viel, ohne jedoch wahre Meister zu sein. Dabei hat 7 nicht das Problem des fehlenden Meistertitels, das 9 so wurmt. Es ist bescheidener und muss nicht so auf andere einreden wie 9. Es kann auch besser zuhören als 9, das so gut Bescheid weiß, dass man sich fast missioniert vorkommt. Andererseits kennt sich 9 in Details so erstaunlich gut aus, dass man wirklich beeindruckt ist.

DD St.7/11: Beide sind umgänglich und können zuhören, doch 11 ist jovialer und wirklich sicher, und man hat bei ihm nicht mehr das Gefühl des guten Kumpels, der auch noch nicht ganz fertig ist wie bei 7, eher das Gefühl des gutwilligen Meisters, den man ob seines umfassenden Könnens verehrt und ob seiner zugänglichen Güte liebt.

Stadium 8: Unter schwerem Druck durchhalten – weit fortgeschritten

Ferrum, Ruthenium, Samarium, Osmium, Plutonium

Hier wird die Hauptarbeit geleistet. Durchhalten. Unter Druck. Forciert. Schwere Strapazen. Konzentriert. Durchdacht. Durchgeplant. Ausdauer. Kampfgeist. Massiver Widerstand. Konfrontation. Streit. Schläge. Die Luft ist raus.

Hier wird die Hauptarbeit geleistet. Es geht richtig zur Sache. Der Aufbau ist in vollem Gange. Man steht unter Druck und muss durchhalten. Alles ist durchdacht und durchgerechnet. Der Plan steht und zwingt alle dazu, rücksichtslos an einem Strang zu ziehen, bis der Durchbruch zum Erfolg erreicht ist. Das Arbeitspensum ist ungeheuer groß, und man muss schwere Strapazen aushalten können. Forcierte Konzentration, Ausdauer, Kampfgeist und Durchhaltevermögen sind die Schlüsseltugenden dieses Stadiums. Dauernd drängen Termine, es bleibt kaum Zeit für eine Verschnaufpause. Und als ob das alles nicht ausreichen würde, hat man auch noch gegen die Trägheit anderer anzukämpfen. Doch man hat die Kraft dazu und macht dauernd Druck. Oft gibt es massive Widerstände, alles scheint gegen einen zu sein. So reagiert man gereizt, sobald jemand etwas einzuwenden hat. Es muss schnell gehen, und leicht platzt einem der Kragen, denn für solche

Mätzchen ist jetzt keine Zeit. Wenn der Kontrahent dann nicht nachgibt, eskaliert die Auseinandersetzung im Nu und es kommt zu Tätlichkeiten. Doch manchmal kann es auch dem Starken zu viel werden: dann ist es, als ob die ‚Luft raus‘ ist, man ist ‚völlig platt‘.

D St.6/8/10/12: Alle vier Stadien wirken entschlossen und zeigen keine Unsicherheit. Sie können sehr kämpferisch und mutig sein. Stadium 6 demonstriert dies mit einem einzigen Schlag so eindeutig und heftig, dass man sich fragt, warum es das nötig hat. 8 kämpft ausdauernd und muss sein hohes Tempo halten. Es kann dadurch sehr reizbar sein und so ungeduldig werden, dass es z. B. in der Goldserie (Osmium) am liebsten brachiale Gewalt anwendet und zur Brutalität neigt; ein Osmiumpatient sagte einmal, wenn er auf der Autobahn hinter so einem Schleicher herfahren müsse, würde er ihn am liebsten von der Fahrbahn wegschießen. 10 ist selbstverständlich sicher und muss nichts mehr beweisen, höchstens sein überlegenes Gleichgewicht halten, während 12 aus Misstrauen sehr leicht überreagiert und überall Streit bekommt. Die Stadien 8 und 12 sind reizbare Kämpfernaturen, die überreagieren können: 8 weil die Zeit drängt, 12 weil der Niedergang droht; 6 pokert eher verdeckt, lässt im Gespräch wenig raus und trumpft dann überraschend heftig auf.

DD St.8/7: Beide sind aus dem Gröbsten heraus und kennen sich aus; der Erfolg der Mühen beginnt sich einzustellen und man baut seine aufstrebende Position aus. Während 7 jedoch noch Zeit und Geduld zum Lernen hat, ist bei 8 Schluss mit Muße; nun wird in die Hände gespuckt und man muss voll loslegen.

DD St.8/11: Beide müssen durchhalten; 8 hält durch, um das Ziel zu erreichen, 11 hält durch, um das Erreichte aufrechtzuerhalten.

Stadium 9: Praktisch vollendet, nur noch einen Schritt – fast am Ziel

Cobalt, Rhodium, Europium, Iridium, Americium

Vollenden. Zuspitzen. Höchste Spannung. Den Erfolg vor Augen. Kurz vor dem Gipfel. Praktisch komplett. Letzter Schliff. Test. Generalprobe. Endspurt. Nur noch unterschreiben. Verwirklichen. Autorisieren. Achillesferse. Kompromiss. Fehltritt. Patzer.

Kurz vor der Vollendung ist die Spannung aufs Höchste gesteigert. Man ist so gut wie oben und hat den Gipfel fest im Blick, die Augen aufwärts gerichtet. Die Arbeit ist praktisch getan, man ist eigentlich komplett. Es fehlt nur noch das Tüpfelchen auf dem i, der allerletzte Schliff. Man ist autorisiert für die höchsten Weihen. Das Diplom ist ausgefertigt, es muss nur noch unterschrieben werden. Die Vollendung des Werks steht unmittelbar bevor. Letzte kleine Fehler können durch die Generalprobe noch schnell korrigiert werden. In allzu großer Gewissheit seiner guten Kenntnisse kann der Kandidat bei diesem letzten Test haarscharf am Ziel vorbeischrammen. Im Endspurt kann ein einziger falscher Schritt alles zunichtemachen. Der sichere Sieg kann einem im Tiebreak noch vor der Nase weggeschnappt werden. Bloß jetzt keinen Patzer machen! Oder man bläst im letzten Moment alles ab, nur weil man eine Kleinigkeit vergessen hat. Wegen dieser letzten Unsicherheit, dieser Achillesferse ist die Erwartungsspannung bis aufs Äußerste gesteigert. So ist man sogar zu Kompromissen bereit, die man sonst nicht eingehen würde, nur um den lange ersehnten Sieg endlich einzuheimsen.

DD St.9/10: Beide sind sicher und kennen sich sehr gut aus, doch 9 ist bemühter als 10, weil es besonders ärgerlich wäre, so knapp vor dem Ziel im letzten Moment doch noch zu scheitern. 9 ist im Endspurt, es vervollkommnet sich gerade und steht direkt vor dem Gipfel, während 10 perfekt ist und eher die Angst hat, vom bereits erreichten Gipfel herabfallen zu können; es ist rigider als das bewegliche 9, denn es muss – an der Spitze stehend – sein labiles

Gleichgewicht ausbalancieren. Ferner ist 9 es langsam leid, immer nur Zweiter zu sein, wo es sich doch in vielen Details sogar besser auskennt als der absolute Meister 10.

DD St.7-9: Alle drei bauen das von 4 bis 6 aufgebaute Projekt weiter aus und vollenden es: Sie sind keine Anfänger oder Lehrlinge mehr, sondern bereits Könner; sie haben das Ziel, die Meisterschaft, fest im Auge; 7 ist geduldig und hat noch etwas Zeit und Muße, während 8 die Hauptlast der Arbeit trägt und keine Zeit mehr hat; 9 ist so gut wie fertig, ihm fehlt nur noch die Unterschrift zum Diplom.

Stadium 10: Glänzender Sieg
– auf dem Zenit

Carbon, Silizium, Nickel, Palladium, Gadolinium, Platin, Curium

Erfolg. Sieg. Zenit. Spitze. Vollendet. Hoch. Edel. Glänzend. Offensichtlich. Autorität. Meister. Selbstverständlich. Unabhängig. Völlig stimmig. (Un)Gleichgewicht. Mittelpunkt. Wendepunkt. Hochmütig. Exzentrisch. Sprunghaft. Starr. Fixiert.

Nun ist man ganz oben auf dem Gipfel, sozusagen absolute Spitze, und jeder weiß das. Man strahlt im Glanz des Siegers. Alles passt zusammen. Mit natürlicher Autorität kann man als Meister frei und unabhängig entscheiden. Alles fällt einem zu. Doch nichts führt so leicht zum Hochmut wie der totale Erfolg. So kann das vollendete Gleichgewicht auf dem Zenit umkippen, und ein Fall aus dieser Höhe geht oft ins Bodenlose. Wer im Mittelpunkt des Interesses steht, kann an diesem Wendepunkt rasch zum Exzentriker werden. Starrsinn, fixiertes oder sprunghaftes Verhalten können sich einstellen. Der schmale Grat des Erfolgs lässt wenig Spiel nach beiden Seiten. Auf dem höchsten Punkt ebenso wie im Mittelpunkt ist es einsam, es kann dort immer nur Einen geben. Allzu selbstverständliche Sicherheit kann durch fixierten Starrsinn zu

zwanghafter Arroganz oder sprunghafter Unberechenbarkeit führen. Der höchste Erfolg wird damit oft der Wendepunkt zum
Abstieg und zum tiefen Fall. Es ist wie der Höhepunkt des Jahres:
die Sommersonnenwende wird zwar noch wärmere und schönere
Tage bringen, doch der Winter naht gewiss, und kein Erfolg währt
ewig.

DD St. 7-12: Erfolg. Die Stadien 7 bis 12 sind die Stadien des
Erfolgs. Während 7 schon recht erfolgreich ist, aber noch einiges
dazulernen will und muss, ist 8 des kommenden Erfolgs schon so
gewiss, dass es keine Fragen mehr stellt und auch keine mehr
zulässt: es zieht seine Sache durch. St. 9 steht kurz unterhalb des
Gipfels und hat den Erfolg schon so gut wie in der Tasche, 10 steht
ganz oben auf dem Gipfel in schwindelnder Höhe, 11 hat den Sie-
gesrausch des Gipfelglücks schon hinter sich: es ist umsichtiger
geworden und sichert den Erfolg nachhaltig, und 12 wittert die
Feinde schon überall und fühlt sich rasch angegriffen, kann aber
durch heftigen Einsatz den erreichten Erfolg noch halten. Die
typischen Edelmetalle sind in den Stadien 9 bis 11 zu finden.
Wenn man Osmium und Mercurius hinzunimmt, auch in Stadium
8 und 12.

DD Selbstsicherheit: Richtig selbstsicher sind nur die Stadien ab
10. Von 6 bis 9 wirken sie zwar auch schon sicher; sie machen ein
abnehmendes Maß innerer Zweifel durch Entschlossenheit und
gute Kenntnisse wett.

DD St.10/1: Beide sind sicher und ohne Misstrauen. Sie tun einfach, was sie für richtig halten. Auch können beide sprunghaft und
unberechenbar sein. Während 10 aber rigide ist und auf andere
herabblickt, ist 1 eher naiv und unbekümmert. 10 ist nicht naiv
und sieht die verschiedenen Aspekte wohl. Es hat die Überlegenheit dessen, der selbstverständlich im Mittelpunkt steht. Es kennt
sich gut aus, während 1 unüberlegt handelt und dazu neigt, einseitig bei einer Sichtweise zu bleiben oder sich an eine einzige Person
zu binden und dabei den Kontext außer Acht zu lassen.

Stadium 11: Bewahren und mehren
– den Zenit überschritten

Cuprum, Argentum, Terbium, Aurum, Berkelium

Die Fülle bewahren. Wohlstand mehren. Vorräte schaffen. Privilegien schützen. Joviales Glück. Guter Hirte. Andere teilhaben lassen. Wohlwollende Wachsamkeit. Aufrechterhalten. Nicht nachlassen. Krampfhaftes Festhalten.

Der Erfolg muss erhalten und ausgebaut werden. Nun erst ist man in der Lage, den Sieg als Glück zu genießen, weil man gewillt ist, die Fülle auch mit anderen zu teilen. Man möchte sein Glück wohlwollend ausdehnen und den Reichtum auch mit anderen teilen. So muss der Besitz vermehrt werden, denn erst durch Vorräte baut man auch schlechteren Zeiten vor. Die Privilegien der erreichten Position gilt es zu schützen, denn nur so kann man auch anderen Schutz gewähren und sie am allgemeinen Wohlstand teilhaben lassen, ohne seine überlegene Position zu gefährden. Man darf nur nicht nachlassen. Wie ein guter Hirte darf man nicht schlafen und seine Herde nie aus den Augen lassen, sonst kommen die Räuber. So langsam werden die Tage im Hochsommer schon wieder kürzer, doch erst dann wird der Sommer richtig rund und voll, und die Zeit der Ernte ist da. Die Erhaltung des Besitzes ist nicht so leicht wie es scheinen mag, und man darf nicht locker lassen, sonst droht der Abstieg. Das kann zur Verkrampfung führen.

DD St.10-12: Alle drei sind erfolgreich, selbstsicher und konservativ. Bei 10 läuft alles wie von selbst, doch seine rigide Arroganz verhindert die joviale Umgänglichkeit, die man bei 11 sieht. St. 11 hält am Erfolg von 10 fest, sozusagen immer mit einem Auge auf den möglichen Niedergang gerichtet, der bei 12 einsetzen kann und den es zu verhüten gilt. Festhalten, bewahren, erhalten, der Gemeinschaft dienen und verteilen ist die Devise von 11. Die Stadien 10 und 11 sind nicht unnötig misstrauisch, 12 dagegen schon; es fühlt sich rasch angegriffen und übertreibt die Gegenwehr, jede Kleinigkeit löst Abwehrmechanismen aus.

DD Edelmetalle: Gold und Silber sind im Stadium 11. Sie verkörpern Wert, Gediegenheit und Schönheit. Platin und Palladium (Stadium 10) mögen zwar noch teurer sein als Gold, doch an dessen klassische, edle Symbolik – Wert schlechthin – kommen sie nicht heran. Die Goldmedaille ist die höchste Auszeichnung, nicht Platin oder Palladium. Ein Herz aus Gold. Gold wert. Es ist wohl die Arroganz des Gipfels von 10, die uns das Stadium 11 sympathischer macht und wahren Edelmut eher dort erblickt. Die 11er-Metalle Gold, Silber und Kupfer leiten Elektrizität und Wärme am besten von allen Metallen. Diese vermittelnde und mitteilende Haltung, die etwas Subtiles wie den elektrischen Strom möglichst reibungslos durch sich hindurchgleiten lässt, ist eine Eigenschaft von Stadium 11. Bei Silber ist sie am stärksten ausgeprägt, weil die ganze Silberserie ebenfalls gut vermitteln kann: Stadium und Serie verstärken sich in diesem Thema gegenseitig. Gold ist im Vollbesitz der Macht und kann sie ohne Egoismus handhaben: Das wird besonders hoch geschätzt und ist wahrhaft nobel.

DD St.11/9: Die Stadien 9 und 11 umrahmen den Gipfel bei 10. 11 hat den Gipfel gerade hinter sich, während 9 kurz davor steht. 9 will sich vollenden, 11 hat sich vollendet und weiß um seine Vollkommenheit ohne die Spitzen, die 10 manchmal austeilt.

DD St.11/8: Beide müssen durchhalten; 8 hat das Ziel noch vor sich und hält durch, um es zu erreichen, 11 hält durch, um das Erreichte aufrechtzuerhalten.

Stadium 12: Übertriebene Wiederholung alter Erfolgsmuster
– es geht bergab

Zincum, Cadmium, Dysprosium, Mercurius, Californium

Wiederholen. Replizieren. Kopieren. Überkontrollieren. Übertreiben. Überspitzen. Karikieren. Entfremden. Verschmutzen. Verfälschen. Polarisieren. Entzweien. Streit. Feinde. Präventivschlag. Abstieg. Degeneration. Verrat.

Aus Angst vor Kontrollverlust hält man alles zu perfekt unter Kontrolle und tut zu viel des Guten: man schießt übers Ziel hinaus, übertreibt, überspitzt oder geht zu weit. Durch ständige Wiederholung bewährter Verhaltensmuster kann man sogar zur Karikatur seiner selbst werden, und wer immer nur dasselbe Muster wiederholt, nutzt selbst das Gute darin ab. Das kann bis zu einer Umkehr der Werte führen und sie in den Schmutz ziehen. Entfremdung, Verfälschung und Degeneration können die Folge sein. Oft handelt es sich um sehr leistungsfähige, überbeherrschte, teils schwierige und misstrauische Menschen, die sich rasch angegriffen fühlen und überreagieren, wenn man nicht sehr behutsam mit ihnen umgeht. Nach der Verwirklichung (9) des Serienthemas wird das selbstverständliche (10) Selbstbewusstsein zuerst krampfhaft beibehalten (11), dann aber bei 12 voll ausgereizt und übertrieben, was bis zur Tyrannei gehen kann. Man ist zwar noch im Vollbesitz seiner Kräfte, fühlt sich aber von allen Seiten unterminiert. Man meint, man müsse nur kompromisslos genug agieren, dann könne man die Korruption z.B. durch einen Präventivschlag im Keim ersticken. Misstrauisch Angriff und Verrat witternd, rechtfertigt man sich teils völlig unnötig und verteidigt sich übertrieben heftig. Diese überzogene Reaktion polarisiert und löst ihrerseits heftige Opposition und Streit aus, was die Lage weiter verschärft und meist zur Spaltung führt. „Teile und herrsche" ist eine ihrer Devisen.

DD St.6/8/12: Alle drei sind kämpferisch, reizbar und im Umgang nicht gerade leicht. Nur 12 ist argwöhnisch, 6 und 8 nicht. 6 überspielt eine Unsicherheit durch Wagemut; es tritt sehr selbstsicher auf, signalisiert aber durch unbewusste Körpersprache das Gegenteil, z.B. durch verschränkte Arme oder andere gepanzerte Abwehrhaltungen. 8 ist sicherer, und seine Reizbarkeit entsteht durch Eile und Ungeduld; sie können schwierig werden, wenn man sie warten lässt oder wenn sie irgendwo anstehen müssen. 12 zweifelt überhaupt nicht an sich, sondern nur an der Wahrhaftigkeit anderer. Wenn jemand Schuld ist, dann nie sie selbst.

DD St.12/13: Beide sind misstrauisch, doch 13 befindet sich stärker in der Defensive und nicht mehr im Vollbesitz seiner Kräfte; es hat bereits einen Teil verloren und will ihn um jeden Preis zurückgewinnen. St. 12 ist potent und übertreibt bewährte Muster, 13 ist nostalgisch, weil die neue Zeit einen Teil des Altbewährten schon zerstört hat.

Stadium 13: Reduziert, nostalgische Beschränkung – halb abgestiegen

Gallium, Indium, Holmium, Thallium, Einsteinium

Einschränkung. Abbau. Schrumpfen. Schwinden. Rückzug. Rückwärts. Rückgriff auf Bewährtes. Reduktion. Revision. Nostalgie. Überholt. Veraltet. Misstrauen. Sarkasmus. Defensivangriff. Muffig. Schimmlig.

Die Jüngeren drängen nach, sie kennen sich in der neuen Zeit besser aus und haben bereits das Sagen. Man muss sich einschränken, zieht sich teilweise zurück und beschränkt sich auf Bewährtes. Man ist ihnen aber an Erfahrung überlegen. Man muss mit seinen Kräften haushalten, sich auf das Wesentliche reduzieren und den Gürtel enger schnallen, sich quasi gesundschrumpfen, dann können sie einen nicht hinausdrängen. Die gute alte Zeit war besser, nur wissen sie das nicht. Man muss die ewigen Werte der Vergangenheit vor ihnen in Sicherheit bringen, denn eines Tages werden sie wieder ihren gebührenden Platz einnehmen. Bei übermächtigen Gegnern wahrt man seine Interessen am besten durch geordneten Rückzug. Man wird zwar zurückgestuft, gibt aber nicht klein bei und reagiert mit beißendem Sarkasmus. Diese Nachfolger werden noch mit einem rechnen müssen, denn zwischendurch mischt man immer noch gehörig mit und setzt ihnen empfindlich zu. Auch aus der Defensive ist durch gut gezielte überraschende Gegenangriffe trotz veralteter Techniken immer noch ein Sieg möglich. Die Atmosphäre kann muffig, modrig oder schimmlig sein.

DD St. 13/12: Beide sind selbstsicher und misstrauisch. Während 12 seine Reaktionen fast immer übertreibt, gleichen die Aktionen von 13 einzelnen, gut gezielten kurzen und spitzen Attacken aus der Defensive. Man merkt ihnen die Erfahrung an, denn sie wissen was sie tun; ihre Pfeile sitzen gut, und sie gehen sparsamer damit um als 12. In dieser Hinsicht wirkt 13 etwas wie 6.

DD St.13/6: Beide können aus der Deckung heraus überraschend aggressiv werden und treffen den Gegner gezielt und an empfindlicher Stelle; doch 6 will mit solchen Aktionen ein für alle Mal seine Kompetenz unter Beweis stellen und damit seinen Anspruch auf eine höhere Position geltend machen, während 13 dies aus dem Anspruch auf Wiedergutmachung tut. Es will nur zeigen, dass mit ihm noch zu rechnen ist.

DD St.13-18: die Stadien der Zerstörung (13-15) und des Vergessens (16-18). Man wird mit Verlusten und Zerstörungen all dessen, was man sich aufgebaut und erarbeitet hat, konfrontiert. Ab 13 begegnet man ersten teilweisen Einbußen an Status, Position etc., hat aber noch die berechtigte Hoffnung auf Restitution; bei 14 weiß man, dass der alte Zustand nicht mehr wiederhergestellt werden kann, will aber die Fassade aufrecht halten; 15 ist mittendrin in der Zerstörung und kann nur noch durch Opfer und Verzeihen sein Gesicht wahren. 16 hat das Feuer der Zerstörung hinter sich und lebt mit den Resten der Erinnerung an vergangene Zeiten weiter, vergisst aber so langsam auch diese. 17 lässt die letzten Reste und Erinnerungen hinter sich und wird skrupellos. 18 hat völlig vergessen, was war, doch es ist so weit weg, dass es sich eher in einem Zwischenzustand befindet, der schon das Kommen der nächsten Serie ahnt.

DD St. 12-15: Misstrauen. Das hier angesprochene Misstrauen erwächst aus dem Gefühl, dass einem etwas weggenommen wird, was einem rechtmäßig gehört. Man muss sich also vor Dieben (Kohlenstoff- und Eisenserie), Plagiatoren (Silberserie) und Usurpatoren (Goldserie) besonders hüten, und so tendiert man dazu, anderen eventuell zu Unrecht niedere Motive beizumessen. Bei 12 ist man noch im Vollbesitz seiner Kräfte; das Misstrauen ist hellwach und sofort reaktionsbereit. Bei 13 wurde ein Teil des Besitzes bereits weggenommen; das Misstrauen bekommt aus dieser teilweisen Frustration eine sarkastische Komponente. 14 hat im Wesentlichen schon verloren, kann aber formal den Schein aufrechterhalten; das Misstrauen ist immer noch groß, doch man kann nicht mehr viel tun und ironisiert die Lage. 15 ist mitten im Orkan und erlebt den Niedergang heftig; dieses Misstrauen ist von Hektik und einem vergeblichen Anklammern an jeden Strohhalm gekennzeichnet. Erst ab 16 ist der Sturm vorbei: man fährt wieder in ruhigeren Gewässern, nur sind sie durch den aufgewirbelten Schmutz schlammig geworden. Kein Grund zum Misstrauen mehr, hier fischen alle im Trüben.

Stadium 14: Fern, formal und distanziert
– der größte Teil ist vorbei

Germanium, Stannum, Erbium, Plumbum, Fermium

Fern. Distanziert. Unnahbar. Unbeteiligt. Formal. Gleichgültig. Ironisch. Intakte Fassade. Vorzeitiger Ruhestand. Innerlich leer. Lasch. Verantwortungslos. Beiseite gelegt. Ausrangiert. Dekadent. Maske. Mumie.

Der Hauptakt ist schon länger vorbei und es tut sich nicht mehr viel. Man hat sich distanziert und lässt die anderen machen, die das Steuer ohnehin so fest im Griff haben, dass sie es sich nicht mehr aus der Hand nehmen lassen. Formal fühlt man sich nach wie vor überlegen, doch man greift nicht mehr ins aktive Geschehen ein, weil es sinnlos geworden ist. Man hat sich schon zu weit entfernt, man ist unnahbar und kühl geworden und steht nur noch formal zur Verfügung. Diese gleichgültige innere Distanz kann so weit gehen, dass einstmals heiß umkämpfte Werte nur noch ironisch oder mit leeren Worthülsen kommentiert werden. Man ist vielleicht mit einer großzügigen Abfindung in vorzeitigen Ruhestand versetzt worden. Es scheint noch alles in Ordnung zu sein, doch im Kern fühlt man sich leer und hohl. Das Leben ist lasch und lau geworden, ohne Saft und Kraft, wie auf einem Abstellgleis. Es scheint recht leicht zu gehen, doch die Aussichten sind trübe. Man zeigt zwar nach außen Stärke, lehnt jedoch aktive Verantwortung ab und lässt selbst berechtigte Anforderungen an sich abgleiten. Die Fassade ist intakt, doch sie kaschiert die innere Leblosigkeit oder Dekadenz wie eine Maske. Im Extrem gleicht der Zustand einer Mumie oder einem Fossil. Im positiven Sinn ist man so abgeklärt geworden, dass einen der ganze Rummel um nichts auch nicht mehr berührt.

DD St.14/6: Beide sind verdeckt. 14 zeigt nach außen Stärke durch eine intakte Fassade, es handelt aber nicht; ja selbst dann nicht, wenn es herausgefordert wird. 6 zeigt sich nach außen lieber nicht, weil es eine Blamage scheut, doch es handelt gerade dann, wenn es provoziert wird. Bei 14 wird eine innere Schwäche des Niedergangs durch geschicktes Ausweichen übertüncht. Die glatte Fassade soll verdecken, dass man sich schon lange ausgehöhlt und leer fühlt. Dieses Stadium vermittelt kein latentes Gefühl von Unsicherheit. Es wirkt eher ironisch-süffisant. Diese Leute wissen Bescheid, greifen aber nicht ein. Sie müssen nichts mehr beweisen und ziehen sich lieber elegant aus der Affäre, als sich wie 6 durch jede Provokation aus der Reserve locken zu lassen. Sie handeln selbst nicht und lassen lieber den Gegner geschickt ins Leere laufen und machen ihn dann mit einer ironischen Bemerkung über die Nutzlosigkeit allen Heldentums lächerlich.

DD St.14/16: Beide sind wenig aktiv und rollen wie auf einem ruhigen Nebengleis am Brennpunkt des Geschehens vorbei. Beide haben etwas verloren, was sie nicht wiedergewinnen können. Während 14 sich diplomatisch fernhält, schwelgt 16 in Erinnerungen und beschwört verführerische Bilder herauf, die den Schein vergangener Größe noch ein letztes Mal aufleben lassen, doch es riecht schon ziemlich faulig.

DD St.14/15: Beide sind misstrauisch. Bei 15 ist das Misstrauen durch die Hektik verzweifelter Rettungsversuche gekennzeichnet, während das Misstrauen von 14 kaschiert wird, indem man sich ohne jede Hektik scheinbar vornehm fernhält und so tut, als ob noch alles in Ordnung sei. Siehe DD Misstrauen unter St.13.

DD St.14/10: Beide halten einen stabilen Zustand im Gleichgewicht; sie sind sicher und überzeugt von ihrem Recht. Während 10 wirklich glänzt und von ganz oben selbstverständliche Sicherheit ausstrahlt, tut 14 nur noch so. Es hat die innere Kraft von 10 längst verloren und hält nur noch eine glänzende Fassade aufrecht. Damit ist es mit 10 eigentlich nur zu verwechseln, wenn man sich durch den schönen Schein täuschen lässt.

Stadium 15: Verlust und Niederlage, Opfer und Vergebung

– der Untergang

Nitrogen, Phosphor, Arsen, Antimon, Thulium, Bismutum, Mendelevium

Es brennt. Verlieren. Scheitern. Zerstören. Feuern. Vergiften. Übergeben. Untergehen. Kapitulieren. Bankrott. Verzweifeln. Aufbäumen. Panisches Anklammern. Loslassen. Opfern. Vergeben. Den Abschluss finden.

Es brennt. Man scheitert. Was man aufgebaut hat, geht kaputt. Die Zerstörung ist in vollem Gange. Ein verzehrendes Feuer ist entfacht, und die gewonnene Substanz lodert in hellen Flammen auf wie bei einer floriden Tuberkulose. Wie in einem Feuerwerk explodiert alles und wird verpulvert. Man muss alles wieder hergeben, was einem gehört. Die Atmosphäre ist vergiftet. Man ist überflüssig geworden, man wird gefeuert. Man muss übergeben. Jetzt hilft einem keiner mehr. Man ist bankrott, die Niederlage kann nicht mehr geleugnet werden. Der Gerichtsvollzieher steht vor der Tür. Der Tod klopft an. Es ist wie ein letztes verzweifeltes Aufbäumen. Man klammert sich an jeden Strohhalm. Man mag verzweifelt kämpfen, Widerstand leisten, die Übergabe verweigern, doch man weiß, dass die alte Form dem Untergang geweiht ist und Neuem

Platz machen muss. Viele verfallen in Panik oder verzweifeln. Manche opfern sich freiwillig, fallen als Märtyrer, verglühen wie ein Komet und gehen in heldenhaftem Kampf als innere Sieger unter. Andere kapitulieren in Würde, übergeben die Geschäfte mit großzügiger Geste und danken ab. Man muss lernen, loszulassen, zu vergeben, zu vergessen und zu verzeihen: nur dann wird man die nötige Ruhe finden, um die Erinnerungen zu ordnen und einen guten Abschluss zu finden.

DD St. 15/17: Beide erleben den Verlust schmerzlich und akut. Während 15 noch verzweifelt hofft, das Schicksal der Zerstörung abwenden zu können und sich an jeden Strohhalm klammert, hat 17 in dieser Hinsicht keine Illusionen mehr. Es ist bereits verurteilt und ausgestoßen. So setzt sich 17 über vieles leichter hinweg als St. 15. Als chancenlose Verdammte dieser Erde haben sie nichts zu verlieren als ihre Ketten. Mit dieser gefährlich skrupellosen Energie kämpft es sich zwar erstaunlich effizient, doch die Erinnerungen sind nicht ganz so leicht über Bord zu werfen wie Konventionen oder Moral. Dieser Aspekt des Vergessens von Ideen oder kulturellen Wurzeln ist besonders bei Jod ausgeprägt. Als Element der Silberserie verstärkt es diesen Aspekt von Stadium 17 durch das Ideen- und Kulturthema der Serie. Oft hängen solche Menschen so sehr an ihren historischen, kulturellen und ideellen Wurzeln, dass sie allen Ernstes kulturelle und territoriale Ansprüche geltend machen, deren Berechtigung hunderte oder sogar tausende von Jahren zurückliegen mögen.

DD St. 15/13: Beide sind mit Verlusten und Zerstörungen konfrontiert. Während 13 nur erste teilweise Einbußen an Status oder Position zu beklagen hat und noch berechtigte Hoffnungen auf Restitution nährt, ist 15 mitten im Feuersturm und kann nur noch durch Opfer und Verzeihen eine echte Lösung finden.

DD St. 15/8: Beide haben es eilig; sie können hektisch sein, denn die Zeit ist knapp. Doch sonst sind sie leicht zu unterscheiden, denn 8 ist voll mit dem Aufbau eines Projekts beschäftigt und weit entfernt vom Problem des Verlusts und des Niedergangs, das bei 15 so akut drängt wie der Gerichtsvollzieher vor der Tür; St. 8 drängt eher die anderen zu vermehrter Eile. Es weiß, was es zu tun hat und zieht dieses Programm durch, ohne sich verzweifelt an eine Illusion klammern zu müssen wie 15. Es kann höchstens plötzlich schlapp machen, während 15 abbrennt und Substanz verliert.

Stadium 16: Verfall und versöhnliche Erinnerung – es war einmal

Oxygen, Sulfur, Selen, Tellur, Ytterbium, Polonium, Nobelium

Letzte Reste. In Erinnerung an frühere Größe. Philosophie. Einbildung. Verfall. Ruinen. Ekel. Eiter. Abszess. Gestank. Locker. Lose. Nachlässig. Faul. Lumpen. Betteln. Verführen. Vergangen. Vergessen. Verstoßen. Am Rand der Gesellschaft. Versöhnung.

Nach dem Brand sind nur noch Reste übrig. Die Zeiten der Fülle sind lange vorbei, doch auch abgerissen lässt sich's leben, wenn man ein wahrer Lebenskünstler ist und nachlässig genug, dass einen die Ruinen, der Dreck und die verrottenden Abfälle nicht stören. In Erinnerungen an frühere Größe lebt so mancher Philosoph am Rande der Gesellschaft immer noch recht unbeschwert in den Tag hinein und verführt auch andere gern zum Faulenzen. In seiner Einbildung ist er immer noch der Größte. Der Egoismus stellt seine berechtigten Forderungen, selbst Lumpen können schön sein. Wozu der Ekel? Wenn alles korrupt und verlottert ist, wozu sich mühen? Nimm's leicht. Besser die letzten warmen Novembertage genießen, die einem noch bleiben. Der Körper, die Lust, die verliebten Zeiten, die Arbeit und die Ideale, alles vergeht, nur die Erinnerungen bleiben. Lass es hingehen, bald kommst auch du an deine letzte Stätte. Vergiss es. Der Tod versöhnt uns alle. Da ist der König dem Bettler gleich. Du kannst nichts mitnehmen außer deiner Seele, so du eine hast. So ähnlich mag das Lied von Stadium 16 klingen, und dann kann es trotz aller Asozialität eine entspannte Note haben. Häufiger ist jedoch der Ekel vor dem hässlichen, stinkenden Verfall und der vergebliche Versuch, von den alten Gedanken loszukommen.

DD St.16-18: die Stadien des Vergessens. Diese Stadien sind in der Ebene der Silberserie besonders betont, denn die Silberserie ist die Serie der Ideen und Gedanken, die es loszulassen gilt (die Zerstörung der materiellen Substanz geschieht schon in den Stadien des Verlusts 13 bis 15). In den Stadien des Vergessens von 16 bis 18 lernt man, sich auch von den liebgewordenen Erinnerungen zu trennen, denn erst dann gelingt auf einer höheren Ebene ein guter neuer Anfang. Während 16 noch mit den verführerischen Erinnerungen an frühere Größe spielt und sie nicht gerne loslässt (sind sie doch nach dem endgültigen Scheitern bei 15 das einzige, was einem noch bleibt), so tut 17 den entscheidenden Schritt und reißt sich auch gedanklich los. Es macht wirklich Schluss und trennt sich von allem, was einmal war. Es zieht die letzte Konsequenz und macht auch mit den alten Erinnerungen *tabula rasa*. Darauf folgt bei 18 die Ruhe des Vergessens, in der alles sozusagen auf „Reset" gestellt wird; doch dieser Prozess geschieht normalerweise unbewusst und entzieht sich dem Zugriff des Tagesbewusstseins.

DD St.16/14: Beide sind wenig aktiv und befinden sich eher passiv auf einem ruhigen Nebengleis; wie in einem Bypass gleiten sie an den Brennpunkten des Geschehens vorbei. Beide haben etwas verloren, was sie nicht wiedergewinnen können. Während sich 14 jedoch diplomatisch vornehm fernhält, schwelgt 16 in Erinnerungen und beschwört ein letztes Mal die verführerischen Bilder herauf, die den Schein vergangener Größe noch einmal aufleben lassen; doch es riecht schon ziemlich faulig.

Stadium 17: Das letzte Kapitel, die Steigerung im Finale – der Schlussakt

Fluor, Chlor, Brom, Jod, Lutetium, Astatin, Lawrencium

Endgültig Schluss. Auslöschen. Vergessen. Existenzielle Bedrohung. Flucht. Sich losreißen. An sich reißen. Maßloses Nehmen. Letzte Steigerung. Skrupellos. Sich über alles hinwegsetzen. Lüge. Witz. Humor.

Nun ist endgültig Schluss. Auch der letzte Rest wird ausgelöscht und getilgt. Selbst die Erinnerungen sind Hindernisse, die man beseitigen muss, wenn man wirklich frei sein will. Man muss alles hinter sich lassen und vergessen. Man kann diese Radikalität als existenzielle Bedrohung empfinden, besonders wenn sie einem aufgezwungen wird: dann gibt es nur du oder ich, friss oder stirb. Man muss sich losreißen, Hals über Kopf fliehen, und alles wird einem genommen. Oder man reißt alles an sich und nimmt sich, was man will. Dieses Finale, diese letzte Steigerung kann zu völligem Kontrollverlust führen, im Guten wie im Schlechten. Es gibt keine Zurückhaltung, keine Rücksichten mehr. Man hat keine Rechte mehr, ist verdammt oder verurteilt oder muss ins Exil. So kann man auch einfach rauben, anstatt jemanden zu fragen oder zu bitten. Man vergisst alles und setzt sich über alles hinweg. Wer alles vergisst, kennt auch keine Skrupel. Selbst das Lügen geht auf einmal ganz leicht. Weil Lachen böse Gedanken löst, sucht man Zuflucht zum Witz (Jod). Wer echten Humor entwickeln kann, ist befreit. Egal wie, es muss reiner Tisch gemacht werden, um Platz für Neues zu schaffen. Wenn man sich festgebissen hat, geschieht diese radikale Wegnahme unter Zwang und kann mit großem Leid verbunden sein. Sie kann aber auch ungeheuer befreiend wirken, wenn man über sich selbst hinauswächst und alle Fesseln freiwillig abstreift.

DD St.17/15: Beide erleben den Verlust schmerzlich und akut. Während 15 verzweifelt und vergeblich hofft, das Schicksal der Zerstörung noch einmal wenden zu können und sich deshalb an jeden Strohhalm klammert, hat 17 da keine Illusionen mehr. Es ist schon verurteilt und ausgestoßen worden. So setzt sich 17 über vieles leichter hinweg als St. 15. Als chancenlose Verdammte dieser Erde haben sie nicht mehr zu verlieren als ihre Ketten. Mit dieser gefährlichen skrupellosen Energie kämpft es sich besonders kompromisslos, doch die Erinnerungen sind nicht ganz so leicht über Bord zu werfen wie Konventionen oder Moral. Dieser Aspekt des Vergessens von Ideen oder kulturellen Wurzeln ist besonders bei Jod ausgeprägt. Als Element der Silberserie verstärkt es diesen

Aspekt von Stadium 17 durch das Ideen- und Kulturthema der Serie. Oft hängen solche Menschen so sehr an ihren historischen, kulturellen und ideellen Wurzeln, dass sie allen Ernstes kulturelle und territoriale Ansprüche geltend machen, deren Berechtigung hunderte oder sogar tausende von Jahren zurückliegen mögen.

DD St.16-18: die Stadien des Vergessens. Siehe bei 16. Sie sind in der Silberserie besonders betont, weil diese die Ideen und Gedanken betrifft, die es loszulassen gilt (die Zerstörung der materiellen Substanz geschieht schon in den Stadien des Verlusts 13–15). In den Stadien 6 bis 18 lernt man zu vergessen, sich von den Erinnerungen zu trennen, denn erst dann kann ein guter neuer Anfang gemacht werden. Während 16 noch mit den verführerischen Erinnerungen spielt und sie nicht gern loslässt (sind sie doch nach dem endgültigen Scheitern bei 15 das einzige, was noch bleibt), so tut 17 den entscheidenden Schritt und reißt sich auch gedanklich los. Es macht wirklich Schluss und trennt sich von allem, was einmal war. Es zieht die letzte Konsequenz und macht auch mit den alten Erinnerungen *tabula rasa*. Darauf folgt bei 18 die Ruhe des Vergessens, in der sozusagen alles auf „Reset" gestellt wird; doch dieser Prozess geschieht normalerweise unbewusst und entzieht sich dem Zugriff des normalen Bewusstseins.

DD St.17/1: Beide können alles auf eine Karte setzen und bedingungslos vorgehen; doch 1 hat dabei immer etwas vom idealistischen Zauber des Anfangs, der den Naiven beschützt und ihm hilft, während 17 mit allen Wassern gewaschen sein kann und sich einfach nimmt, was ihm seiner Meinung nach zusteht. Beide können maßlos sein, doch 1 ist dabei manisch und gibt alles, während 17 rücksichtslos werden kann und alles nimmt, weil es sich dazu berechtigt fühlt. Nicht von ungefähr verbinden sich auch die Elemente von Stadium 1 und 17 besonders leicht (nat-m, kali-i, lithbr, HCl). Stadium 1 fängt an, 17 hört auf. St. 1 beginnt impulsiv etwas Neues, 17 schafft es endgültig ab.

Stadium 18: Die Ruhepause, die Transformation
– Ende, Pause

Helium, Neon, Argon, Krypton, Xenon, Radon

Ruhe nach dem Sturm. Reaktionslos. Inaktiv. Träge. Isoliert. Bezugslos. Schwebend. Verwirrt. Stille. Schlaf. Koma. Unsichtbar. Latent. Zäsur. Klausur. Hermetisch abgeschlossen. Kokon. Umwandlung im Verborgenen. Null Kontakt.

Nach dem Ende jedes Zyklus kommt die große Stille. Frei schwebend wie ein einsamer Satellit zieht man seine Bahn. Es herrscht Ruhe, nichts geschieht. Der Zustand ist so träge, dass kaum eine Reaktion mehr erfolgt. Er ist wie eine träge Ruhepause in der Mittagshitze. Da kein Bezug oder Kontakt besteht, kann diese Isolation zur Verwirrung führen. Man ist allein. Im Übergang von einer Serie zur nächsten entsteht eine Lücke, die wie bei einer scharfen Zäsur eine schwer überbrückbare Trennlinie schafft. In diesem Zwischenzustand ist man kaum erreichbar, quasi unsichtbar. Es ist wie die Zeit zwischen den Jahren, wie Ferien auf einer Insel oder wie in einer Klausur. Zustände wie Tiefschlaf, Koma, Nahtoderlebnisse, außerkörperliche Zustände gehören dazu. Alles ist nur latent vorhanden, die Kontakte sind gleich Null, man ist wie hermetisch abgeschlossen. Man ist wie im Niemandsland, losgelöst, träge und inaktiv. Doch nur äußerlich passiert nichts. Innerlich kann sich wie in einem Kokon eine unsichtbare Verwandlung abspielen, die unbewusst abläuft und ohne Erinnerung bleibt.

DD St.18/4: Beide sind in einer Übergangssituation, auf der Schwelle zu neuen Ufern. Besonders das Stadium 4-Lanthanid *Cerium* ist den Edelgasen von Stadium 18 ähnlich, weil es gerade die Schwelle zur inneren Welt überquert hat und nun vor Staunen wie abgeschnitten ist von der Außenwelt. So kann es fast ebenso autistisch bis semikomatös wirken wie die Edelgase (wir haben Cerium bei einem Fall von Asperger-Syndrom mit gutem Erfolg gesehen). Doch 18 ist inaktiver, und auch die Unsicherheit ist hier kein Thema, die bei 4 deutlich zu sehen ist. 4 ist aktiv und will nur seine hemmende Unsicherheit, seine Schwellenangst überwinden (dieser Aspekt ist nur bei Cerium schwerer zu erkennen, weil die Aktivität der Lanthanide innerlicher Natur ist). Stadium 18 schwebt eher beziehungslos im Raum.

DD St.18/10: Beide sind auf ganz verschiedene Art perfekt, unabhängig und wunschlos: Während 10 auf dem Gipfel des Erfolgs steht, gibt es bei 18 kein Erfolgserlebnis, eher nur ein Nichts, eine inaktive bezugslose Ruhepause, die träge wirkt. Während 10 ganz offensichtlich „Spitze" ist, bleibt 18 meist unbemerkt abseits; es ist wie ein passendes Gegenstück zu 10. Man kann es als Ende der Serie betrachten, das sich für den Übergang zur nächsten Serie bereits in einen Kokon eingesponnen hat, um sich für einen neuen Anfang in anderer Form zu verwandeln.

DD St.18/14: Beide sind ausgeklinkt und abgekoppelt wie auf einem Nebengleis; beide können leer wirken, und es tut sich wenig. Während 14 formal einen Zustand aufrechterhält, der schon überfällig ist und der Zeit der Auflösung nur noch einen letzten Glanz abtrotzt, macht 18 jenseits von Niedergang und Aufstieg den Zwischenzustand einer inneren Transformation durch, der eigentlich nicht leer ist: hier lebt man nur im Verborgenen und schwebt in einem Zustand der Latenz. Der Begriff Leere ist hier schwer zu unterscheiden. 14 ist charakterisiert durch einen Zustand kraftloser Leere, der innerlich aufgegeben hat und kein Mark mehr besitzt, obwohl er nach außen noch kräftig wirkt. Die Leere von 18 ist mehr die Leere des Raums, in der man in einem schwebenden Zustand ruht, ein Zustand, der frei ist von äußerer Aktivität.

C. Differentialdiagnose der Serien

Serie 1: Wasserstoffserie

Sie ist die einfachste Serie, die bereits mit zwei Atomen zur vollständigen Edelgaskonfiguration entwickelt ist: Wasserstoff (Hydrogen) und Helium. Damit ist sie auch die einzige Serie, die bei Helium zur Vollständigkeit des äußeren Orbitals keine acht Elektronen benötigt, sondern nur zwei.

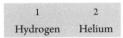

Sie ist die Urform der Evolution der Elemente. In der Entwicklung eines Menschen kann man sie mit der Zeugung und dem embryonalen Zustand vergleichen. Diese Serie spiegelt das digitale Prinzip des „eins oder zwei", „entweder – oder", „ja oder nein". Sie repräsentiert das dualistische Prinzip der Gegensätze ohne Nuancen oder Zwischentöne. Sein oder Nichtsein – das ist hier wirklich die Frage. Die bloße Existenz kann zum Problem werden. Wasserstoff ist die Bestätigung der Existenz, während Helium deren Negation repräsentiert, indem es sich völlig von der Welt abschottet. Das entspricht einem Zustand des Autismus, bei dem Helium mehrfach mit gutem Erfolg gegeben wurde. Wasserstoff ist in jeder Hinsicht die Zahl 1, der Inbegriff von Stadium 1 und der Serie 1. Auch kann man die existenzielle Frage des Wasserstoffs darin sehen, dass er entweder ganz Proton oder ganz Elektron sein kann, ganz innen (Kern) oder ganz außen (Hülle). Potenzierter Wasserstoff kann therapeutisch bei schweren Zyklothymien mit extremen Schwankungen zwischen Größenwahn und tiefster Depression eingesetzt werden, die vielleicht sogar noch extremer sind als bei dem sehr ähnlichen Lithium.

Weiterhin ist der Wasserstoff das Prinzip aller Säuren, wenn man Säure als Protonenabgabe definiert. Da der Kern des Wasserstoffs nur aus einem einzigen Proton besteht, gibt er bei einer Verbindung seinen ganzen Kern, sein Selbst völlig hin und entwickelt dadurch einen so totalen Anspruch auf den Akzeptor, wie man es aus dem homöopathischen Bild der Säuren kennt. Je leichter und je mehr eine Säure Wasserstoff und damit Protonen abspaltet, umso saurer und heftiger reagiert sie. Säuren sind anfangs in ihrer aktiven Phase total spritzig, frisch und packen gern zu. Diese Eigenart wird in der Homöopathie häufig übersehen, weil nur die erschöpften Menschen ärztliche Hilfe suchen. Wer würde schon zum Arzt gehen, weil er sich so spritzig und frisch fühlt? Das ist ja gerade das Problem der Manisch-Depressiven, die sich in ihrer manischen Phase großartig fühlen und dann ihre Medikamente absetzen. Ein allumfassender Idealismus ist besonders bei Hydrogen typisch, doch bei allen Säuren ist die ruhelose dauernde Aktivität und das Bedürfnis nach Vereinigung (je nach Stärke der Säure) so unersättlich und so total vereinnahmend, dass man sich fragt, wie man mit ihnen dauerhaft zusammenleben kann.

So haben die Säuren einen „ätzenden" Charakter, obwohl dieser Begriff nicht ganz genau ist und früher eher für die Laugen, die alkalischen Zerstörer, verwendet wurde. Die Säuren lassen jedenfalls nicht locker, bis sie ihr Ziel – oft bis zur Selbstzerstörung oder der Zerstörung des zu vereinnahmenden Objekts – erreicht haben. Im Laufe dieses Prozesses stellt sich die bekannte grenzenlose Müdigkeit ein, die man als totale Schwäche und Erschöpfung aus dem homöopathischen Säurebild kennt.

Serie 2: Kohlenstoffserie

Sie umfasst acht Elemente von Lithium bis Neon.

3	4	5	6	7	8	9	10
Lithium	Beryll	Bor	Carbo	Nitrogen	Oxygen	Fluor	Neon

Diese relativ leichten, kleinen und einfachen Elemente stellen zusammen mit dem Wasserstoff die häufigsten Elemente der Körper der Lebewesen und gipfeln im Kohlenstoff, der das zentrale Element der organischen Chemie ist. Diese Elemente repräsentieren die Entwicklung der Vitalfunktionen und des kindlichen körperbezogenen Ichs. Sie sind die einfachste Basis des Selbstbewusstseins, das Urvertrauen, dass man als neuer Erdenbürger akzeptiert wird (hier bin ich, man beachtet mich, ich bekomme, was ich brauche). In dieser Serie werden die einfachen und grundlegenden Wertvorstellungen entwickelt. Das Gute kämpft gegen das Böse, und man sieht diese Werte klar getrennt und eindeutig wie in Mythen und Sagen oder in einfachen Western-filmen. Der Held kommt in Gefahr, er besiegt den Drachen und bekommt am Schluss die Prinzessin. Dann ist alles gut, und wenn sie nicht gestorben sind, dann leben sie noch heute. Die Elemente dieser Serie haben alle einen ursprünglichen Charakter, sie sind im wahrsten Sinne elementar, unverfälscht, direkt und schnörkellos. Sie sind, wie sie sind.

Die Kohlenstoffserie entspricht der körperlichen Vitalität, der Empfindung körperlicher Lust und Unlust. Die Kohlenstoffserie repräsentiert die vitalen Regungen von Hunger und Durst, von Zuwendung und Abwendung, von Freude und Schmerz, und diese Triebe werden ursprünglich und direkt zum Ausdruck gebracht. So kann durchaus ein scheinbar hartgesottener Manager, dessen äußeres Leben sich in der Goldserie abspielt, plötzlich während der Anamnese wie ein Kind zu weinen beginnen, was uns signali-siert, dass er wahrscheinlich ein Element der Kohlenstoffserie benötigt. Diese Personen sind auf sich selbst bezogen und fühlen sich körperlich gut oder schlecht, ohne viel darüber nachzudenken. Ihre Kindlichkeit kann entwaffnend sein, weil sie so echt ist und noch wenig ahnt von den Verstellungskünsten, die die höheren Serien mit sich bringen können. Deshalb kann auch die Religion der Kohlenstoffserie durch ihre kindliche Direktheit das Herz Gottes besonders leicht erweichen, und es stimmt, dass nur der in den Himmel kommt, der vor Gott so einfach ist wie ein Kind. Wie oft stehen hier die Liebeleien (Siliziumserie), die Regeln des Pflichtgefühls und der verbissene Leistungszwang (Eisenserie), die Gelehrtheit der Silberserie, das Machtbewusstsein (Goldserie) oder die magischen Kräfte (Uranserie) eher im Weg, als dass sie uns nützen. Man ist in der Kohlenstoffserie so wie man ist, oder man möchte anders sein, ohne recht zu wissen wie. Als Beispiel ist Beryll in Stadium 2 eine kindliche Person, die noch so unsicher ist, dass sie sich wie in einer Symbiose völlig einer anderen Person anpasst. Sie geht in ihr auf und weiß nicht mehr, ob sie die eine oder die andere Person ist, nach der sie sich richtet. Dagegen kann sich Nitrogen im Stadium 15 so aufblasen, dass es vor Prahlerei und Muskelkraft fast platzt, doch wenn es im Spiel einmal verliert, kann es so böse werden, dass es das ganze Mensch-ärgere-Dich-nicht vom Tisch fegt. Der kindliche Spieltrieb ist typisch für die Kohlenstoffserie.

Besonders typisch für die Körperlichkeit der Kohlenstoffserie ist der Kohlenstoff selbst. Er ist das organische Strukturelement der Lebewesen, und nach ihm wird auch die Chemie des Lebendigen als organische Kohlenstoffchemie bezeichnet. In diesem Sinn kann man die körperliche Existenz als Sammlung von Kohlenstoff bezeichnen, denn das Element kommt in der Erdkruste relativ selten vor. Es wird als CO_2 von den Pflanzen aus der Luft assimiliert und zum Aufbau des Pflanzenkörpers konzentriert. Die riesigen Kohlenlager, die in der Karbonzeit der Erde entstanden, stammen aus diesen fossilen Pflanzen. Ferner ist in der Homöopathie bekannt, welch erstaunliche Heilwirkungen der Kohlenstoff haben kann, wenn es um vitale Funktionen wie Atemnot und Wärmemangel geht. Gerade bei Sterbenden, die zyanotisch um Luft ringen und kalt sind, gibt es immer wieder fast an Wunder grenzende Fallbeschreibungen mit einzelnen Gaben von potenziertem *Carbo vegetabilis*.

Serie 3: Siliziumserie

Sie ist die dritte Ebene mit acht Elementen von Natrium bis Argon.

11	12	13	14	15	16	17	18
Natrium	Magnesium	Aluminium	Silizium	Phosphor	Sulfur	Chlor	Argon

Die Siliziumserie steht auch in ihrem Differenzierungsgrad mit acht Elementen der Kohlenstoffserie näher als der folgenden Eisenserie, die erst mit 18 Elementen vollständig ist. Der enge Rahmen der Kindheit und der ausschließlichen Abhängigkeit von den Eltern bzw. der Mutter beginnt sich nun zu erweitern und bezieht das einfachere Sozialverhalten mit den Geschwistern, näheren Bekannten und Freunden mit ein. Der Erfahrungsbereich dehnt sich von der eigenen Körperbezogenheit des Ich auf die Umgebung des Du aus. Die Sehnsucht nach dem Du wird groß, und man braucht dieses Du, diese innige Beziehung zu nahestehenden Menschen und den Kontakt mit Freunden, denn allein fühlt man sich nicht glücklich. Der Kontakt zu den Geschwistern, zu Verwandten, zu den Mitmenschen der nahen Umgebung, und etwas später dann die Liebe zum anderen Geschlecht sind die mächtigsten Triebfedern der Siliziumserie. Wie stark kann die Liebe sein, und was geschieht nicht alles aus Liebe oder aus ihrer Perversion, dem Hass! Die größten Opfer werden aus Liebe gebracht. Die Mutter gibt ihr Leben für ihr Kind. Doch auch der Hass als Kehrseite der Liebe gehört hierher und damit auch Scheidungsprobleme und Ehekriege.

In der Siliziumserie dreht sich also alles um Beziehungen, Freundschaften, um Liebe und Familiengründung. Man definiert sich durch die Beziehung zu seinen Nächsten. Das Kontaktbedürfnis ist groß. Ist der Kontakt mit den Freunden und Menschen, die man liebt, gut, so ist alles in Ordnung, doch sobald sich auf dieser Ebene Störungen einstellen, leidet man sehr darunter. Das Alleinsein wird meist als großer Verlust empfunden oder schmollend als verbitterter Rückzug gepflegt. Alle Signale, die durch Kleidung, Haarpflege und Kosmetik ausgedrückt werden (wie seh' ich aus?) bis zur Kontaktaufnahme durch SMS (ob er wohl antwortet?) gehören hierher. Die Kommunikation unter Freunden ist sehr wichtig. Hier werden Partys veranstaltet, Familienfeste gefeiert und die Tradition des Stammbaums gepflegt. Das Leben dreht sich um Romanzen, Schmetterlinge im Bauch, ums Ausgehen und Shoppen, Discobesuche, Liebesromane, um Tratsch (wer geht mit wem?), um die eigenen vier Wände und die schöne und gemütliche Ausgestaltung des trauten Heims. Die links stehenden Elemente wie Magnesium sind noch sehr unsicher in Beziehungen und richten sich meist ganz nach den Anderen. Seltener können sie auch aggressiv werden, wenn sie keine Zuwendung bekommen. Sie suchen ihren Platz in der Familie, doch dieser Platz ist unsicher wie z.B. bei Ehekriegen der Eltern. Die extreme Situation ist die eines Waisen- oder Heimkindes, wofür Magnesium durch Kent so bekannt geworden ist, doch auch viele Beschwerden von Scheidungskindern fallen unter die Magnesiumverbindungen. Dagegen sind die rechts stehenden Elemente wie Phosphor (St.15) gewohnt, dass sie die Beziehungen zu Freunden und Geschwistern mit freundlicher Zuwendung aktiv festigen können. Damit hängt die bekannte Angst vor Verlust (15) der Zuwendung (Siliziumserie) zusammen, denn für Phosphor ist das Alleinsein das Schlimmste, was es gibt; es braucht den Kontakt einer liebenden Berührung als Lebenselixir. Es genügt, wenn die Mutter die Hand des Kindes hält, wenn es eine Lungenentzündung hat: verlass mich nicht, dann wird alles wieder gut. Noch einen Schritt weiter finden wir den Schwefel, der mit seiner verführerischen Stadium 16-Komponente eine besonders typische Rolle dieser Serie vertritt: die rosa Brille der Romantik (Siliziumserie) und Verführung (16) lässt selbst ein vernachlässigtes Äußeres (sulf) noch schön erscheinen.

Typischerweise sind diese Themen die Probleme von Jugendlichen, doch auch viele Erwachsene entwickeln ihre Erkrankungen durch Konflikte auf dieser Ebene. Die Krankheiten der Siliziumserie betreffen oft das Bindegewebe, die Lymphknoten und die Haut des Gesichts. Nicht umsonst findet man unter diesen Elementen so viele homöopathische Polychreste wie *Natrium muriaticum, Magnesium, Silicea, Phosphor* und *Sulfur*.

Die Religion der Siliziumserie ist die Religion der Liebe. Wenn sie sich mit all ihrer liebenden Sehnsucht auf Gott oder eine mütterliche Göttin wie die Mutter Gottes richtet, so entwickelt sie mit der Kraft dieser zentralen Emotion eine ungeheure Dynamik, die selbst ein Herz aus Stein erweichen kann. Es ist keine Übertreibung, wenn es heißt, dass die Kraft reiner Liebe die stärkste Macht über alle Herzen ist, der keiner widerstehen kann und die selbst Gott zwingt, dem Ansturm des Betenden Genüge zu tun. Das ist der Kern der christlichen Religion, wie auch der verschiedenen Bhakti-Bewegungen der Hindus, die alle aus dieser elementaren Triebfeder schöpfen.

Serie 4: Eisenserie

Sie ist die vierte Ebene mit 18 Elementen von Kalium bis Krypton.

1	2	3	4	5	6	7	8	9	10	11	12	13	14	15	16	17	18
19	20	21	22	23	24	25	26	27	28	29	30	31	32	33	34	35	36
Kali	Calc	Scan	Titan	Vanad	Chrom	Mang	Ferr	Cob	Nicc	Cupr	Zinc	Gall	Germ	Ars	Sel	Brom	Krypt

Hier haben wir die erste „erwachsene" Serie vor uns. Das vierte Energieniveau ist zum ersten Mal erst mit 18 Elektronen vollständig besetzt. Die Eisenserie hat damit in 18 Stadien erstmals die volle Differenzierung erreicht. Sie ist dem engeren Rahmen der Familie entwachsen und erwachsen geworden. Der Ernst des Lebens beginnt, und die soziale Disziplinierung wird nach der „Familienserie" auf einen größeren Rahmen übertragen. Hier lernt man in Teamarbeit das Wir-Gefühl und die Regeln des Berufs. Man muss fähig werden, sein eigenes tägliches Brot zu verdienen und ein erwachsenes Mitglied der Gesellschaft zu sein. Dazu gehört eisernes Pflichtbewusstsein. Der Alltag im Betrieb ist meist Routine und folgt einer festen Ordnung. Die Macht der Gewohnheit prägt unser Verhalten und verankert uns durch diese Ordnung in der Gesellschaft, in der wir leben. Jeden Werktag geht es morgens zur Arbeit in die Firma oder ins Büro, und nur am Wochenende darf entspannt werden. Auch für ganz ausgelassene Tage ist gesorgt, und vor allem an Fasching darf man – unter Einhaltung des Verkleidungszwangs – auch mal so richtig loslegen. Man wird durch die Kollegen kontrolliert oder kontrolliert diese in einem gegenseitigen Beobachten und Beobachtet-werden. So wird die allgemeine Norm eingehalten. Mittags geht es in die Kantine, und wieder sitzt man dort zusammen, wo jeder jeden kennt. Wenn die anderen sehen, dass man etwas falsch macht, wird man kritisiert, und dann folgen Gewissensbisse und Schuldgefühle, die man gern den anderen in die Schuhe schieben würde. Ein schlechtes Gewissen ist in der Eisenserie die Folge von Regelverstößen, und auch die Angst vor der Polizei gehört hierher. Abends wird im Fitnessclub an eisernen Hanteln trainiert, oder man geht zum Training in den Fußballverein. Als älterer Knabe klopft man vielleicht am Stammtisch seine Sprüche, kennt sich in Technikdetails und Baumärkten aus und hört am liebsten schneidige Marschmusik, während sich die Jüngeren über die wummernden Bässe eines ewig gleichen schnellen Techno-Beats freuen, die direkt in den Bauch gehen und nur über diesen Umweg das Herz erreichen. Die gut eingespielte Truppe in einer Parade, die synchron wie ein Uhrwerk auftritt und marschiert, kann Begeisterungsstürme wecken, über die sich die Silberserie wundert. Sie sind fasziniert von Maschinen und Technik. Männer können Tage und Wochen an Spielzeugeisenbahnen verbringen, und die Kleinen spielen ebenso begeistert mit, kennen das Autoquartett auswendig oder fahren Kart bis zum Abwinken.

Hier sind schon alle 18 Entwicklungsstufen der höheren Serien vorhanden, doch die erlernten Techniken sind nur mechanisch eingeübt. Man tut, was die anderen tun. Die Regeln selbst machen die Oberen. Anfangs folgt man oft nur zähneknirschend, bis man gelernt hat, dass 100 Mann mehr erreichen als einer, vor allem wenn sie gut trainiert zusammen funktionieren. In einer zufrieden lebenden Industriegesellschaft finden die meisten Menschen ihr Glück und ihren Stolz, indem sie als tätige Mitglieder in einem perfekten Räderwerk einer Gesellschaft ihre Aufgabe perfekt erfüllen und dadurch zur Größe eines Landes oder eines Volkes ihren Teil beitragen können. Besonders tatkräftige Gruppen bringen so die erstaunlichsten Leistungen zuwege. Die Anstrengungen, zu denen eine so zusammengeschweißte Truppe fähig ist, können ungeheuer groß sein, wenn die Organisation, die die Goldserie zu leisten hat, gütig und gerecht ist, wenn die nötigen Gewaltmaßnahmen nicht gegen die Falschen ergriffen werden und die gutwillige Mittelschicht der Eisenserie nicht unnötig zur Ader gelassen wird. Die Silberserie hat das Wissen und die Künste zu pflegen und weiterzugeben. Die Goldserie trägt ihre Verantwortung, indem sie in machtvoller Überlegenheit eine gute und gerechte Organisation schafft und genügend hart gegen Korruption und Kriminalität vorgeht. Dann gewinnt sie vor allem die Herzen der Eisenserie, die dann ihren Beitrag durch den Einsatz der Hand und der Faust mit

Stolz leistet. Die Verantwortung der Eisenserie liegt vor allem im Pflichtbewusstsein gegenüber der Gruppe. Die volle Übersicht in komplexere Zusammenhänge muss dafür nicht unbedingt entwickelt sein. Das Schicksal kann in der Eisenserie als fremde Macht empfunden werden, die einen von irgendwoher steuert. Die Religion kann sich auf kirchliche Trauungen und Beerdigungen, auf den Gang zum Tempel oder den Besuch der Moschee beschränken; dann kennt sie die Sehnsucht nach innerer spiritueller Erfahrung vielleicht nur aus kurzen Momenten der Trauer oder bei schweren Verlusten. Die religiösen Normen der Eisenserie steuern durch ihren Zwang zu ethisch einwandfreiem Verhalten und durch ihre Konstanz einen sehr wichtigen Faktor bei, der in Momenten der Verzweiflung einen sicheren Halt gibt. Dann ist die Macht guter Gewohnheiten so groß, dass sie uns über die schwersten Momente hinweghilft. Und wenn die Eisenserie lernt und begreift, dass Arbeit um der Arbeit willen zu einem höheren Leben führt als Arbeit um des Geldes willen, und wenn sie eine Pflichterfüllung ohne das Schielen nach Lohn praktiziert, so erlebt sie als Einzelner und als Gruppe ein tieferes Glück, als es der Egoismus je zustande bringen wird.

Typische Erkrankungen der Eisenserie manifestieren sich im Blut, in den Muskeln und im Verdauungssystem von Magen-Galle-Pankreas.

Serie 5: Silberserie

Sie ist wie die Eisenserie mit 18 Elementen vollständig entwickelt.

1	2	3	4	5	6	7	8	9	10	11	12	13	14	15	16	17	18
37	38	39	40	41	42	43	44	45	46	47	48	49	50	51	52	53	54
Rubi	Stron	Yttr	Zirc	Niob	Moly	Tech	Ruth	Rhod	Pall	Arg	Cadm	Ind	Stann	Antim	Tell	Iod	Xen

Hier wird die Dimension des Wissens und der Künste erschlossen. Eine wesentliche Eigenschaft dieser Serie ist die Präsentation von Wissen und Kunst. Das Interesse an geistigen Bildern und an subtiler Ästhetik erwacht. Man ist fasziniert von kreativen Gedanken und neuen Ideen. Die Einfälle sprudeln nur so. Sie müssen nur noch analysiert werden, damit man sie gezielt einsetzen und präsentieren kann. Man will mit feinem Stil glänzen und zeigen, dass man anders ist als der Durchschnitt. In kühler Vornehmheit grenzt man sich vom gemeinen Volk ab, vielleicht ahnend, dass man doch noch nicht so weit von ihm entfernt ist, wie man denkt. Die Routine der Eisenserie kann als langweilig empfunden werden, und man will sie möglichst weit hinter sich lassen, indem man sich lieber auf geistige Höhenflüge begibt. Bekannte Künstler und Wissenschaftler werden in der Jugend zu Vorbildern. Man spürt, dass man durchaus selbst ein Star sein könnte, ein bekannter Sportler, Anwalt oder Professor. Die Welt ist weit, und die Kleinstadt wird zu eng, um dieser Form von Leben zu genügen. Nur die Bühne der Großstadt bietet all das, was man nun unter Leben und unter Kultur versteht. Zu den handwerklichen Fähigkeiten der Eisenserie, die man gerade erst hinter sich gelassen hat, gesellt sich nun ein subtilerer Touch, der z.B. aus einem einfachen Instrumentenbauer einen wahren Künstler auf seinem Gebiet macht und der mit sensibler Ästhetik Instrumente bauen kann, die man sonst kaum finden wird. Als Musiker liebt man besonders die geniale Improvisation eines Live-Auftritts, die nicht wiederholbare Kunst des Augenblicks, die ganz der Inspiration folgt und auch dem Zuhörer heilige Schauer über den Rücken jagt. Oder ein Akustiker verfeinert sein Gehör, bis er die letzten räumlichen Nuancen von Musikanlagen so gut beurteilen kann, dass er sich damit einen Namen macht. Als Weinkenner oder Gourmetkoch erfindet er neue Varianten des Geschmacks und wird bekannt dafür. Die angesagtesten Lokale üben einen magischen Reiz aus, oder man trifft sich bei den Rotariern oder wird Freimaurer und macht Insidergeschäfte. Wer genügend Geld hat, lebt in einer schicken Wohnung mit modernster Elektronik, alles state-of-the-art. Die raffinierte Soundanlage glänzt matt in gebürstetem Silber auf einem Rauchglastisch, man freut sich an teuren Designermöbeln oder antiken Kostbarkeiten oder besitzt eine ganze Kunstsammlung oder wird gleich Mäzen, wenn man im Überfluss lebt. Freude an geistigem Austausch und an der Weitergabe von Wissen, manchmal auch Ruhmsucht sind die Triebfedern für die meist akademischen Berufe der Silberserie, und meist findet man vor dem Namen mindestens einen oder besser mehrere Titel. Der Prof. Dr. Dr. h.c. mult. ist nahezu spezifisch.

Der Erwerb von Wissen und die Vermittlung von Ideen – Information als Mitteilung von Gedanken – sind Domänen der Silberserie. Forschung und Lehre sind die beiden Charakteristika der Wissenschaft und ein typischer Ausdruck der Silberserie. Die frühen Stadien der linken Seite wissen noch nicht genug und lernen eifrig, während auf der rechten Seite das Viel- und Besserwissen zum Problem werden kann. Die Religion der Silberserie ist von geschliffener Philosophie geprägt. Hier findet man belesene Priester, Missionare und Religionstheoretiker, die mit ihren originellen Einfällen selbst in den vertracktesten Schwierigkeiten einen Ausweg finden. Auch Bücherwürmer sind darunter und wortgewandte Ideologen und Rhetoriker, die sich gerne scharfzüngige Wortgefechte liefern. Man findet gute Schriftsteller, Journalisten, Designer, Personalleiter im mittleren Management, Fernsehpfarrer oder Moderatoren, verfeinerte Ärzte, deren Praxis mit neuester Technik glänzt, oder Stararchitekten und Künstler, die manchmal bei ihren Vernissagen auch das Blaue vom Himmel herunterreden können.

Symbole für die Silberserie sind der Mond, die Königin oder die First Lady, die Perle und das Silber. Wichtige Organe der Silberserie sind die Stimme und das Gehör, ferner die Nerven und ihre elektrische Impulsvermittlung. Krankheiten betreffen oft die Nerven, den Hals, Kehlkopf, die Lunge und die Genitalien.

Die Silberserie ist von der Kohlenstoff- und Siliziumserie leicht zu unterscheiden. Das Darstellungs- und Geltungsbedürfnis ist in den einfacheren Serien ebenso vorhanden, doch es ist lange nicht so subtil wie in der Silberserie und hat auch keine so weitreichenden Folgen, obwohl es emotional ebenso heftig sein kann. Die

Kohlenstoffserie tritt körperlicher und kindlicher auf, sie zeigt vielleicht ihren Bizeps, prahlt mit ihrer Körperkraft und Vitalität oder droht als Kind mit dem starken großen Bruder oder dem Vater, wie Nitrogen das typischerweise tut. Die Siliziumserie kann vielleicht bei einer Schulfeier oder für die Nachbarschaft oder unter Freunden auftreten, doch hier spielen das Make-up und die Kleidung meist die gleiche Rolle wie der Auftritt: es geht eher um die Beziehung zu den Freunden und um das Aussehen als um eine besonders ausgefallene, subtile künstlerische Leistung. Falls es sich um ein Mädchen handelt, die wegen Gesichtsakne in die Praxis kommt und vor ihrem Auftritt bei der Abschlussfeier der Schulklasse wegen ihres Aussehens einen Misserfolg fürchtet, aber dennoch gern im Mittelpunkt steht, könnte es ein Fall von *Silicea* sein. In der Eisenserie kann sich das Geltungsbedürfnis zum Beispiel in einer Rede zeigen, die man auf der Betriebsfeier oder bei der Feuerwehrversammlung hält; vielleicht spielt hinterher noch eine Blaskapelle. Wenn der Vortragende wegen nächtlicher Wadenkrämpfe kommt, könnte das Mittel *Cuprum* sein. Auch hier ist das Motiv nicht die Präsentation einer kreativen neuen Idee, sondern die Vereinstätigkeit. Man wendet sich in diesen Fällen nicht an ein intellektuelles Publikum, und ein Star möchte man damit höchstens im Verein werden und die Dorfbewohner beeindrucken.

Serie 6a: Lanthanide und Silberserie

Die Lanthanide sind ein Unterthema der Goldserie (Serie 6, siehe S. 283). Sie entwickeln, äußerlich ganz unspektakulär, als Seltene Erden eine innere Macht und Autonomie.

3	4	5	6	7	8	9	10	11	12	13	14	15	16	17	18
57	58	59	60	61	62	63	64	65	66	67	68	69	70	71	
Lant	Cer	Pras	Neod	Prom	Sam	Euro	Gado	Terb	Dys	Holm	Erb	Thul	Ytter	Lute	

Wir wollen die Lanthanide etwas ausführlicher mit der Silberserie vergleichen, und zwar aus folgendem Grund. In Scholtens „Homöopathie und die Elemente", also dem einzigen Buch, in dem die Silberserie bisher ausführlicher beschrieben wurde, fristen die Lanthanide ein Schattendasein, denn sie waren damals für die Homöopathie noch nicht erschlossen. Einzelne Themen, die sich später als lanthanidentypisch herausstellen sollten, wurden zum Zeitpunkt dieses bahnbrechenden Werks noch in der Silberserie gesehen. So wird hier eine ausführliche Differenzierung zu dieser hochinteressanten neuen Gruppe von Mitteln gegeben.

Sowohl die Silberserie als auch die Lanthanide sind trotz ihres Einflusses auf die Gesellschaft selten in der verantwortlichen Top-Position des Managers oder des Direktors zu finden. Die Silberserie ist oft im mittleren Management oder in etwas versetzter Machtposition vertreten, vergleichbar mit einer First Lady, der Frau des Präsidenten, die eher repräsentative als exekutive Aufgaben hat. Die Lanthanide nehmen sich bewusst zurück, um nicht glänzen zu müssen, während die Silberserie im Schatten der Macht sehr wohl glänzen will, wenn auch dezent. Die Silberserie verhält sich etwa wie der Mond in seinem Silberglanz, den er von der goldenen Sonne erhält, während die Lanthanide als Seltene Erden lieber ein Schattendasein im Schoß der Erde führen, obwohl sie viel zu sagen hätten. Das innere Zugehörigkeitsgefühl zur Gesellschaft ist bei der Silberserie und den Lanthaniden sehr verschieden. Die Menschen der Silberserie sind als aktive Mitglieder der feinen Gesellschaft geradezu abhängig von ihr, sie gehen gern auf Gesellschaften oder in Clubs mit einflussreichen Mitgliedern und pflegen den intelligenten Smalltalk mit Hochgestellten oder solchen, die es gerne wären, was die Lanthanide alles von Herzen verabscheuen. Die Lanthanide wollen mit der Show der Silberserie nichts mehr zu tun haben. Sie pflegen in einer Art Gegenreaktion ihre innere Unabhängigkeit und stellen ihr Licht lieber unter den Scheffel. Als Kinder leiden sie darunter, die verlogene Doppelbödigkeit vieler Erwachsener schon früh zu durchschauen und doch von ihnen erzogen werden zu müssen. Wie können sie von ihnen Dinge verlangen, die sie selbst nicht einhalten? Dieser innere Zwiespalt kann bis zur Legasthenie führen. Wenn wir in der Silberserie den Priester, Prediger und Missionar erkennen, so sind die Lanthanide eher die Mönche oder die geheimen Mystiker, während die ‚eigentliche‘ Goldserie die Äbte, Kardinäle und Päpste stellt. Bei den Ärzten finden wir in der Silberserie im Allgemeinen die Forscher, die viel publizieren, um Karriere zu machen, die Standesvertreter, auch gefeierte Modeärzte und manche Homöopathen, die mit ihren Heilerfolgen oder mit ihrem Wissen ganz groß herauskommen wollen und denen der Ruhm mehr am Herzen liegt als die Freude innerer Erkenntnis und das Glück ihrer Patienten. Unter den Lanthaniden findet man eher die einzelkämpferischen, ihren Patienten dienenden Ärzte mit echtem Heilerwillen und viele Homöopathen, die viel können und doch selten hervortreten. In der Goldserie finden wir meist die Chefärzte, die Standesvertreter mit Managerqualitäten oder die KV-Bosse. Die „Hoffnung für Homöopathen" ist also nicht nur in der Silberserie zu finden, sondern vor allem bei den Lanthaniden, die inzwischen tatsächlich vielen Homöopathen geholfen haben. Ein weiterer Unterschied wäre, dass die einen auf größeren homöopathischen Veranstaltungen gern am Kulturprogramm teilnehmen, wo die anderen meist durch Abwesenheit glänzen. Auch in ihrer Wohnung oder ihrem Haus unterscheiden sich die Silberserie und die Lanthanide. Während der eine mit angesagter moderner Kunst glänzt und den schmucken Alfa in der Garage hat, sind die Wände des anderen vielleicht sogar schmucklos leer oder mit Bücherregalen besetzt, und vor dem Haus könnte ein Peugeot oder Golf Turbodiesel mit drehmomentoptimiertem Chip stehen.

Wie sich die Silberserie distinguiert von der Eisenserie abhebt, so haben auch die Lanthanide ihren Stolz, indem sie ihre silbernen Ambitionen nach einer glänzenden Karriere ad acta gelegt haben. Sie spüren deutlich, dass Ruhm und gesellschaftliches Ansehen nur weitere Fesseln sind, denen man entwachsen muss. Sie wollen sich innerlich ganz frei machen, denn sie begreifen, dass Weisheit nicht aus Vielwissen wächst. Falls sie dennoch rückfällig werden und eingebildet auf ihre überlegenen geistigen Kräfte pochen, trifft es sie besonders hart, denn ihr Gewissen ist in dieser Beziehung sehr genau mit ihnen[70]. Im Hintergrund können sie in ihrer Verweigerungshaltung ebenfalls arrogant sein, doch sie sind das ganz anders als die Silberserie, nämlich tiefer und schwerer. Ihre Arroganz ist wie eine Geheimausgabe der natürlichen und unverhüllten Arroganz der Goldserie, die sich in ihrer höchsten Ausprägung bei Platin (Stadium 10) zeigt. Die Lanthanide haben gelernt, dass ihnen der große Auftritt der Silberserie nicht das gibt, was sie wollen: wahre Freiheit durch Selbstkontrolle. Sie wollen deshalb bewusst nichts Besonderes mehr darstellen und machen ihr Ego absichtlich kleiner, obwohl sie genau wissen, dass sie ungewöhnlich begabt sind. In dieser Beziehung sind sie ebenso eine Art Gegenentwurf zur Silberserie, wie diese ein Gegenentwurf zur Eisenserie war. Vielleicht können die Lanthanide in ihrem Auftreten sogar wieder wie ein Mensch aus der Eisenserie wirken, tätig und hemdsärmlig, volksnah, insgeheim aber doch aristokratisch und irgendwie komplizierter als der Durchschnitt, vielleicht etwas unheimlich und dem Normalbürger nicht ganz geheuer. Der Silberserie können sie vielleicht sogar ein Dorn im Auge sein, weil sie ihr an innerer Freiheit überlegen sind. Meist spürt man eine geistige Spannung bei ihnen, denn sie wollen sich unter Kontrolle halten und beobachten ihr eigenes Verhalten genauso exakt wie die Umwelt, ohne sich das anmerken zu lassen. Die Arroganz der Lanthanide erkennt man erst auf den zweiten oder dritten Blick. Sie entsteht aus einem Gefühl innerer Präsenz und Power, die sie anders macht als die anderen, obwohl sie das nicht zeigen wollen. Sie können spöttisch auf die weltkluge Intelligenz und das feine Silberbesteck der oberen Zehntausend herabblicken, während sie für die Werktätigen aus der Eisenserie Sympathie hegen und sich eher zu den einfacheren Leuten hingezogen fühlen. Wer den Steppenwolf von Hermann Hesse gelesen hat, kennt dieses Gefühl aus dem Leben des Harry Haller, dem Prototyp eines Lanthanids und dem Alter Ego des Autors. Die Lanthanide haben etwas Schweres und Kompliziertes an sich. Trotz ihrer unkonventionellen Art sind sie selten leichtlebig und oft ernst. Das ist ein allgemeines Charakteristikum

---

70 Siehe bei Herakles, der bei einer seiner Aufgaben gegen die Vereinbarung doch Lohn annahm und prompt eine Strafrunde drehen musste.

der Goldserie, doch die ‚normale' Goldserie ab Stadium 4 ist weniger kompliziert und hat mit der inneren Macht kein solches Problem wie die Lanthanide. Die Menschen der Goldserie sind einfach potent und zeigen das auch, indem sie Verantwortung für andere übernehmen, sie anleiten oder unterdrücken und alles durchorganisieren. Der Begriff „heavy" beschreibt diese schwerblütige Eigenschaft der Goldserie im englischen Sprachgebrauch sehr treffend und wird deshalb auch langsam ins Deutsche übernommen. Die Arroganz der Silberserie wirkt leichter, feiner, süffisanter. Wortgefechte der Silberserie werden mit geschliffener Intelligenz und messerscharfen Zitaten wie ein hochkarätiger schneller Sport wie Florettfechten ausgetragen. Ein Lanthanid holt dagegen als Argument eher seine eigene Erfahrung hervor, auch wenn sie etwas unbeholfener formuliert sein mag; dafür trifft sie den Kern doch besser. Die Eisenserie trägt den Konflikt eher mit der Arbeiterfaust aus. Den Lanthaniden geht ihre Autonomie über alles. Sie wollen unabhängig sein und pfeifen auch auf ihren guten Ruf, wenn es sein muss. Das gelingt der Silberserie höchst selten, vielleicht bei ihrem letzten Element, dem Jod in Stadium 17, das Humor entwickelt, indem es sich über alle Ideen (Silberserie) hinwegsetzt und die bindende Kraft festgefahrener eigener Vorstellungen auslöscht (St.17). Der alte Kalauer „ist erst der Ruf mal ruiniert, dann lebt sich's völlig ungeniert" beschreibt diesen Aspekt von Jod sehr anschaulich, doch er könnte auch für die Lanthanide gelten: sie können in ihrem Drang nach echter innerer Selbständigkeit notfalls die gesamte Umwelt brüskieren, was die Silberserie kaum je tun wird. Ein großer Teil der Hippiegeneration (nicht diejenigen, die nur das flower-power-outfit schick fanden, das wäre eher die Silberserie) hatte Lanthanidenqualitäten, und es ist nicht verwunderlich, dass gerade Hesse zu ihren Lieblingsautoren gehörte. Dass die zwei Freunde in dem typischen Lanthanidenfilm „Easy Rider" auf schweren Choppern und nicht auf rasanten schlanken Sportmaschinen fuhren, passte ebenso dazu wie die Gruppe, die den Leitsong zu diesem Film schrieb: Steppenwolf, born to be wild. Die Lanthanide sind wie eine Antithese zur Silberserie. In ihrem Aspekt innerer Radikalität, die sich von äußeren Konventionen notfalls auch mit Gewalt löst, sind die Lanthanide der Uranserie ähnlicher als der Silberserie. Die Uranserie ist ebenfalls weltlich ungebundener als die Silber- oder Goldserie, doch brüchiger und von kürzerer Halbwertszeit als die Lanthanide.

Die Silberserie ist äußerst verletzlich in Bezug auf den Verlust ihres guten Rufs, weil sie ihr ganzes Ich mit ihm verbindet, während die Goldserie eher vom Verlust ihrer Macht und Würde getroffen wird. In der Silberserie repräsentiert vor allem Antimon den Verlust (St.15) der Ehre und des Rufs. Wenn man ihnen ihre Ideen raubt, sie entwürdigt oder ihren Namen beleidigt, lässt ihnen das keine Ruhe. Beleidigt ziehen sie sich unter finsterem Schmollen und Grollen zurück. Sie wollen dann niemanden mehr sehen und auch von keinem angesehen werden. Eine echt gemeinte Entschuldigung löst das Problem aber erstaunlich rasch. Bei der Goldserie geht der Verlust der Ehre tiefer. Sie können sich einen Verlust ihrer Würde und Macht so sehr zu Herzen nehmen, dass sie überlegen, wie sie den Kontrahenten am besten umbringen könnten, oder sie reagieren mit Suizid, was nicht nur von Aurum bekannt ist, sondern noch mehr für Bismuthum gilt. Es ist das Element im Stadium 15 der Goldserie: der Verlust der Macht und Würde wird in einem letzten Triumph als Macht über das eigene Leben ausgeübt, das man sich nimmt, anstatt sich dem Schicksal zu stellen oder sich der Macht anderer auszuliefern. Das Lanthanid im Stadium 15 ist Thulium: es durchlebt die geistigen Qualen der Nacht der Seele, was dem inneren Verlust der individuellen Freiheit gleichkommt. Der Mystiker Johannes vom Kreuz beschreibt diesen Zustand sehr eindrücklich und hat schon vielen Suchenden damit Trost gespendet. Jung nennt ihn die direkte Begegnung mit dem Schatten. In dem Film „Herr der Ringe" wird der Thulium-Zustand als Gandalfs Fall in den Abgrund der Finsternis und sein Kampf mit dem Unterweltwesen geschildert.

Serie 6: Goldserie

Sie ist mit 32 Elementen die längste vollständige Serie. Sie ist wie die Eisen- und Silberserie ebenfalls in 18 Stadien unterteilt, doch sie hat eine weitere Dimension entwickelt und ist komplexer als ihre beiden Vorgänger: ab Stadium 3 ist die „Unterserie" der Lanthanide, der Seltenen Erden (Elemente 57–71), eingeschoben, die im vorigen Kapitel beschrieben wurden.

1	2	3	4	5	6	7	8	9	10	11	12	13	14	15	16	17	18
55	56	57	58	59	60	61	62	63	64	65	66	67	68	69	70	71	
Caes	Bar	Lant	Cer	Pras	Neod	Prom	Sam	Euro	Gado	Terb	Dys	Holm	Erb	Thul	Ytter	Lute	
			72	73	74	75	76	77	78	79	80	81	82	83	84	85	86
			Hafn	Tant	Wolf	Rhen	Osm	Irid	Plat	Aur	Merc	Thal	Plb	Bism	Polo	Asta	Rado

Die Goldserie steht für Macht, Verantwortung, Führungskraft und Politik. Das Thema der Lanthanide ist ebenfalls Macht und Verantwortung, doch im Sinne von Eigenverantwortlichkeit, Autonomie und Macht über sich selbst. Solange ‚die Lanthanide' über ihr eigenes Leben frei entscheiden können, geben sie die Bürde der Verantwortung gern an andere ab und leben unscheinbar im Abseits. Erst ab Element 72, Hafnium, das nach dem letzten Lanthanid die Hauptader der Goldserie in Stadium 4 fortsetzt, beginnt mit der äußeren Machtübernahme auch die Verantwortung für andere. Durch ihr ausgeprägtes Verantwortungsbewusstsein kann man auf sie zählen, solange sie ihre Hauptmotivation, die Macht, nicht gefährdet sehen. Sie sind selten leichtlebig und auch nicht ohne Weiteres durch die Schmeichelei des Ruhms korrumpierbar, haben sie doch schon in der Silberserie gesehen, wie vergänglich dieser schöne Schein ist. In der Goldserie findet man die typischen Verantwortungsträger und Manager vom Bürgermeister bis zum Großindustriellen. Schon als Kinder merkt man ihnen an, dass ihre Person Gewicht hat. Man kann es durchaus mit schweren Jungs zu tun haben, mit denen nicht zu spaßen ist, wenn man ihnen falsch kommt. Als Jugendliche geben sie den Ton an und lassen sich nicht von anderen herumschubsen, ganz gleich ob als Klassen- oder Schulsprecher oder als Anführer einer Rockergang. Wenn es zur Harley noch nicht reicht, wird notfalls schon das Moped zum Chopper umgebaut. Der Machtanspruch kann sich in einer Bereitschaft zur Gewalttätigkeit äußern, die auch den Tod anderer einkalkuliert. Sie halten es für selbstverständlich, dass der Krieg die Fortsetzung der Politik mit anderen Mitteln ist, dass ein brutaler

Gegner den Tod verdient und dass man ihn notfalls durchaus umbringen darf. Oder sie sind die schärfsten Gegner der Todesstrafe, militante Pazifisten oder andere Verweigerer der Macht. Auch der ernst gemeinte Selbstmord ist ein Thema der Goldserie. Dafür ist zwar Aurum bekannt geworden, doch Wismut ist noch spezifischer für Suizidgefährdete. Durch den Suizid liegt selbst in der Niederlage die Macht über Tod oder Leben immer noch bei ihnen. Das ist dann allerdings ihr letzter Triumph.

Die Religion der Goldserie hat Gewicht und begreift die Folgen des eigenen Handelns ab Stadium 6 in vollem Umfang. Sie wissen um das Prinzip von Ursache und Wirkung, und zwar auch im geistigen Sinn. Was du säst, das wirst du ernten: Das ist für sie mehr als nur ein schönes Wort, denn sie fühlen und wissen, dass letztlich jeder für sein Tun und Lassen selbst verantwortlich ist, auch wenn dies die große Mehrheit der Menschen nicht wahrhaben will und entweder Gott, den Staat oder die Umwelt dafür verantwortlich macht. Erst durch die Entwicklung dieses Verantwortungsgefühls, das die eigenen Probleme nicht mehr auf andere abwälzt, kann die Verantwortung für das Schicksal anderer auf ihren Schultern ruhen. Sie kennen diese Bürde, und durch diese innere Last fühlen sie sich auch schwerer an als die anderen Serien. Wenn sie den Weg einer mystischen Religion wählen und den Verlockungen des Ruhmes, der in der Silberserie so stark ist, aus dem Weg gehen wollen, können sie den vergänglichen Dingen der Welt völlig entsagen. Doch selbst dann wird man sie meist als besonders fähige Leiter eines Ordens wiederfinden, denn ihre natürliche Fähigkeit zur Organisation anderer prädestiniert sie dazu. Wenn sie aber keinen Weg finden, ihre Anlagen im guten Sinne umzusetzen, können sie in tiefste Depressionen verfallen und am Sinn des Lebens verzweifeln oder sich das Leben nehmen. Diese verzweifelte Lage spiegelt sich besonders deutlich im Wesen von Wismut.

Typische Erkrankungen der Goldserie betreffen das Gehirn, die Augen, Knochen, das Herz und die Geschlechtsorgane. Lähmungen sind besonders typisch für Plumbum. Die Lanthanide sind nahezu spezifisch für das Immunsystem, Autoimmunkrankheiten, Augenkrankheiten, Migräne mit Sehstörungen, Lähmungen (MS), Krankheiten der Genitalien und der Leber. Das Symbol der Goldserie ist der König. Andere typische Begriffe sind der Löwe, die Sonne und das Gold. Die Goldserie schließt mit einer relativ stabilen Edelgaskonfiguration noch vollständig ab. Das Edelgas Radon hat eine Halbwertszeit von knapp vier Tagen. Die folgende Uranserie bringt dagegen keinen echten Abschluss mehr zustande und endet sozusagen unvollendet im Nichts.

Die Goldserie entwickelt ihre Macht in 18 Stadien aus schüchternen, unsicheren Anfängen, wie man es vom schüchternen, oft belächelten Barium mit seinem begrenzten und langsamen Auffassungsvermögen (St.2) kennt. Das Selbstbewusstsein wächst mit jedem weiteren Stadium bis zum absoluten Erfolg im Stadium 10, Platin, das die homöopathische Mitte der Goldserie ist. Man kennt den hochmütigen, übertrieben selbstgefälligen Platin-Machthaber, denn er blickt von diesem Gipfel wie aus großer Höhe auf seine Mitmenschen herab, die wie kleine, unbedeutende Marionetten für ihn erscheinen, mit denen er nach Belieben umspringen kann. In der weiteren Evolution der Goldserie lernt man, die Macht zu delegieren und schließlich wieder ganz abzugeben. Das geschieht in den Stadien 11 bis 18, also rechts der Mitte. Das Problem, die unumschränkte Macht zu teilen, ist von Mercurius im Stadium 12 bekannt, denn dieser Machtmensch sieht überall Feinde und reagiert entsprechend überzogen. Die Stadien links der Mitte befinden sich noch im Aufstieg. Sie blicken vorwärts bzw. aufwärts in Richtung Gipfel, denn der volle Erfolg ist noch nicht erreicht. Die Unsicherheit ist in den Stadien 2 bis 5 besonders groß und wird dann von 6 bis 9 langsam überwunden, bis der Gipfel bei 10 erklommen ist. Die Stadien rechts der Mitte blicken oft zurück. Sie fühlen, dass es bergab geht, obwohl ihnen die Macht rechtmäßig gehört oder gehörte, denn sie waren bereits auf dem Gipfel. Sie neigen zur Rechthaberei und zum Streit, besonders ausgeprägt im Stadium 12 bis 13.

Serie 7: Uranserie

Sie bleibt mit ca. 17 Elementen eine unvollständige Serie.

1	2	3	4	5	6	7	8	9	10	11	12	13	14	15	16	17	18
87	88	89	90	91	92	93	94	95	96	97	98	99	100	101	102	103	
Franc	Radi	Act	Thor	Prot	Uran	Nept	Plut	Amer	Curi	Berk	Calif	Einst	Ferm	Mend	Nob	Law	

Ab dem Element 89, dem Actinium, beginnt wie bei den Lanthaniden der Goldserie ein neuer Einschub mit den Actiniden, die auch in ihrem chemischen Verhalten ein Pendant zu den Lanthaniden sind. Sie machen den praktisch verwertbaren Teil der Uranserie aus, weil die folgenden Elemente durch ihre noch kürzere Halbwertszeit eher theoretischer Natur sind. Es kommt hier nicht mehr zur vollständigen Ausbildung der ganzen Serie, weil die folgenden Elemente 104 bis 118 so instabil sind, dass sie nach ihrer künstlichen Erzeugung nur noch Bruchteile von Sekunden existieren. Lawrencium hat als letztes Actinid mit seinem langlebigsten Isotop eine Halbwertszeit von 40 Minuten. Es soll – etwas willkürlich – unser homöopathisch relevantes Periodensystem beschließen, obwohl selbst bei diesen Elementen nicht einmal die Hälfte potenziert wurde. Zwar wurde die Uranserie bis zum künstlichen Element 118 fortgesetzt, das theoretisch in die Gruppe der Edelgase gehört und damit tatsächlich die Serie zum Abschluss brächte. Dieses Element „Ununoctium" wurde im Jahr 2006 durch Beschuss von Californium mit Calcium-Ionen tatsächlich hergestellt, doch seine Halbwertszeit betrug nur 0.89 Millisekunden. Es wurden auch nur einige wenige Atome nachgewiesen, die in Sekundenbruchteilen schon wieder weg waren. Man sieht: dieses „Ende" ist eher von akademischem Interesse.

Die Uranserie ist noch immer zu wenig mit guten Fällen belegt, als dass ihre Themen ganz gesichert wären. Die siebte Serie scheint einen „siebten Sinn" oder den Sinn für übernatürliche Phänomene zu besitzen. Gleichzeitig ist eine große Schwere vorhanden, die diese Serie von dem persönlichkeitsschwachen medialen Typ unterscheidet, den man der Kohlenstoffserie zurechnen kann. Die meisten unserer Radium- und Uran-Fälle waren auch körperlich übergewichtig, doch in erster Linie fühlen sie sich psychisch schwer an. Sie sind aber weniger ernst als die Goldserie. „Heavy" ist ein gutes Wort für die Goldserie, doch deren Schwerblütigkeit kann in der Uranserie durch eine gewisse Weisheit gemildert sein. Sie spüren nur zu genau, wie brüchig das Leben im Grunde ist. Das gibt ihnen einen existenziellen Humor, der durchaus makaber oder diabolisch sein kann. Oder sie sind fasziniert von übermenschlicher Gewalt, von Sciencefiction, von Geheimagenten und Atomkriegs-Szenarien. Sie denken vielleicht über globale Umwälzungen durch subtile Gedankenbeeinflussung der Menschheit mit Hilfe gebündelter Medienmacht nach. Sie spüren, dass es Gewalten gibt, die letztlich keiner mehr so recht im Griff hat, oder dass eine Allmacht existiert, die alles umfasst und die als übergeordnete Macht des Schicksals die Geschicke der Völker lenkt. Obwohl sie vielleicht recht gewöhnlich aussehen mögen, umgibt sie doch eine Aura des Unheimlichen, und man weiß nie so ganz, woran man bei ihnen ist. Die Elemente der Uranserie sind auch aufgrund ihres hohen Gewichts instabil und geben beim radioaktiven Zerfall Strahlungsenergie ab. Dementsprechend vermitteln diese Patienten den Eindruck, dass das Leben trotz eventueller Leibesfülle unsicher und der Tod allgegenwärtig seien. Man könnte es auch instabile Weisheit nennen, die sich der eigenen Halbwertszeit schmerzlich bewusst ist.

Erkrankungen haben einen Schwerpunkt bei Knochenmarkskrebs und bei Erbkrankheiten wie z.B. krankhaften Veränderungen der Blutzellen.

D. Anhang: Das Periodensystem der Elemente

1. Das Periodensystem in der Chemie, Physik, Philosophie und Homöopathie

Auf der Suche nach chemisch nicht mehr weiter teilbaren Bausteinen der Materie fand die Naturwissenschaft des 19. und 20. Jahrhunderts ein neues System, das Periodensystem der Elemente, in dem die altbekannten und neu entdeckten chemischen Elemente (Wasserstoff, Kohlenstoff, Phosphor, Kupfer, Silber, Gold, Uran etc.) in eine Ordnung nach periodischer Gesetzmäßigkeit gebracht werden konnten. Die Natur baut mit diesen chemischen Elementen als Bausteine Verbindungen auf und zerlegt sie wieder in diese Bestandteile. Mit ihnen schafft, erhält und zerstört sie immer wieder aufs Neue Sterne, Steine, Kristalle, Flechten, Pflanzen, Tiere, Menschen - seit unendlichen Zeiten. Doch auch diese elementaren Bausteine sind zusammengesetzt, wie sich dann durch weitere Forschungen der Physiker herausstellte. So wurde gerade durch die Atomphysik der Glaube an eine „letzte Realität der Materie", also der Materialismus, wieder in Frage gestellt. Diese Physiker des beginnenden 20. Jahrhunderts fanden nämlich, dass die „unteilbaren" Atome aus einem Kern mit Protonen und Neutronen und einer Peripherie aus Elektronen bestanden, die sich unter bestimmten Bedingungen anders verhielten, als man das von „Materie-Teilchen" erwarten würde. Elektronen waren offenbar nicht nur winzige geladene Kügelchen. Sie zeigten teils mechanisches Partikelverhalten, teils waren sie besser als schwingende Energie, als Wellenphänomen oder als „Feld" zu beschreiben. Eine neue Physik, die Quantenphysik, entstand. Sie beschreibt das seltsame Verhalten atomarer und subatomarer „Teilchen" adäquater als die klassische Newton'sche Mechanik. Diese winzigen „Partikel" verhalten sich ganz anders als Dinge im großen Maßstab und werden deshalb besser als „Quantenobjekte" bezeichnet[71]. Und

---

71 Im sog. Doppelspaltexperiment scheinen Quantenobjekte wie Elektronen, Neutronen, Photonen etc. sogar ein gewisses Eigenleben zu besitzen. Sie entziehen sich einer allzu genauen Beobachtung oder schlagen durch die Beobachtung zumindest einen anderen Weg ein als erwartet. Im Gegensatz zur klassischen Physik beeinflusst in diesem Experiment der Beobachter oder die Messung das Ergebnis mit. Überraschenderweise kann sogar eine bereits erfolgte Veränderung am Quantenobjekt wieder vollständig rückgängig ge-

dann wurde auch noch die Kernspaltung entdeckt ... was blieb dann als letzte Realität übrig? Die ganze Materie schien sich mit der Formel $E = mc^2$ in Energie und Licht aufzulösen. Mehrere Quantenphysiker kamen in diesem Ringen, was denn nun „Materie" eigentlich sei, auf Schopenhauer und die vedischen Upanishaden zurück, welche die Lösung schon vor langer Zeit gefunden hatten: ohne ein allumfassendes Bewusstsein ist auch keine relative bewusste Wahrnehmung möglich. Ferner wird Bewusstsein immer nur als unteilbare Wahrnehmung seiner selbst erlebt[72]. Das Individuum (= nicht teilbar) erlebt seine Identität nicht in Bruchstücken, nie geteilt. Diese Identität ist in letzter Analyse das eigentliche Subjekt der Wahrnehmung, das wahre Ich, das sich von jeder körperlichen Identifikation gelöst hat. Wenn sich diese Körpervorstellung in einem Bewusstseinszustand, den man im Vedanta *Nirvikalpa Samadhi* nennt, auflöst, so löst sich mit dem individuellen Ich auch die Vorstellung einer getrennten Welt auf und die Schranke fällt. Der kleine wahrnehmende Mensch und die ungeheuer große wahrgenommene Welt des Alls sind letztlich aus dem selben „Stoff", der sich Kategorien wie „klein" oder „groß" entzieht und sich als Subjekt, als Kern aller Wahrnehmung nicht objektivieren und damit auch nicht objektiv erkennen lässt. Dennoch ist uns das innerste Selbst näher als Hand, Auge oder Hirn. Die letzte Gewissheit unseres Daseins ist eben nur die Gewissheit dieses Daseins, jenseits oder diesseits aller Eigenschaften. Dieses eine Selbst aller Wesen bezeichneten die vedischen Seher im Individuum als „Atman" (Seele) und im All als „Brahman" (Gott) und setzten es gleich: DAS bist du, *Tat Tvam Asi*, dein innerstes Selbst ist Gott. Wer diese befreiende Idee lebt und in die Tat umsetzt, der erkennt seine wahre Natur und jagt den unwirklichen weltlichen

---

macht, in einer Zeitumkehr quasi ausradiert werden, was das Ursache-Wirkungsprinzip außer Kraft zu setzen scheint. Man hat daraus weiter geschlossen, dass die physikalische Realität ohne Messung gar nicht existiert. Doch wie kann man solche Schlüsse ziehen, wenn das Kausalprinzip gar nicht gilt? Wieder ein neues Dilemma. Siehe Fußnote 78.

72 E. Schrödinger: „Bewusstsein gibt es seiner Natur nach nur in der Einzahl. Ich möchte sagen: die Gesamtzahl aller »Bewusstheiten« ist immer bloß »eins«." (*Geist und Materie*, Wien 1986, S. 90)

Wünschen und Phantomen nicht mehr nach; er ist ein wahrhaft freier Mensch (*Jivanmukta*) geworden. Die üblichen Abhängigkeiten von Genen, Geld und anderen Götzen finden damit ihr natürliches Ende. Dass die Natur allseits belebt ist, und dieses Leben oder dieses Eine Bewusstsein sich nur graduell verschieden entfaltet (es schläft quasi im Stein, träumt in der Pflanze, bewegt sich im Tier und erkennt sich selbst in Weisen), verbindet alle Wesen auf einer tieferen Ebene inniger, als es uns sinnliche Wahrnehmungen oder die Naturwissenschaften je zeigen können. Viele Quantenphysiker kamen durch die Atomphysik an diese Schwelle und blieben – sozusagen vor die Wahl gestellt, sich selbst zu erkennen oder weiter Quantenobjekte zu zertrümmern – oft dort stehen, oder sie machten einfach weiter wie bisher. Auch heute noch werden in stereotyper Wiederholung altbewährter Muster (St.12) mit immer gigantischeren Teilchenbeschleunigern weiter Partikel gespalten (St.12) oder fusioniert, immer noch in der Hoffnung, etwas „objektiv Letztes" zu finden, was auf diese Weise wohl nie zu finden sein wird[73]. Immerhin hat es zu einer Flut neuer „Teilchen" und „Antiteilchen" geführt (die Diktion zeigt die Denkrichtung), und vor allem die Kenntnisse über die Kernkräfte haben sich verbessert. Doch die erhoffte Vereinheitlichung, die einheitliche Feldtheorie, wurde auf diesem Weg in über 60 Jahren nicht gefunden.

Noch bevor die Naturwissenschaft das Periodensystem der Elemente und die Atomphysik entdeckten, hatte Hahnemann einen anderen naturwissenschaftlichen Ansatz ins Leben gerufen, der auch subjektive, geistige und seelische Lebensäußerungen ebenso wichtig nahm wie körperliche, objektive Gegebenheiten: er prüfte Substanzen auf ihre Wirkungen an gesunden Probanden, die unter möglichst konstanten Bedingungen und Lebensgewohnheiten minutiös alle Veränderungen und Erlebnisse notierten, die sie nach Einnahme der potenzierten Substanz wahrnahmen. Zuerst prüfte er die damals bekannten Arzneimittel, unter ande-

---

73 Auch Schrödinger hat 1952 in seiner Rede „Was ist Materie" Zweifel am Wert dieser Teilchenbeschleuniger geäußert: http://www.mediathek.at/staatsvertrag/Kunst_Wissenschaft/Wissenschaft/seite1_neu_4.htm

rem Zinn, Blei, Silber, Schwefel und andere Elemente; ein hochmoderner Ansatz, den erst die klinische Forschung unserer Tage in ähnlich systematischer Form nachzuvollziehen beginnt. So entstand durch Chemie, Physik und Homöopathie eine Fülle validen Wissens über die chemischen Elemente, das jedoch erst gegen Ende des 20. Jahrhunderts durch Jan Scholten sinnvoll zusammengeführt wurde. Er war es, der die naturwissenschaftliche Ordnung des Periodensystems und die Symptome der homöopathischen Prüfungen, der die Befunde der Chemie und Physik und die subjektiven und objektive Lebensäußerungen aus 200 Jahren Arzneimittelprüfungen in einer neuen Synthese unter dem Begriff „Theorie der Elemente" zusammenführte. Damit wurde erstmals auch ein therapeutischer Bereich der Medizin zu einem Wissenszweig, der die Chemie und die Physik befruchtete, indem er die lebendige menschliche Dimension in das Periodensystem einführte, die ihm bislang fehlte. Die Gültigkeit dieser Theorie haben wir mit unserem Fallteil empirisch vielfach bestätigt, denn die meisten hilfreichen Arzneien in unserem vorliegenden Werk wurden nach der Theorie der Elemente gefunden. Wir haben dabei auch zeigen können, dass diese neue Theorie nicht im Widerspruch zur klassischen Homöopathie und den Arzneimittelprüfungen steht, sondern sie im Gegenteil hervorragend ergänzt und viele ihrer Symptome in ein neues Licht rückt, wo zuvor nur einzelne Bruchstücke waren, die 200 Jahre lang auf ihre sinnvolle Zuordnung warteten.

2. Mendelejews Werk: „Die periodische Gesetzmäßigkeit der Elemente"

Atome und Elemente: Der Gedanke von Atomen als nicht weiter teilbare Bausteine der Materie war schon in der Antike bekannt. Nachdem Ende des 17. Jahrhunderts entdeckt wurde, dass sich chemische Verbindungen immer in feste Massenverhältnisse ganzer kleiner Zahlen aufspalten lassen, wurde diese Theorie erstmals experimentell bestätigt. So entstand die Idee der chemischen Elemente. Wegen dieser einfachen Massenrelationen konnte man die über hundert Elemente in einer Reihe einfacher Zahlen anordnen und erhielt so ein natürliches System, das die chemischen Elemente nach ihrer Ordnungszahl aneinander reiht. Element 1, Wasserstoff, ist das einfachste Element, Element 2, Helium, ist das nächst komplexere, dann kommt Element 3, Lithium, und so geht die Reihe weiter bis zum Uran als Element 92 und noch höher. Diese einfache Reihe wurde durch die verfeinerten Atomtheorien des 19. und 20. Jahrhunderts noch fundierter begründet, denn man fand heraus, dass auch die Atome teilbar sind und ihrerseits aus Elementarteilchen bestehen. Die ersten entdeckten Elementarteilchen waren Elektronen, Protonen und Neutronen. Heutzutage werden zwar ständig neue Teilchen entdeckt, doch für den Zweck der Erklärung des Periodensystems genügen die genannten drei, wobei die Elektronen eine besonders wichtige Rolle spielen. Mit jedem weiteren Element kommt in der Reihenfolge der Ordnungszahl im Kern ein positives Proton hinzu, das mit einem negativen Elektron in der Peripherie ausgeglichen wird. Die Ordnungszahl entspricht also der Protonenzahl und damit auch der Elektronenzahl.

Die chemischen Gruppen: Von besonderer Bedeutung für die Chemie sind die Elektronen der äußeren Hülle, die das Bindungsverhalten eines Atoms mit anderen Atomen oder Molekülen bestimmen. Sie sind für die „Beziehungs-Chemie" der Elemente verantwortlich. Da schon lange bekannt war, dass bestimmte Elemente trotz unterschiedlicher Masse sich chemisch sehr ähnlich verhalten, wurden sie im 19. Jahrhundert nach diesen Kriterien erstmals systematisiert. Der Chemiker Mendelejew (1834–1907) ordnete 1869 die chemischen Elemente nach periodischer Gesetzmäßigkeit in acht Spalten (die er Gruppen nannte) und 12 Reihen und formulierte damit erstmals die Urform des Periodensystems. Diese erste einfache Tabelle war schon so genau, dass Mendelejew die Existenz bestimmter Elemente und sogar deren Eigenschaften voraussagen konnte. Man sieht z.B. in Gruppe 3 unter Aluminium einen Strich; dort steht heute Scandium, das Mendelejew als „Eka-Aluminium" postulierte.

Reihen	Gruppe I. — R²O	Gruppe II. — RO	Gruppe III. — R²O³	Gruppe IV. RH⁴ RO²	Gruppe V. RH³ R²O⁵	Gruppe VI. RH² RO³	Gruppe VII. RH R²O⁷	Gruppe VIII. — RO⁴
1	H=1							
2	Li=7	Be=9,4	B=11	C=12	N=14	O=16	F=19	
3	Na=23	Mg=24	Al=27,3	Si=28	P=31	S=32	Cl=35,5	
4	K = 39	Ca=40	—=44	Ti=48	V=51	Cr=52	Mn=55	Fe=56, Co=59, Ni=59, Cu=63
5	(Cu=63)	Zn=65	—=68	—=72	As=75	Se=78	Br=80	
6	Rb=85	Sr=87	?Yt=88	Zr=90	Nb=94	Mo=96	—=100	Ru=104, Rh=104, Pd=106, Ag=108
7	(Ag=108)	Cd=112	In=113	Sn=118	Sb=122	Te=125	J=127	
8	Cs=133	Ba=137	?Di=138	?Ce=140	—	—	—	————
9	(—)	—	—	—	—	—	—	
10	—	—	?Er=178	?La=180	Ta=182	W=184	—	Os=195, Ir=197, Pt=198, Au=199
11	(Au=199)	Hg=200	Tl=204	Pb=207	Bi=208	—	—	————
12	—	—	—	Th=231	—	U=240	—	

Annalen der Chemie und Pharmacie 1871, Mendelejew: „Die periodische Gesetzmäßigkeit der Elemente"

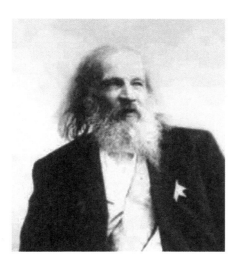

Dimitri Mendelejew in Berlin am 19.3.1900

3. Die homöopathisch relevante Form des Periodensystems

Sie entspricht mit wenigen Änderungen der internationalen Übereinkunft der IUPAC (International Union of Pure and Applied Chemistry). Die Modifikationen folgen der Theorie der Elemente und sind vielfach klinisch bestätigt. Die Lanthanide (Elemente 57–71), sonst immer als Appendix angefügt, werden nach ihrer Ordnungszahl in die 6. Periode (Goldserie) integriert. Ebenso wird mit den Actiniden (Elemente 89–103) verfahren. Die 7. Periode (Uranserie) endet beim Element 103, das nur noch eine Halbwertszeit im Sekundenbereich hat. Die Elemente B und Al sind nach links auf Stadium 3 und die Elemente C und Si auf Stadium 10 gerückt.

Stadium

	1	2	3	4	5	6	7	8	9	10	11	12	13	14	15	16	17	18
Serie 1	1 H																	2 He
2	3 Li	4 Be	5 B							6 C					7 N	8 O	9 F	10 Ne
3	11 Na	12 Mg	13 Al							14 Si					15 P	16 S	17 Cl	18 Ar
4	19 K	20 Ca	21 Sc	22 Ti	23 V	24 Cr	25 Mn	26 Fe	27 Co	28 Ni	29 Cu	30 Zn	31 Ga	32 Ge	33 As	34 Se	35 Br	36 Kr
5	37 Rb	38 Sr	39 Y	40 Zr	41 Nb	42 Mo	43 Tc	44 Ru	45 Rh	46 Pd	47 Ag	48 Cd	49 In	50 Sn	51 Sb	52 Te	53 I	54 Xe
6	55 Cs	56 Ba	57 La	58 Ce	59 Pr	60 Nd	61 Pm	62 Sm	63 Eu	64 Gd	65 Tb	66 Dy	67 Ho	68 Er	69 Tm	70 Yb	71 Lu	
				72 Hf	73 Ta	74 W	75 Re	76 Os	77 Ir	78 Pt	79 Au	80 Hg	81 Tl	82 Pb	83 Bi	84 Po	85 At	86 Rn
7	87 Fr	88 Ra	89 Ac	90 Th	91 Pa	92 U	93 Np	94 Pu	95 Am	96 Cm	97 Bk	98 Cf	99 Es	100 Fm	101 Md	102 No	103 Lr	

Die vollständigen Namen der abgekürzten chemischen Symbole sind:

Ac	Actinium	Gd	Gadolinium	Po	Polonium
Ag	Argentum, Silber	Ge	Germanium	Pr	Praseodymium
Al	Aluminium	H	Hydrogen	Pt	Platin
Am	Americium	He	Helium	Pu	Plutonium
Ar	Argon	Hf	Hafnium	Ra	Radium
As	Arsen	Hg	Quecksilber	Rb	Rubidium
At	Astatin	Ho	Holmium	Re	Rhenium
Au	Aurum, Gold	Hs	Hassium	Rf	Rutherfordium
B	Bor	I	Iod, Jod	Rg	Roentgenium
Ba	Barium	In	Indium	Rh	Rhodium
Be	Beryllium, Beryl	Ir	Iridium	Rn	Radon
Bh	Bohrium	K	Kalium	Ru	Ruthenium
Bi	Bismuth, Wismut	Kr	Krypton	S	Sulfur
Bk	Berkelium	La	Lanthanum	Sb	Antimon
Br	Brom	Li	Lithium	Sc	Scandium
C	Carbo, Kohle	Lr	Lawrencium	Se	Selen
Ca	Calcium	Lu	Lutetium	Sg	Seaborgium
Cd	Cadmium	Md	Mendelevium	Si	Silicium
Ce	Cerium, Cer	Mg	Magnesium	Sm	Samarium
Cf	Californium	Mn	Mangan	Sn	Stannum, Zinn
Cl	Chlor	Mo	Molybdän	Sr	Strontium
Cm	Curium	Mt	Meitnerium	Ta	Tantalum
Co	Cobalt, Kobalt	N	Nitrogen	Tb	Terbium
Cr	Chrom	Na	Natrium	Tc	Technetium
Cs	Caesium	Nb	Niobium	Te	Tellur
Cu	Cuprum, Kupfer	Nd	Neodymium	Th	Thorium
Db	Dubnium	Ne	Neon	Ti	Titan
Ds	Darmstadtium	Ni	Nickel	Tl	Thallium
Dy	Dysprosium	No	Nobelium	Tm	Thulium
Er	Erbium	Np	Neptunium	U	Uran
Es	Einsteinium	O	Oxygen	V	Vanadium
Eu	Europium	Os	Osmium	W	Wolfram = Tungsten
F	Fluor	P	Phosphor	Xe	Xenon
Fe	Ferrum, Eisen	Pa	Protactinium	Y	Yttrium
Fm	Fermium	Pb	Plumbum, Blei	Yb	Ytterbium
Fr	Francium	Pd	Palladium	Zn	Zink
Ga	Gallium	Pm	Promethium	Zr	Zirconium

4. Die atomphysikalische Begründung des Periodensystems

Mendelejew fand seine „periodische Gesetzmäßigkeit der Elemente", indem er wie gesagt chemisch ähnlich reagierende Elemente in einer Tabelle in acht Spalten untereinander anordnete. Diese chemischen Gruppen sind sozusagen die Urform der homöopathischen Stadien. Aus dieser Anordnung sich chemisch ähnlich verhaltender Gruppen ergaben sich von selbst die Reihen, die jedoch keineswegs nur bequem oder gar zufällig sind, wie man später sah. Nach der heute allgemein akzeptierten modernen Form des Periodensystems zählen wir 18 Stadien und 7 Reihen (Perioden), die auch Mendelejews rudimentäres Periodensystem widerspruchsfrei enthalten[74]. Seit Scholten hat sich für die Gruppen der Begriff „Stadien" und für die Perioden der Begriff „Serien" eingebürgert, die wir als homöopathisch relevante Begriffe hier verwendet haben.

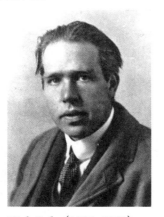
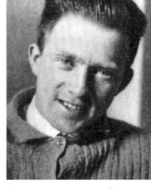

Niels Bohr (1885–1962)   Werner Heisenberg (1901–1976)

Die tiefere physikalische Begründung der sieben Serien wurde erst Anfang des 20. Jahrhunderts durch den Atomphysiker Niels Bohr gefunden. Die sich damals sprunghaft entwickelnde Atomphysik brachte mit den Atomtheorien Rutherfords (1911) und Bohrs (1913) sowie mit den Arbeiten von Planck und Heisenberg (1927) einen umwälzenden Durchbruch nicht nur für die Physik, sondern für das gesamte Weltverständnis. Darauf wollen wir etwas näher eingehen, denn diese physikalisch-philosophischen Grundlagen sind auch für die homöopathische Interpretation des Periodensystems von Bedeutung.

---

74 Mendelejew zog die Eisenserie und die folgenden Serien mit 18 Stadien zu den acht Stadien der Kohlenstoff- und Siliziumserie zusammen. Bis zur dritten Serie stimmt also sein 8-Gruppen-System mit Ausnahme der Edelgase, von denen er noch nichts wusste, mit unserem heutigen System überein. Auch später gab es noch lange sogenannte Nebengruppen und Übergangselemente, die so manchen Schüler im Chemieunterricht verwirrten; sie sind jedoch heute zugunsten der 18 Stadien wieder in den Hintergrund getreten.

4.1 Periodensystem und Atomtheorie: Die Reihenfolge der Elemente nach der Ordnungszahl gründet wie gesagt auf dem Zuwachs von Protonen. Mit zunehmender Ordnungszahl werden die Elemente schwerer. Man fand, dass Element 1, Wasserstoff, aus einem Proton und einem Elektron besteht. Element 2, Helium, ist der nächst höhere stabile Zustand subatomarer Energie-"Teilchen" mit je zwei Protonen und zwei Elektronen. Element 3, Lithium, hat drei Protonen und drei Elektronen usw. Die Ordnungszahl entspricht also der Zahl der Protonen. Der Kern eines Elements macht mit Protonen und Neutronen im Wesentlichen seine gesamte Masse aus. Er ist das Innenleben des Elements, sein „Selbst" und seine Substanz. Der Kern hält es mit seinen ungeheuren Kernkräften zusammen[75]. Die Elektronen spielen für die Masse des Atoms kaum eine Rolle. Ihre Funktion ist eine andere, denn sie bestimmen als Hülle des Elements seine elektrochemischen Beziehungen zur Außenwelt. Sie sind verantwortlich für seine Chemie, indem sie ihr bewegliches Fluidum der Elektrizität in einem dauernden Geben und Nehmen von Elektronen geschickt einsetzen und damit die chemischen Verbindungen schaffen, die als molekulare Grundlage aller zusammengesetzten Stoffe dienen. Der ganze Formenreichtum der Natur baut sich aus chemischen Verbindungen auf[76]. Ferner bedingt die Elektronenstruktur den Metall- oder Nichtmetallcharakter eines Elements.

Früher dachte man in der Physik, dass nur die Materie aus kleinsten Teilchen zusammengesetzt sei, während Energie ein beliebig teilbares Fluidum sei, das sich in alle Richtungen wellenförmig ausbreitet. Doch dann fand Max Planck im Jahr 1900, dass auch die elektromagnetische Strahlungsenergie nur in Form kleinster Einheiten (Quanten) emittiert wird. Anfangs war er sich der Trag-

---

75 Die Verhältnisse im Atomkern werden durch die sogenannte Nuklidkarte wiedergegeben. Sie ist für die moderne Kernphysik von ähnlicher Bedeutung wie das Periodensystem für die Chemie. Das Thema ist für die Homöopathie noch völlig offen. Man kann erwarten, dass auch die Homöopathie von einem besseren Verständnis dieser neueren Arbeiten profitieren würde.

76 In Analogie dazu gibt es im zellulären Bereich ebenfalls einen Kern, der unter anderem die DNA enthält, und die Zellmembran, die die Kontakte zu anderen Zellen vermittelt und mit ihren Proteinen andere Zellen oder Immunkörper andocken lässt.

weite dieser Entdeckung nicht bewusst. Die Idee einer Konstanten, die sich als universelle Konstante herausstellen sollte und als Planck'sches Wirkungsquant bezeichnet wird, war dabei nur „eine rein formale Annahme, ich dachte mir eigentlich nicht viel dabei", doch sie sollte zur Geburtsstunde der Quantenphysik werden, die die moderne Physik im Bereich des Mikrokosmos ebenso revolutionieren sollte wie Einsteins allgemeine Relativitätstheorie im Bereich des Makrokosmos.

Den homöopathisch interessierten Leser wird die Physiognomie des jungen Max Planck interessieren, denn man sieht förmlich, wie elektrisiert er damals gewesen sein muss:

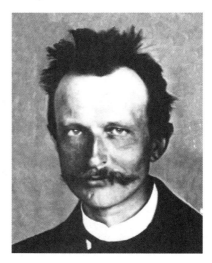

Max Planck

Die älteren Atommodelle besitzen trotz aller Mängel immer noch den Vorteil einer gewissen Anschaulichkeit. Wenn man von der Unbestimmbarkeit der Elektronenbahnen einmal absieht, kann der Aufbau eines Atoms mit „Kern" und „Hülle" mit den Planetensystemen verglichen werden. Dabei entspricht der Atomkern einer winzig kleinen Sonne und die Elektronenhüllen den Planetenbahnen (Rutherford). Da sich das Rutherford'sche Modell aber vor allem in Bezug auf die Elektronenbahnen so nicht halten ließ, entwickelten Bohr und Heisenberg ein abgewandeltes Modell unschärferer Aufenthaltswahrscheinlichkeiten für Elektronen. Die Elektronen lassen sich nicht so leicht auf definierte Bahnen festlegen wie Planeten: sie sind sowohl als atomare Teilchen wie auch als Wellen schwieriger zu fassen als man zunächst angenommen hatte. Wenn man sie durch exakte Messung entweder als Teilchen (Materie) oder als Welle (schwingende Energie) festlegen will, lassen sie sich auf die eine Art zwar messen, doch mit der Messung legen sie die andere Seite ihres Wesens ab; es scheint ihnen nicht zu gefallen, wenn man sie durch allzu genaue Beobachtung in ihrer Bewegungsfreiheit stört. Je genauer man ihren momentanen Aufenthaltsort festlegt, desto ungenauer ist ihr Impuls bestimmbar und umgekehrt. Solange man ihnen diese Unbestimmtheitsrelation (Heisenberg) zugesteht, schwingen sie auf ihrem Energieniveau als Quantenobjekte reibungslos und bewegen sich verlustfrei. Die Bahnen der Elektronen werden im Bohr'schen Atommodell deshalb nur noch durch eine Aufenthaltswahrscheinlichkeit in bestimmten Energieniveaus definiert, womit man die Schwierigkeit der Lokalisation als prinzipielles Problem auf sich beruhen lässt. Wenn wir also im Folgenden von Elektronen reden, muss man wissen, dass dieser Begriff nur näherungsweise mit materiellen Teilchen wie z.B. winzigen Kügelchen verglichen werden kann. Das gleiche gilt für den Begriff der Welle oder der energetischen Schwingung. Genauer lässt sich diese subatomare Welt offenbar weder mit Experimenten noch mit der Vorstellungskraft fassen. Wir stoßen hier an die Grenzen der Objektivierbarkeit und des räumlichen und zeitlichen Vorstellungsvermögens und berühren damit zwangsläufig auch die Fragen der Erkenntnistheorie, der Wahrnehmung und des Bewusstseins.

4.2 Die sieben Serien sind die sieben Energieniveaus für Elektronen: In Anwendung des Bohr'schen Atommodells auf das Periodensystem sah man, dass links am Anfang jeder Serie mit dem Aufbau eines neuen Energieniveaus mit einem ersten Elektron sozusagen der Grundstein für dieses Niveau gelegt wird. Jede Serie entspricht also einem definierten Energieniveau für Elektronen, das Schritt für Schritt von links nach rechts mit Elektronen besetzt wird, bis es am rechten Rand der Periode mit acht Elektronen vollständig ist. Vielleicht fragt sich mancher, warum es gerade sieben Serien gibt und nicht mehr oder weniger? Mit wachsender Schwere und Komplexität der Kerne wird auch der Aufbau der Energieniveaus für die Elektronen immer komplexer, bis in der siebten Ebene ein Maß erreicht ist, bei dem die Elemente so instabil werden, dass sie radioaktiv zerfallen. Die Abstoßungskräfte innerhalb des Kerns nehmen zu. Der Atomradius nimmt zu. Auch wächst mit jeder neuen Schale die Entfernung der Elektronen vom Kern, so dass sie sich der stabilisierenden Anziehungskraft der Protonen zu entziehen beginnen. Diese Faktoren setzen dem Wachstum der Elemente mit der Uranserie eine natürliche Grenze. Diese Atome sind alle radioaktiv und zerfallen mit immer kürzerer Halbwertszeit. Die Elemente rechts vom Uran, die sog. Transurane, sind in größeren Mengen nur künstlich hergestellt worden. Ihre Lebensdauer beträgt oft nur Sekundenbruchteile, bis sie wieder in kleinere stabile Elemente zerfallen.

Wenn wir unser homöopathisches Periodensystem betrachten, beginnt zum Beispiel in der Kohlenstoffserie (Serie 2) das Element Lithium diesen Prozess mit einem Elektron im neuen zweiten Niveau, bis das Niveau bei Neon mit acht Elektronen vollständig besetzt ist. Dann geht es mit dem nächsten Element Natrium in eine neue Runde. Diese nächste Serie 3 ist die Siliziumserie und bildet das nächstmögliche höhere Energieniveau für weitere Elektronen aus, die zum Ausgleich für den Protonenzuwachs im Kern benötigt werden. Da mit jedem weiteren Element ein neues Elektron hinzukommt, nimmt ihre Zahl schrittweise nach rechts so lange zu, bis die vollständige Besetzung mit acht Elektronen erreicht ist. Dieser „vollendete" Zustand mit acht Elektronen[77] in der äußersten Hülle wird Edelgaskonfiguration genannt und ist besonders stabil. Diese Stadium-18-Elemente sind besonders reaktionsträge und gehen als Edelgase praktisch keine Verbindungen mehr ein. Anfangs schuf man für sie deshalb die chemische Gruppe Null, doch durch die Atomtheorie wurde deutlich, dass sie als träges Ende jeder Serie besser als Gruppe 18 definiert wird.

---

[77] Die einzige Ausnahme ist Helium, das schon mit zwei Elektronen vollständig ist.

4.3 Die Stadien und ihre Beziehung zur Elektronegativität: Jede Serie beginnt mit Stadium 1. Als Beispiel wollen wir nochmals die Kohlenstoffserie nehmen. Ihr erstes Element Lithium hat also nur ein Elektron auf seinem neuen Energieniveau und ist damit wie alle anderen Elemente des ersten Stadiums besonders reaktionsfreudig. Sie geben ihr erstes freies Elektron sehr leicht ab und springen quasi wie elektrisiert in jede neue Bindung einfach hinein, ohne viel zu überlegen. Auch die Elemente auf der rechten Seite und ganz besonders im Stadium 17 wie Fluor sind sehr reaktionsfreudig, doch im umgekehrten Sinn, denn sie haben ihr neues Niveau fast voll besetzt und ihnen fehlt nur noch ein Elektron, um es auf die „magische Zahl" acht zu vervollständigen. Die rechts stehenden Elemente nehmen die freien Elektronen der links stehenden Elemente ebenso begierig auf, wie diese sie abgeben. Man nennt das ionisierte Bindung, denn durch den Tausch des Elektrons wird das Lithium-Ion positiv und das Fluor-Ion negativ. Das Geben und Nehmen von Elektronen führt zu den chemischen Verbindungen oder Salzen wie z.B. Lithiumfluorid (Li^+F^-). Dafür wurde der Begriff der Elektronegativität eingeführt. Sie ist ein Ausdruck der Anziehungskraft für freie Elektronen und gibt zahlenmäßig an, wie stark ein Atom die Bindungselektronen eines anderen an sich zieht. Die Elektronegativität nimmt daher in jeder Serie von links nach rechts zu. Somit hat Lithium eine sehr geringe Elektronegativität, während Fluor am rechten Ende der Kohlenstoffserie mit der größten Elektronegativität aller Elemente sehr schwer aufzubewahren ist, weil es die Elektronen nahezu jedes Materials an sich reißt und sich daher auch mit fast jedem Behälter einlässt. In der Mitte der Serie besteht eine größere Freiheit an Bindungsmöglichkeiten. So kann Kohlenstoff im Stadium 10 sehr verschiedene Bindungsformen eingehen und sich quasi nach beiden Seiten neigen, denn es kann Elektronen sowohl geben als auch nehmen. Damit steht es zu Recht im Zentrum oder auf dem Gipfel der Kohlenstoffserie.

Weitere Eigenschaften der Elemente, die sich auf die Links-rechts-Anordnung im Periodensystem und damit auf die Stadien beziehen, sind der Metallcharakter, der von links nach rechts abnimmt. So sind alle Halogene im Stadium 17 ganz rechts Nichtmetalle. Die homöopathische Modalität der rechts stehenden Elemente hat auch etwas mit Hitze zu tun. Besonders Fluor ist heiß und mag keine Wärme, aber auch Sulfur und Jod sind dafür bekannt.

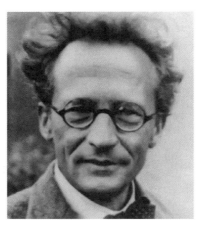

Erwin Schrödinger (1887–1961)

5. Die allgemeine Gültigkeit des Periodensystems

Der Wahrheitsgehalt einer wissenschaftlichen Theorie wird durch praktische Experimente belegt. Wenn die Theorie Voraussagen ermöglicht, die zutreffen, wird sie glaubwürdiger. Mendelejew konnte mit Hilfe seines damaligen Periodensystems die Existenz und sogar die physikalisch-chemischen Eigenschaften dreier unbekannter Elemente voraussagen, die bald darauf tatsächlich gefunden wurden und die Namen Scandium, Gallium und Germanium bekamen. An der Wende des 19. zum 20. Jahrhunderts bestätigte die Atomphysik mit ihren neuen Atommodellen die chemisch gefundene Struktur des Periodensystems. Zu Anfang des 20. Jahrhunderts kam auch die Quantenphysik rein rechnerisch zu dem Ergebnis, dass es stabile Energiezustände von Quantenobjekten nur in der Form geben kann, wie sie in der Abfolge der Elemente im Periodensystem tatsächlich anzutreffen sind.

Mit der sogenannten Schrödingergleichung lässt sich die Struktur des Periodensystems auch mathematisch ermitteln. Diese Wellengleichung, mit der Schrödinger die Elektronen nicht als Partikel, sondern als Schwingung beschreibt, war einer der großen Triumphe der Physik. Sie gibt den Schlüssel für die Vorgänge, die der Atomstruktur zugrunde liegen, und sie erklärt durch die Elektronenkonfiguration der Elemente die Chemie und die Eigenschaften der Materie.

An der Wende des 20. zum 21. Jahrhundert kam mit Jan Scholtens Theorie der Elemente aus einem scheinbar ganz anderen Bereich, nämlich der homöopathischen Medizin, eine neue praktische Bestätigung des Periodensystems. So wurde die Gültigkeit des Periodensystems unabhängig von sehr verschiedenen Seiten untermauert. Es ist eines der wenigen wirklich universellen Systeme und gibt eine der grundlegendsten Strukturen der Natur wieder. Entsprechend besitzt es auch eine ganz eigene Schönheit und Symmetrie.

6. Die homöopathische Interpretation des Periodensystems

Als Folge ihrer Versuchsergebnisse erkannten viele Quantenphysiker, dass die prinzipielle Trennung von objektiver Realität und subjektiver bewusster Beobachtung nicht mehr haltbar war, und so mancher Physiker des 20. Jahrhunderts wurde dadurch zum Philosophen. Die scharfe Trennlinie, die die Mechanik und alle mechanistischen Weltbilder zwischen Welt und Geist geschaffen hatte, ist zumindest seit Heisenberg wieder unschärfer geworden. Damit werden auch allgemeine Fragen der Realität aufgeworfen. Ist diese objektive Welt wirklich so real wie sie uns scheint? Bedingt die Materie das Bewusstsein? Oder ist das eigene Bewusstsein, die „innere" Wahrnehmung, mit der wir die „äußere" Welt wahrnehmen, die eigentliche Wirklichkeit? Sind beide, Welt und Geist, unabhängig von einander real? Sind die Elemente des Periodensystems der Ausdruck eines universalen Bewusstseins, dessen Strukturen sich in der äußeren Welt als Periodensystem manifestieren und in der inneren Welt als Entwicklungsstufen des Geistes? Gibt es die Elektronen nur, weil wir sie beobachten, oder beobachten wir sie, weil es sie gibt? Oder ist alles nur Schein? Einstein brachte in einer hitzigen Diskussion mit Niels Bohr den Konflikt auf den Punkt: „Mein lieber Bohr, Sie glauben doch nicht im Ernst, dass es den Mond nur gibt, weil Sie ihn anschauen." Einstein fühlte sich mit diesem Aspekt der Quantenphysik offensichtlich unwohl. Mit allen erdenklichen Kniffen versuchte er zu beweisen, dass es eine absolut objektivierbare sichtbare Welt geben muss, die „man" (wer ist das?) so fassen kann, dass sie auch unabhängig vom Bewusstsein eines Beobachters existiert und damit durch physikalische Gesetze allein mit äußeren Ursachen und Wirkungen erklärbar bleibt. Seither scheint das Problem auch experimentell immer noch in der Schwebe zu hängen. Eine Zeit lang sprach vieles für Einsteins Zweifel, doch neuerdings zeigten Experimente, dass es tatsächlich Fernwirkungen gibt, die man räumlich und zeitlich nicht fassen kann. Zum Beispiel wurde eine „instantane Übertragung von Information" nachgewiesen, d.h. sie tritt ohne Zeitverzögerung auf und übermittelt Information unter bestimmten Bedingungen gleichzeitig an zwei verschiedenen Punkten, ohne sich an die maximale Ausbreitungsgeschwindigkeit des Lichts zu halten. Auch besteht Grund zu der Annahme, dass man Licht quasi rückwärts laufen lassen kann[78]. Solche Phänomene lassen eher an die Existenz von etwas Alldurchdringendem denken, in dem es keine räumlich gedachte Zeit, keine Zeiträume gibt, eine ewige und

---

78 „Wellen werden in der Quantenmechanik durch die Schrödingergleichung beschrieben. Tatsächlich hat diese Gleichung zwei Lösungen. Die herkömmliche Lösung, diejenige, die an den Universitäten gelehrt wird und die man üblicherweise verwendet, beschreibt eine "positive" Welle, die sich in der Zeit vorwärts bewegt, die zweite, weniger bekannte Lösung eine "negative" Welle, die sich in der Zeit rückwärts bewegt. Das Doppelspalt-Experiment kann zwanglos erklärt werden, wenn man annimmt, dass Licht in der Zeit rückwärts wandern kann.... Doch diese Sicht auf die Realität ist subjektiv. Objektiv, so lehrt es Einsteins spezielle Relativitätstheorie, ist die Zeit bei Lichtgeschwindigkeit unendlich gedehnt oder, so könnte man auch sagen, nicht vorhanden. Licht "empfindet" keine Zeit, egal welche Strecke es zurücklegt. Ob ein Lichtsignal also aus unserer Sicht in der Zeit vorwärts oder rückwärts wandert, spielt für das Licht selbst keine Rolle, dort passiert alles gleichzeitig." (Heinz-Uwe Hobohm, Bioinformatiker; persönliche Mitteilung)

unendliche Präsenz, kleiner als das Kleinste und größer als das Größte.

Heute untersucht man eher die Nutzungsmöglichkeiten der Quantenphysik und hat ihre philosophischen Probleme auf sich beruhen lassen. Ganz in diesem Sinne hat auch die Homöopathie das Problem schon lange dadurch praktisch zu lösen versucht, dass sie die subjektive Wahrnehmung als gleichwertige Realität akzeptiert und in der Therapie akuter und chronischer Patienten mindestens ebenso ernst nimmt wie das, was sich technisch messen lässt. Es wird bei allen Patienten darauf geachtet, beide Welten, die innere wie die äußere, so miteinander in Einklang zu bringen, dass nicht die eine an der anderen zerbricht. Auch die Arzneimittelprüfungen der Homöopathie registrierten von Beginn an die körperlichen und die psychischen Veränderungen sehr genau und setzten kein voreingenommenes Wissen voraus außer der Unterscheidung, was ungewöhnlich ist und was gewöhnlich. Diese Prüfungen waren im Grunde eine wissenschaftliche Vorwegnahme der heutigen klinischen Forschungsmethoden, mit dem Unterschied, dass die Homöopathen schon damals viel genauer vorgingen, besonders was die subjektive Wahrnehmung des Patienten betrifft. Ferner wurden die Prüfungssymptome immer wieder mit den klinischen Erfahrungen verglichen. Klinisch verifizierte Prüfungssymptome steigern die Bedeutung dieses Symptoms und werden zu Leitsymptomen. Diese Genauigkeit der Homöopathie war also keineswegs nur von akademischem Interesse. Der Erfahrungsschatz von 200 Jahren ist mit der Zeit nicht ungültig geworden wie so vieles sonst. Im Gegenteil ist er heute noch nach der Ähnlichkeitsbeziehung therapeutisch direkt umsetzbar, denn Mittelkenntnisse, Krankheiten und Befindlichkeiten sprechen ein und dieselbe Sprache.

Durch die Arzneiprüfungen waren die subtilen Eigenschaften zumindest einzelner Elemente des Periodensystems in der Homöopathie schon lange bekannt. Doch ein brauchbarer Schlüssel, der wie bei den chemischen Elementen auch Voraussagen über die therapeutischen Eigenschaften von ungeprüften Elementen ermöglicht, fehlte. Nach der quantenmechanischen Bestätigung des Perioden-systems vergingen nochmals über 60 Jahre, bis Jan Scholten diese bislang verborgene Dimension des Periodensystems entdeckte.

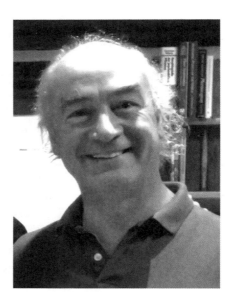

Jan Scholten 2007

In seinem Werk „Homöopathie und die Elemente" erschloss er 1996 erstmals die gesamte Struktur des Periodensystems für die homöopathische Anwendung. Erst damit wurde dieses System so richtig zum Leben erweckt. In der Technik werden heute zwar praktisch alle Elemente verwendet, doch in der therapeutischen Medizin sind die Qualitäten zahlreicher Elemente noch völlig unbekannt. Besonders die psychische Dimension der Elemente ist vielen völlig fremd. Dass diese neue Ebene des Periodensystems aber bereits in einem hohen Reifegrad offen vor uns liegt und zum Nutzen unserer Patienten angewendet werden kann, haben wir mit unserem klinischen Beitrag zu verdeutlichen versucht, und wir hoffen, dass dieses Buch zu weiteren eigenen Versuchen anregt.

Dass man mit den Serien und Stadien bislang ungenutzte Elemente therapeutisch verwenden kann, dass sich also das Periodensystem wie eine „menschliche Chemie" ebenso gesetzmäßig anwenden lässt wie die Chemie, diese Tatsache zeigt, dass die Evolution des Menschen und die Evolution der Elemente offenbar einem ähnlichen Entwicklungsgesetz folgt. Man kann also mit Fug und Recht annehmen, dass die Entwicklungsschritte der Elemente im Periodensystem auch für Menschen und andere Lebewesen gilt. Es hat bislang nur der Code gefehlt, mit dem sich diese Sprache der Natur auch im menschlichen Leben entschlüsseln lässt. Dass dieser Code heute bis zu einem recht hohen Grad dechiffriert ist, zeigt gerade die erfolgreiche Anwendung therapeutisch unbekannter Elemente in der Praxis. Man muss annehmen, dass hier noch weitere Schätze zu heben sind. Insbesondere die Übertragung ins Tier- und Pflanzenreich steckt noch in den Kinderschuhen, zeigt aber schon eindeutige Erfolge in der therapeutischen Anwendung. So ist schon zu erkennen, dass bestimmte Tierfamilien einzelne Stadien verkörpern. Zum Beispiel sind alle Spinnenmittel recht deutlich durch die Themen von Stadium 15 charakterisiert, und die Schlangenmittel haben viele Eigenarten von Stadium 14. Dieses Fami-lienthema lässt sich wiederum durch die einzelnen Vertreter dieser Familie in 18 Stadien weiter unterteilen. So ist Latrodectus mactans Stadium 1, Ummidia und Atrax robusta sind wahrscheinlich Stadium 4, Aranea ixobola und Mygale sind Stadium 8, Theridion dürfte Stadium 10 sein, Loxosceles reclusa Stadium 11 oder 12, Tarentula als Prototyp aller Spinnenmittel Stadium 15 (hier überlagern und verstärken sich das Familien- und das Unterthema), Tarentula cubensis ist Stadium 16, und Androctonus dürfte Stadium 17 sein.

Im Pflanzenreich haben die botanischen Familien ebenfalls bestimmte Hauptthemen, die jedoch offenbar anderen Kriterien folgen als die Tierwelt. Sankaran hat den einzelnen Familien bestimmte Empfindungen als *sine-qua-non* zugeordnet, während Scholten und Mangialavori eher ein „Cluster" von besonders typischen Eigenschaften und Symptomen als botanisches Familienthema beschreiben. Die Kombination beider Methoden, in der die Empfindung als ein zusätzliches Clusterelement zur Charakterisierung einer botanischen Familie hinzugenommen wird und die Kerndefinition einer Familie wiederum in Stadien unterteilt wird, hat sich in unserer Praxis gut bewährt.

Man mag sich fragen, wie die spezifische Thematik einer Serie und eines Stadiums zu einer Krankheit wird und wie das betreffende Element sie heilen kann? Wenn ein Mensch an einem bestimmten Verhalten, das früher durchaus adäquat sein mochte, unter veränderten Umständen inadäquat festhält, und wenn seine neue Situation nun ein ganz anderes Verhalten von ihm fordert, so gibt es ein Problem. Dann reagiert man falsch. Wenn man diese Fehlhaltung nicht ändert, gibt es weitere, ganz unnötige Probleme, die ihrerseits weitere Komplikationen verursachen können. Wenn der Therapeut eine solche Fehlhaltung erkennt und sie im Periodensystem als Element identifizieren kann, so hat man in diesem Element unter Umständen ein Heilmittel für den Patienten gefunden (falls nicht andere Hinweise noch deutlicher auf ein tierisches oder pflanzliches Mittel hinweisen). Der Patient tritt dann wahrscheinlich durch die Gabe des potenzierten Mittels mit dem Informationsgehalt des Elements in Resonanz, was sein falsches Festhalten erschüttert oder löscht. Dann fällt es leichter, eine neue Sichtweise der Lage zu finden, die adäquat ist. So induziert das Mittel eine Korrektur der Fehlhaltung. Wenn der Patient gewillt ist, diese Änderung anzunehmen, wird das sukzessive alle Beschwerden lösen, die mit dieser Fehlhaltung verbunden waren. Wenn das Element wirklich das zentrale Problem berührt, so kann eine vollständige Heilung erfolgen, so weit das nach den Gesetzen der Natur noch möglich ist.

7. Theorie der Elemente und Klassische Homöopathie

Das Element Scandium war zu Zeiten Mendelejews noch nicht entdeckt worden. Er postulierte 1869 die Existenz dieses Elements, weil sich an Position 21 seines neuen Periodensystems eine Leerstelle befand. Wenn die Elemente wirklich lückenlos nach Ordnungszahlen aufeinander folgen sollen, so musste es dieses Element 21 geben. Obwohl es bisher sozusagen gar nicht existierte, konnte er mit Hilfe seines neuen Systems nicht nur die Existenz, sondern sogar einige chemische und physikalische Eigenschaften des neuen Elements angeben, denn sein Platz war in der Gruppe III und musste damit deren chemische Eigenschaften teilen. Fünf Jahre später wurde das unbekannte Element in Skandinavien entdeckt und deshalb Scandium genannt. Es hatte tatsächlich die vorausgesagten Eigenschaften und verband sich mit anderen Elementen genau so, wie es die anderen Elemente der Gruppe III tun. Für die Homöopathie war Scandium noch bis vor wenigen Jahren ein ebenso unbeschriebenes Blatt wie damals für Mendelejew, denn es gab keine Arzneimittelprüfung. Somit war es nach den Gesichtspunkten der klassischen Homöopathie nicht anwendbar. Physiologische Eigenschaften des Elements waren auch keine bekannt, und ebenso wenig gab es klinische Informationen. Scholten konnte jedoch mit der Theorie der Elemente allein durch die Position des Elements im Periodensystem die therapeutischen Eigenschaften von Scandium teilweise vorhersagen. Damit war dieses Element erneut ein guter Prüfstein. Als Element 21 steht es in der Eisenserie in Stadium 3. So kann man erwarten, dass es wie die anderen Elemente der Gruppe 3 mit seiner Umgebung unschlüssig in Kontakt tritt, mit einer Art tastendem Suchen, es probiert und „scannt", es unterschätzt Schwierigkeiten etc. Wir erinnern uns an diese Situation aus der Schilderung von Yttrium, Stadium 3 der Silberserie. Scandium liegt jedoch in der Eisenserie, die diesem Stadium eine andere Basis gibt. Die Erfahrungsebene der Eisenserie bezieht sich auf Routinearbeiten, Aufgaben, Pflichten, Disziplin und Schuldgefühle bei Regelverstößen. Wenn man dieses Thema mit dem Verhalten von Stadium 3 kombiniert, erhält man ein Verhaltensprofil bzw. das Problem von Scandium, das bei Routinejobs wie z.B. bei einer Mechanikerlehre mit der unsicher prüfenden Reaktionsform von Stadium 3 reagieren dürfte. Tatsächlich bewährt sich Scandium seit über zehn Jahren glänzend bei Patienten, die krank wurden, nachdem sie z.B. halbherzig eine Lehre angefangen hatten, bei den geringsten Anfangsschwierigkeiten ihren Job kündigten und dann etwas ganz anderes anfingen oder die aus Unschlüssigkeit mehrere Lehrstellen nacheinander abgebrochen haben.

Der Ähnlichkeitsbezug muss sich also nicht wie in der klassischen Homöopathie ausschließlich auf Prüfungssymptome beziehen, sondern kann sich auch durch Serien und Stadien ergeben. Diese Erweiterung der Homöopathie ist die Basis unseres Buches, und die 64 Fälle zeigen exemplarisch, wie gut sich die neue Methode bewährt. Es hat sich auch gezeigt, dass die neue Systematik vielen Prüfungssymptomen einen bisher unerkannten Sinn gibt. Die altbekannten Mittelbilder erstrahlen durch die neue Systematik oft in ganz neuem Licht. Hier geht es uns wie Werner Heisenberg, wenn er über alte und neue Physik schreibt: *„Es war ein sehr merkwürdiges Erlebnis, viele von den alten Ergebnissen der Newton'schen Mechanik auch in der neuen Quantenmechanik wiederzufinden... Man darf für die Anwendung der Begriffe und Bilder aus der früheren Physik im Bereich der Atome keine allzu strengen Maßstäbe anlegen... Da dies ja alles von selbst und ohne jeden Zwang herausgekommen war, konnte ich an ihrer Widerspruchsfreiheit nicht mehr zweifeln... Ich hatte das Gefühl, durch die Oberfläche auf einen tief darunter liegenden Grund von merkwürdiger innerer Schönheit zu schauen."*[79]

Die Theorie der Elemente und die klassische Homöopathie ergänzen sich ausgezeichnet. Das ist der goldene Weg der Mitte, der Altbewährtes nicht bekämpft, sondern durch höhere Wahrheit auf eine neue Ebene erhebt.

Ergänze, anstatt zu ersetzen oder zu verdrängen.

Hilf dem Menschen von dort, wo er tatsächlich steht.

Versteh erst seine Lage, bevor du glaubst, ihm helfen zu können.

Und dann lass deine rechte Hand nicht wissen, was die linke tut.

---

[79] Heisenberg, Quantentheorie und Philosophie, Reclam 2008, S.15-28; siehe auch in „Der Teil und das Ganze" vom selben Autor, Piper 1969.

Literaturverzeichnis

Allen, H.C.: Leitsymptome und Nosoden. Narayana Verlag 2007.

Clarke, John Henry: Der Neue Clarke. Hahnemann Institut 2007.

Gawlik, Willibald: Homöopathie in der Geriatrie. Hippokrates Verlag 2001.

Hahnemann, Samuel: Hahnemanns Arzneimittellehre. Narayana Verlag 2007.

Heisenberg, Werner: Der Teil und das Ganze. Piper 1969.

Heisenberg, Werner: Quantentheorie und Philosophie. Reclam 2008

Hering, Constantin: Kurzgefasste Arzneimittellehre. Narayana Verlag 2008.

Joshi, Bhawisha: Homöopathie und die Struktur des Periodensystems. Teil 1. Narayana Verlag Kandern 2009.

Mezger, Julius: Gesichtete homöopathische Arzneimittellehre. Haug Verlag 2007.

Müller, Karl-Josef: Wissmut - Materia Medica Müller 2.0. K.J. Müller Verlag 2008.

Phatak, S.R.: Homöopathisches Repertorium. Elsevier 2006.

Scholten, Jan: Geheime Lanthanide. Narayana Verlag 2007

Scholten, Jan: Homöopathie und die Elemente. Stichting Alonnissos 2004.

Scholten, Jan: Homöopathie und Minerale. Stichting Alonnissos 2003.

Scholten, Jan: Repertory of the Elements. Stichting Alonnissos 2004.

Schrödinger, E.: Geist und Materie, Wien 1986

Seideneder, Armin. Heilmittelarchiv – Homöopathische Materia Medica. Narayana Verlag 2008.

Seideneder, Armin. Mitteldetails der homöopathischen Arzneimittel. Narayana Verlag 2003.

Simonton, Carl: Wieder gesund werden. Rowohlt 1992.

Voisin, H.: Materia Medica des homöopathischen Praktikers. Haug Verlag 1996.

Welte, Ulrich: Farben in der Homöopathie, 3. Auflage. Narayana Verlag Kandern 2009.

Welte, Ulrich: Handschrift und Homöopathie. Narayana Verlag Kandern 2005.

Zandvoort, Roger van: Complete Repertory. Narayana Verlag 2007.

Stadium 1: Spontaner Beginn – einfach loslegen. Naiv. Impulsives und unüberlegtes Handeln. Ohne Warum, denkt nicht nach, fängt einfach an oder bricht einfach ab. Einseitig oder manisch nur mit einer Sache beschäftigt. Alles oder nichts, ja oder nein. Mit bedingungslosem Schwung andere mitreißen. Instinktiv. Total. Einsam. Allein. Verlassen. Närrisch. Unberechenbar. Akut. Total. Kindischer Narr.

Stadium 2: Schüchtern und angepasst – Standortbestimmung. Wo bin ich hier? Was denken die anderen von mir? Schüchtern. Entscheidungsschwach. Will dazugehören, passt sich an. Fühlt sich beobachtet und kritisiert. Sucht Schutz, gibt bei geringstem Widerstand nach und lässt andere machen. Wird belächelt. Beobachtet Neues aus sicherem Abstand, krittelt gern herum und verhärtet sich in angepassten Meinungen. Unterstützen. Halt geben.

Stadium 3: Tastendes Suchen – die ersten Schritte. Schnuppert, probiert herum und vergleicht. Zweifelt, will sich nicht festlegen. Unverbindlich. Ungebunden. Zögerlich Neues entdecken. Macht sich's zu leicht, unterschätzt die Schwierigkeiten und geht dilettantisch vor. Gibt bei Widerstand rasch auf. Wird nicht richtig ernst genommen. Neckt andere. Sucht nach Worten. Ja – aber. Sperrig. Verwirrt. Opfer der Umstände. "12 Versuche, 13 Fehlschläge".

Stadium 4: Über die Schwelle – es geht aufwärts. Hat sich festgelegt und findet einen Durchlass. Definitiver Entschluss, Gründung, offizielle Eröffnung. Startschwierigkeiten. Schwellenängste. Weiß noch nicht was kommen wird, zweifelt, ob's glückt. Hat den Schlüssel bekommen, öffnet das Tor in eine neue Welt. Ergriffen vor Ehrfurcht. Staunt, wenn's klappt. Übergang. Mitten auf der Brücke, die andere Seite ist im Nebel. Halb hüben, halb drüben.

Stadium 5: Immer neue Anläufe und Rückfälle – schwankender Fortschritt. Der Anfang ist gemacht, doch wie soll es weitergehen? Pläne. Vorschläge. Optionen. Vorbereitungen. Erste Fortschritte. Unrealistischer Optimismus. Steiler Anstieg. Immer neue Anläufe. Schwierigkeiten türmen sich, schier unlösbare Aufgaben. Immer auf der Hut. Schiebt Dinge vor sich her. Quälendes Auf und Ab. Gibt nach vielen Rückschlägen auf. Tragisch.

Stadium 6: Den Beweis antreten – die Hälfte ist geschafft. Stellt sich der unvermeidlichen Herausforderung. Packt resolut und mutig zu. Bricht alle Brücken hinter sich ab. Tollkühn. Gefährlich, aber es muss sein. Schleicht wie die Katze um den heißen Brei, packt den Stier bei den Hörnern, beißt sich entschlossen fest, gibt keine Schwäche zu, zeigt keine Unsicherheit. Feuertaufe. Draufgänger. Harter Bursche, taff und zäh. Gezwungen. Absolut notwendig. Verdeckt. Heimlich. Blamage.

Stadium 7: Lernen und Lehren, Lob und Tadel – jetzt läuft es gut. Übung macht den Meister. Studieren. Dazulernen. Verbessern. Zusätzliche Ausbildung. Hilfsbereit. Kooperativ. Teamarbeit. Assistieren. Hilft gern, geduldig, verausgabt sich aber. Gibt Zuspruch, braucht selbst auch Bestätigung und Feedback. Konstruktive Kritik ist willkommen, enttäuscht über destruktive Kritik und fehlenden Zuspruch. Verbittert.

Stadium 8: Unter Druck durchhalten – weit fortgeschritten. Volle Kraft voraus. Unter massivem Druck, systematisch und rücksichtslos etwas durchziehen. Termine müssen eingehalten werden, die Zeit ist knapp. Kämpfend aushalten. Forciert. Schwere Strapazen. Konzentriert und durchdacht muss alles exakt wie geplant laufen. Ausdauer. Kampfgeist. Keine Widerrede, keine Zeit für Mätzchen. Widerstand ist zwecklos. Konfrontation. Streit. Schläge. Die Luft ist raus. Völlig platt.

Stadium 9: Praktisch vollendet, nur noch ein Schritt – fast am Ziel. Vollenden. Zuspitzen. Höchste Spannung. Den Erfolg vor Augen. Kurz vor dem Gipfel. Endspurt. Praktisch komplett. Generalprobe. Kennt jedes Detail, weiß alles, nur das Diplom fehlt noch. Man glaubt ihm nicht ganz. Der letzte Schliff fehlt noch. Letzte Nachbesserungen, bloß kein Detail vergessen. Verwirklichen. Autorisieren. Einzige Schwachstelle, Achillesferse. Kompromiss. Fehltritt.

Stadium 10: Absolut Spitze, vollendet – auf dem Zenit. Glänzender Sieg. Erfolg. Selbstverständlich sicher. Strahlt im eigenen Glanz. Hochstehend. Edel. Offensichtliche Autorität. Völlig stimmig. Im Mittelpunkt. Wendepunkt. Die Luft auf dem Gipfel ist dünn, und wer hoch steht, kann tief fallen, denn man wandelt auf schmalem Grat. Hochmut kommt vor dem Fall. (Un)Gleichgewicht. Exzentrisch. Sprunghaft. Starr. Rigide, brüchig, rissig. Fixiert.

Stadium 11: In Stand halten, bewahren und mehren – den Zenit überschritten. Schützt und mehrt das Erreichte, hält es fest und darf in seiner Anstrengung nicht nachlassen. Herrscht mit Umsicht in Fülle. Genießt den verdienten Wohlstand und lässt wohlwollend andere daran teilhaben. Schützt Privilegien. Jovial. Guter Hirte. Tragfähig, schafft Reserven, darf aber nie ruhen, weil sonst Niedergang droht. Konservativ. Hält an Ritualen fest. Krampf.

Stadium 12: Übertreibt Bewährtes und polarisiert – es geht bergab. Wiederholt alte Erfolgsmuster und schießt über das Ziel hinaus. Replizieren. Kopieren. Überkontrollieren. Übertreiben. Überspitzen. Karikieren. Entfremden. Verfälschen. Wird misstrauisch, überempfindlich, schwierig. Geheime Feinde unterminieren den Besitz. Verrat. Fühlt sich rasch angegriffen, Gegenangriff mit übertriebener Härte. Verfeinden. Polarisieren. Entzweien. Abstieg.

Stadium 13: Teilweiser Rückzug – halb abgestiegen. Kann nicht mehr ganz mithalten, weiß aber wegen seiner früheren Kompetenz alles besser. Greift immer noch teilweise ins Geschehen ein, doch die Kräfte schwinden. Hält misstrauisch Informationen zurück. Rückgriff auf Bewährtes. Reduktion. Revision. Nostalgie. Überholt. Veraltet. Misstrauen. Sarkasmus. Defensivangriff. Muffig. Schimmlig.

Stadium 14: Formale Distanz – der größte Teil ist vorbei. Man hat sich distanziert. Aus der Ferne fühlt man sich formal immer noch überlegen, doch es fehlt die Kraft. Die Fassade ist intakt, doch innerlich ist man wie leer. Unnahbar, unbeteiligt und gleichgültig entzieht man sich der Verantwortung und reagiert ironisch. Oder man ist so abgeklärt, dass man echten Gleichmut besitzt. Maske. Mumie.

Stadium 15: Verlust und Niederlage, Opfer und Vergebung – der Untergang. Nun brennt es. Die Zerstörung ist in vollem Gang. Alles scheitert, man hat das Spiel verloren und ist dem Untergang geweiht. Man wird gefeuert, die Atmosphäre ist vergiftet und man muss kapitulieren und übergeben. Bankrott. In einem letzten verzweifelten Aufbäumen klammert man sich an jeden Strohhalm und versucht hektisch, zu retten was zu retten ist, doch vergeblich. Man muss loslassen, sich opfern und vergeben.

Stadium 16: Verfall und Versöhnung – es war einmal. Letzte Reste vergangener Zeiten stehen noch. In Erinnerung an frühere Größe schwelgt man in philosophischen Gedanken und Einbildungen. Faul zehrt man von der alten Substanz und nimmt das Leben von der leichten Seite. Man fordert verführerisch Wiedergutmachung, doch der Verfall löst Ekel aus. Alles ist nachlässig und stinkt schon. Man ist nur noch am Rand der Gesellschaft, halb verstoßen, und Versöhnung ist die beste Devise.

Stadium 17: Furioses Finale – Endgültig Schluss. Verstoßen. Vergessen. Hat mit allem gebrochen, gehört nicht mehr dazu. Kann sich jede Freiheit nehmen und sich über alles hinwegset-zen, sich losreißen, an sich reißen was beliebt, alles ist egal. Schrankenlos, rücksichtslos. Humor, der frei über alles einschließlich sich selbst lachen kann. Höchste und letzte Steige-rung, die alles auslöscht. Spielerische Leichtigkeit. Lässt sich nicht fangen. Lüge. Hitze. Witz.

Stadium 18: Die Ruhepause, die Transformation – keine Reaktion. Nichts geschieht, reaktionslos treibt man wie in einem Schwebezustand, ganz in eigener Sphäre. Kokon. Ferien. Verwirrt durch Bezugslosigkeit: Autismus (Helium); verliert oder verweigert den Kontakt zur Arbeitswelt (Krypton). Vom Bewusstsein entkoppelt (Xenon). Isolierte Stille. Klausur. Schlaf. Koma. Unsichtbar und latent ruht alles wie in einer Zäsur zwischen den Welten. Hermetisch abgeschlossen. Umwandlung im Verborgenen. Null Kontakt.

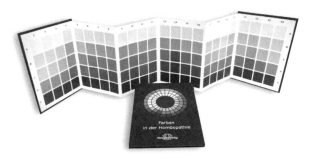

Ulrich Welte

Farben in der Homöopathie

3. völlig neu gestaltete Auflage, Farbtafeln mit 66-seitigem Heft, € 48.-

"Farben in der Homöopathie" ist ein Farbrepertorium und enthält 120 brillante Farbtafeln zur genauen Bestimmung der Farbvorliebe. Das Farbsymptom dient der verfeinerten homöopathischen Diagnostik und hat weltweit in vielen Tausenden von Fällen zur korrekten Mittelwahl beigetragen. Die Farbtafeln und das Repertorium sind als vollständiges praktisches Werkzeug konzipiert. Sie erleichtern die Differenzierung bekannter Mittel und lassen uns auch an seltene Mittel denken, die man sonst leicht übersieht. Das Werk wird weltweit als homöopathischer Farbstandard verwendet und von verschiedenen Schulen eingesetzt.

„Die Farbvorliebe ist ein Ausdruck der inneren Verfassung. Damit ist sie homöopathisch verwertbar. Sie ist ein individuelles und tiefes Symptom der Person. Meist ist sie einfach zu bestimmen. Als zusätzliche Information kann sie für jede homöopathische Richtung nützlich sein. Die Farbtafeln von Ulrich Welte sind die praktischsten, die ich bisher gesehen habe. Alle Farben sind klar und genau standardisiert, so dass sie als eindeutiger Standard verwendet werden können."

Jan Scholten

„Die Ergebnisse von Dr. H.V. Müllers Entdeckung der Farbvorliebe sind auch heute einfach einzigartig. Durch sein Lebenswerk fand ich unerwartete Wege zum Simillimum und kam zu Heilungen, die ich mit der gängigen Methode nicht erreicht habe. Das Wunder der Farbvorliebe hat mich mit großem Erfolg zu neuen Mitteln geführt, die ich früher nie verwendet hätte. Auch hat sie mir die Wahl bekannter Mittel bestätigt, bei denen ich früher gerätselt hätte, ob sie wirklich angezeigt sind."

Peter Tumminello

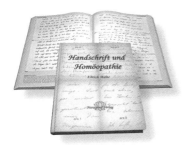

Ulrich Welte

Handschrift und Homöopathie

Gebunden, 344 S, Großformat 23,4 x 30,3 cm.

750 Abbildungen von Handschriften zugeordnet zu 315 Einzelmitteln, € 18.-

Dieses Werk ist die erste Publikation, die die Handschrift geheilter Patienten in Originalgröße wiedergibt und sie alphabetisch nach Heilmitteln ordnet. Nun kann jeder Homöopath die Handschrift seines Patienten, bei dem er ein Mittel in engere Wahl zieht, mit den Schriftbildern von Patienten vergleichen, die mit eben diesem Mittel geheilt wurden.

Das Buch ist kein graphologisches Werk und deutet keine Schriftzeichen. Das Schriftbild wird ganz homöopathisch nach der Ähnlichkeitsregel als Differentialsymptom verwendet. Es ist damit eine bildhafte Ergänzung unserer Materia Medica und als Nachschlagewerk gedacht.

In mehrjähriger Arbeit wurden über 2000 Handschriften mit den zugehörigen Anamnesen ausgewertet. Über 100 Fallskizzen illustrieren den Nutzen des Symptoms und geben eine praktische Einführung in die Methodik. Allein die Fälle mit teilweise schweren Pathologien machen das Buch schon lesenswert.

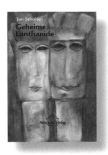

Jan Scholten

Geheime Lanthanide

560 Seiten, geb., € 75,-

Jan Scholten hat hier ein Jahrhundertwerk der Homöopathie geschrieben, das unsere Medizin ebenso nachhaltig beeinflussen wird wie das Organon. Er schenkt uns hier nicht nur den lange verborgenen Schlüssel zur therapeutischen Anwendung der Seltenen Erden, sondern präsentiert uns gleichzeitig eine abgerundete Methodik zur Mittelfindung aller anderen Elemente des Periodensystems, deren allgemeine Tragweite für eine Gesamtsystematik der homöopathischen Mittel man erst zu ahnen beginnt.

In 79 Fallbeispielen wird gezeigt, dass viele schwer therapierbare Krankheiten unserer Zeit nun durch diese Mittel bessere Erfolgschancen haben: Autoimmunkrankheiten, Migräne, Legasthenie, zahlreiche Augenkrankheiten, chronische rheumatische Erkrankungen, Morbus Crohn und Colitis ulcerosa sind nur einige Indikationen.

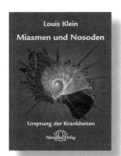

Louis Klein

Miasmen und Nosoden

Ursprung der Krankheiten

550 Seiten, geb., € 59,-

Louis Klein zählt zu den weltweit führenden Homöopathen. Sein bahnbrechendes erstes Werk über Miasmen und Nosoden wird die Homöopathie maßgeblich beeinflussen.

Ausgehend von seiner immensen klinischen Erfahrung ordnet Louis Klein viele bekannte Arzneimittel miasmatischen Zuständen zu. Ein miasmatischer Zustand wird zur zentralen Idee, um die herum sich ähnliche Mittel gruppieren. So beinhaltet beispielsweise das Tetanus-Miasma nicht nur die Tetanus-Nosode, sondern auch Arzneien wie Hypericum, Angustura, Helodrilus, Tellurium. Klinisch wird es auch mit tetanischen Syndromen, Spasmen und Konvulsionen in Zusammenhang gebracht. Diese neue Klassifikation von miasmatischen Arzneimitteln ist in höchstem Maße praktisch und eröffnet ein neues Kapitel in der Homöopathie.

In diesem ersten Band gibt Louis Klein ausführliche Informationen zu den Burkholderiales einschließlich des Keuchhusten-Miasmas; den Clostridiales und dem Tetanus-Miasma; den Corynebakterien und dem Diphtherie-Miasma; den Mykobakterien und dem tuberkulinischen sowie dem Lepra-Miasma, einschließlich der neu geprüften Arznei Johneinum, einem Mycobakterium, das mit Morbus Crohn in Verbindung gebracht wird; den Enterobacteriales mit den gesamten Bach-Paterson-Darmnosoden und dem Typhus- und Yersinia-Miasma; und schließlich zu den parasitären Protozoen mit ihren Miasmen, z. B. dem Malaria- und Toxoplasmose-Miasma.

Die gesamte klinisch relevante Information wird durch herausragende Fallbeispiele illustriert, die für sich selbst sprechen. Dieses Buch stellt gerade auch durch seine Fälle eine Klasse für sich dar. So wie Rajan Sankaran für pflanzliche Arzneimittel und Jan Scholten für das Periodensystem bekannt sind, so wird Louis Klein für die Miasmen und Nosoden bekannt werden.

„Den Nosoden haftet etwas Vages, nicht präzise Definiertes an. Lou Klein besitzt die Fähigkeit, überaus effektiv mit dieser Unbestimmtheit zu arbeiten. Er weiß, wie man die Essenz einer Arznei aus der Prüfung, der Herkunft und ganz besonders aus den Patienten zieht. Er hat die Gabe, dem Vagen eine genauere Gestalt zu geben. Dieses Buch ist das erste seiner Art, das dieses schwierige Thema mit wirklichem Erfolg umsetzt. Meiner Meinung nach ist es ein Muss für jeden Homöopathen."

Jan Scholten

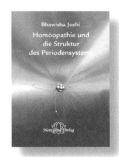

Bhawisha Joshi

Homöopathie und die Struktur des Periodensystems

410 Seiten, geb., € 58,-

Eine spannende Neuerscheinung über die homöopathischen Gesetzmäßigkeiten des Periodensystems. Bhawisha Joshi und ihr Mann Shachindra gelten als das „dynamische Duo der Homöopathie". Sie wurden u. a. bei Rajan Sankaran ausgebildet und haben die Struktur des Periodensystems innovativ erforscht.

In diesem Werk beschreiben sie klar und verständlich die Elemente der ersten drei Serien. Zu jedem Element haben sie eigene Fälle. Als zentrales Unterscheidungsmerkmal sehen sie das Thema „Ich und Du". Dieses Thema beginnt schon bei der Entwicklung eines Embryos im Mutterleib. Wenn ein einzelnes Ich entsteht, muss es sich abgrenzen von allem, was es nicht sein will, und in der steten Auseinandersetzung mit diesem Du wächst und entwickelt sich das Ich.

Einen gesonderten Überblick gibt es über Halogene und Edelgase, und in einem umfangreichen Extrakapitel werden die Salze behandelt. Angefügt sind zwei Kapitel über die Imponderabilien mit ihrer Ur-Polarität von Materie und Energie sowie über Positronium, die Antimaterie.

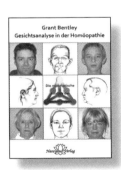

Grant Bentley

Homöopathische Gesichtsanalyse

Die miasmatische Analyse der Gesichtstypen

440 Seiten, geb., € 44,-

Ein bahnbrechendes Werk über die Zuordnung der Gesichtstypen zu den Miasmen Psora, Sykose und Syphilis und weiteren Untertypen. Anhand von hunderten eindrücklicher Fotos werden die Gesichtszüge analysiert und die Einordnung nachvollziehbar beschrieben.

Verblüffend einfach präsentiert sich das Konzept von Grant Bentley: In den Gesichtszügen erkennt der Behandler das Miasma des Patienten und kann – nach traditionell durchgeführter Erstanamnese und Repertorisation – das Mittel aus dem richtigen Miasma auswählen. Bentley hat eine fundierte Arbeit geschrieben. Seine Theorie fand an Tausenden von Patienten erfolgreich Anwendung, bevor er dieses Buch veröffentlichte.

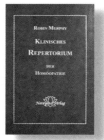

Robin Murphy

Klinisches Repertorium

2.304 Seiten, geb., mit Goldprägung, € 125,-

Deutsche Erstausgabe des „Homeopathic Clinical Repertory", das in den USA bereits große andere Repertorien überholt hat. Ein Vorteil ist seine einfache alphabetische Struktur, die die Handhabung erleichtert und selbst Anfängern einen schnellen Zugang ermöglicht. Viele Homöopathen bestätigten uns, dass das Werk handlich und praktisch ist und dass sie nur noch mit dem Murphy arbeiten, seit sie ihn kennengelernt haben.

Einzigartig bei diesem Repertorium ist ein klinischer Teil, der Krankheitsbilder und Diagnosen zusammenfasst, die in anderen Repertorien über die Rubriken verstreut sind. Außerdem gibt es Kapitel über Impfungen, Konstitution und Vergiftungen und einen Wortindex, wie man es in anderen Repertorien so nicht findet. Enthält neue klinische Rubriken wie Ebola, ADHS, Chronic Fatigue und Multiple Sklerose.

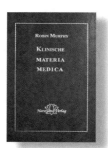

Robin Murphy

Klinische Materia Medica

2.400 Seiten, geb., mit Goldprägung, € 138,-

Die Klinische Materia Medica ist eine der führenden Arzneimittellehren weltweit (engl. Nature's Materia Medica) Bei über 1.400 homöopathischen und phytotherapeutischen Arzneimitteln hat sie einen kompakten Umfang von 2.400 Seiten und ermöglicht somit ein rasches, gezieltes Nachschlagen. In dieser Preisklasse ist sie bezogen auf das Preis-Leistungs-Verhältnis das mit Abstand beste Werk.

Robin Murphy kombiniert Arzneimittelprüfungen mit der historischen Anwendung, der klinischen Anwendung sowie der Toxikologie. Neben Klassikern wie Clarke, Boericke und Burnett sind auch modernere Arzneimittelbeschreibungen wie z. B. von Skorpion oder Diamant integriert. Die Symptome sind nach dem gleichen alphabetischen Schema wie im Repertorium geordnet. Damit ist das Buch die ideale Materia Medica in Kombination mit Murphys „Klinischem Repertorium".

Klinisches Repertorium & Klinische Materia Medica im Paket

Paketpreis der umfangreichen und gleichzeitig kompakten Materia Medica und dem dazu passenden Repertorium. Statt € 263.- nur € 245.-

Armin Seideneder

Heilmittelarchiv

Homöopathische Materia Medica

6 Bände, 12.064 Seiten, geb., € 890.-

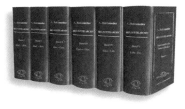

Dieses Monumentalwerk enthält 1.380 Arzneimittel und ist besonders durch relevante toxikologische Symptome und aussagekräftige Kasuistiken erweitert worden. Das Ziel von Armin Seideneder war, eine möglichst komplette Sammlung aller homöopathischen Primärquellen zur Verfügung zu stellen. Es ist die wohl weltweit umfangreichste Sammlung dieser Art. Enthält die Essenz von über 500 verschiedenen Quellen wie Hahnemann, Boger/Bönninghausen, Hartlaub, Jahr, Hering, Guernsey, Lippe, Rückert, Baehr, Wolf, Stapf's Archiv für homöopathische Heilkunst, sowie zahllosen Zeitschriften - alle vereint in einem Werk. Der Anschaffungspreis des Werks stellt somit nur einen Bruchteil des Gesamtwerts der Einzelwerke dar.

Für das Heilmittelarchiv wurde in erster Linie die deutschsprachige homöopathische Literatur bis 1900 dokumentiert, in Form von Arzneimittelprüfungen ebenso wie von Heilungsberichten und Erfahrungen.

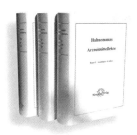

Samuel Hahnemann

Hahnemanns Arzneimittellehre

3 Bände, insgesamt 2.664 Seiten, geb., € 128.-

Bislang waren die von Hahnemann geprüften Arzneimittel in zwei verschiedenen Werken, der Reinen Arzneimittellehre und den Chronischen Krankheiten, beschrieben worden. Immer wieder wurde der Wunsch geäußert, diese hervorragende Arzneimittelsammlung des Altmeisters in einem Werk herauszugeben. Eine solche Zusammenfassung in nur drei Bänden wird hiermit zum ersten Mal verfügbar gemacht. Man kann dieses Werk durchaus als „Mutter aller Arzneimittellehren" bezeichnen.

Um dieses Werk möglichst praxisnah zu gestalten, wurden die Mittel alphabetisch geordnet und deren Symptome nach dem Kopf-Fuß-Schema geglie-dert. Die Rechtschreibung wurde modernisiert. Außerdem wurden weitere Originalquellen wie z. B. aus Stapfs Archiv hinzugezogen.

Wer den wahren Wert der Originalquellen erkannt hat, erhält mit diesem Werk zum ersten Mal ein wirklich praktikables Werkzeug zur Ausübung der Homöopathie, wie sie Hahnemann praktizierte.

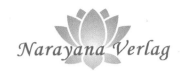

Blumenplatz 2, D-79400 Kandern
Tel: +49 7626-974970-0, Fax: +49 7626-974970-9
info@narayana-verlag.de

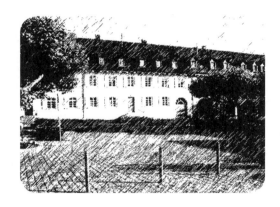

In unserer Online Buchhandlung

www.narayana-verlag.de

führen wir alle deutschen und
englischen Homöopathie-Bücher.

Es gibt zu jedem Titel aussagekräftige Leseproben.

Auf der Webseite gibt es ständig Neuigkeiten zu aktuellen Themen,
Studien und Seminaren mit weltweit führenden
Homöopathen, sowie einen Erfahrungsaustausch bei
Krankheiten und Epidemien.

Ein Gesamtverzeichnis ist kostenlos erhältlich.